R. SRIRAM
KORNELIA BECKER-OBERENDER

Yoga für Kinder und Jugendliche

Ausgeglichenheit, Konzentration,
Selbständigkeit

vianova

2. Auflage 2020
Verlag Via Nova, Alte Landstr. 12, 36100 Petersberg
Telefon: (0661) 6 29 73, Fax: (0661) 96 79 560
E-Mail: info@verlag-vianova.de
Internet: www.verlag-vianova.de / www.transpersonale.de

Gestaltung: neoflow // Jean-Daniel Dias
Redaktion: Hans-Dieter Cardel

Fotos Seite 20, 30, 54, 60, 70, 83, 92, 103, 123, 132, 140, 143 mitte, 145, 149, 154, 168, 173 links, 181, 184, 187, 190, 192 © Jean-Daniel Dias 2015. Titelfoto © Michael Müller. Sonstige Fotos © Anjali & R.Sriram 2015

Druck und Verarbeitung: Appel & Klinger, 96277 Schneckenlohe

ISBN: 978-3-86616-337-9

„Die Aufgabe der
Umgebung ist es nicht,
das Kind zu formen,
sondern ihm zu erlauben,
sich zu offenbaren.“

Maria Montessori

Wir sagen Danke

ganz besonders den Kindern auf den Fotos und ihren Eltern, die uns die Erlaubnis zur Verwendung der Fotos gaben.

Wir danken Bettina für ihre schnelle sowie kritische Überarbeitung des Manuskripts und Viktoria, die mit ihrem „germanistischen" Blick viele Verständnisfragen geklärt hat.

Herzlich bedanken wir uns bei unseren Partnern. Anjali für die lebendigen Fotos mit den Kindern und Erwin für die sorgfältige und umsichtige Hilfe bei der Gestaltung des Textes.

Wir danken Sri T.K.V. Desikachar, der die wesentlichen Impulse gab, Yoga für Kinder und Jugendliche auf eine kompetente Weise in unsere Zeit zu übertragen.

Inhaltsverzeichnis

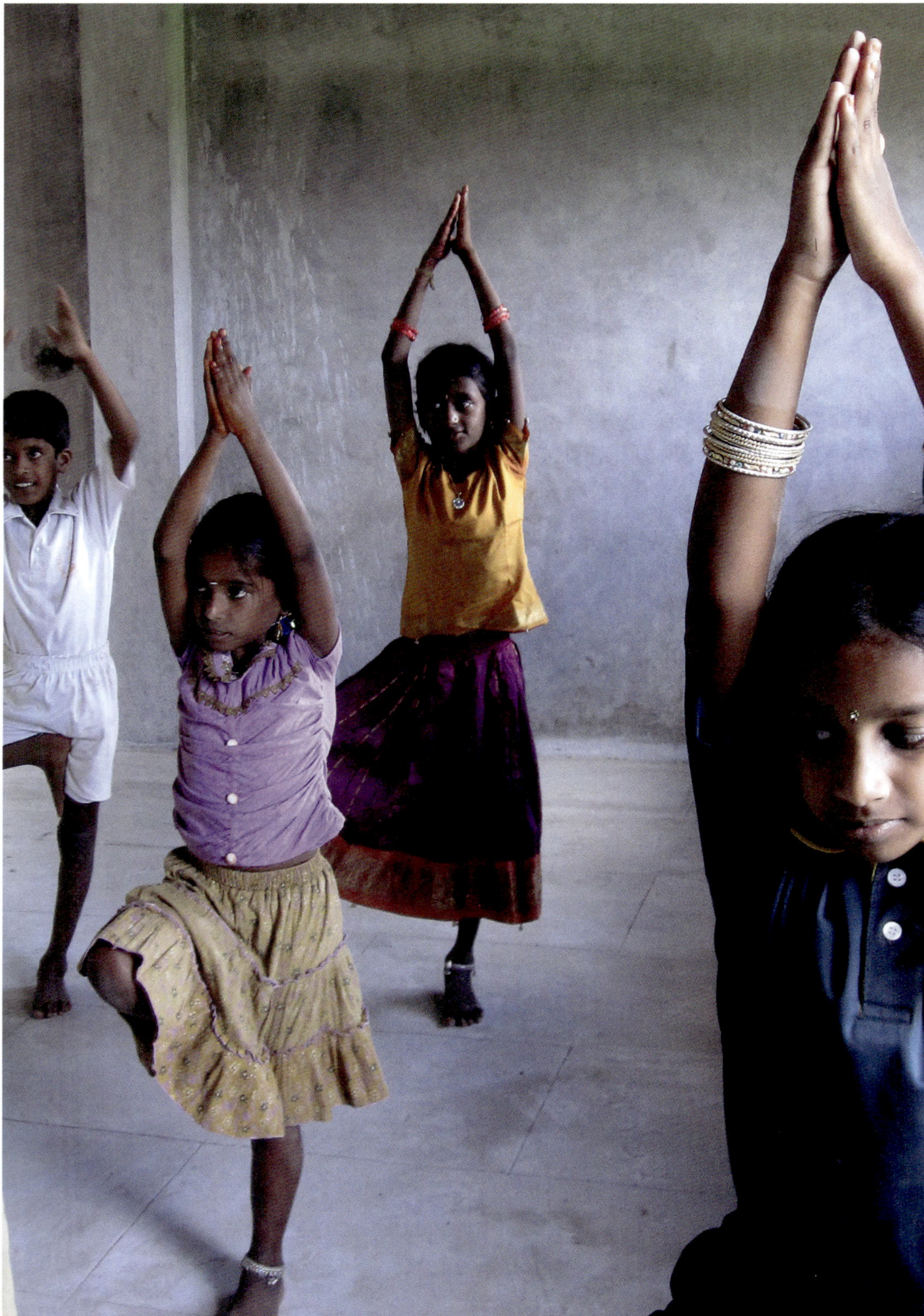

Vorwort

Yoga, der in der indischen Kultur entstanden ist, breitet sich in den letzten Jahrzehnten als unüberschaubare Anzahl unterschiedlicher Yogaformen in Europa aus. Er birgt eine unerschöpfliche Quelle an Weisheit, die langlebiger nicht sein könnte und stets den Kern der Zeit widerspiegelt: die eigenen Erfahrungen.

Auch ich, Kornelia Becker-Oberender, machte vor vielen Jahren meine ersten Erfahrungen mit Yoga. Nach einigen Jahren des Übens in Gruppen entschloss ich mich dazu, eine Ausbildung zur Yogalehrerin zu machen. Ich wollte mehr darüber wissen, warum mir dieses Üben so guttat. Gleichzeitig begann ich täglich zu Hause meine Yogapraxis zu üben. Das machte meine drei Kinder neugierig und sie bedrängten mich, auch mit ihnen zu üben. Da ich intuitiv spürte, dass ich meine Praxis nicht einfach auf meine Kinder übertragen konnte, suchte ich nach einer Möglichkeit zu lernen, wie ich mit meinen Kindern Yoga üben könnte. Dabei begegnete ich auf einem Seminar R. Sriram, der uns dort anschaulich zeigte, wie er in Indien gelernt hatte, mit Kindern zu üben. Das war es, was ich wollte, und so fragte ich ihn, ob ich das bei ihm lernen könne. Meine 10-jährige Tochter war mit zu diesem Seminar gefahren und so kam es, dass wir beide in den folgenden Jahren viel Zeit mit Sriram verbrachten, ich als Schülerin und meine Tochter als begeistert Übende, mit deren Hilfe mir Sriram alle Theorie praktisch vorführen konnte.

Zur gleichen Zeit studierte ich Pädagogik und ich war fasziniert davon, wie viele Gemeinsamkeiten ich zwischen der modernen Pädagogik und dem fand, was mir Sriram über die Ideen des Yoga mit Kindern beibrachte. Daraus entwickelten sich stundenlange Gespräche zwischen uns und irgendwann der Wunsch, diese Synergien zwischen der alten Tradition und der modernen Pädagogik in Bezug auf die Begleitung von Kindern und Jugendlichen allen zur Verfügung zu stellen, die Kinder in ihrer Entwicklung begleiten.

Mit diesem Buch wollen wir den Leser an unseren Erfahrungen teilhaben lassen und Ideen für den Alltag mit Kindern und Jugendlichen mitgeben sowie Werkzeuge vermitteln, um Ausgeglichenheit, Konzentration und Selbstständigkeit mit Hilfe des Yoga Kindern und Jugendlichen zu ermöglichen.

Dieses Buch entstand aus den Inhalten vieler gemeinsamer Diskussionen über die Erkenntnisse der Pädagogik, der heutigen Bildungslandschaft und der Frage, wie Yoga einen wertvollen Beitrag dazu leisten kann. Deshalb erschien es uns naheliegend, einzelne Themen zunächst theoretisch einzuführen und dann in Form eines Dialoges eine Verbindung zu den yogischen Aspekten des Themas zu knüpfen.

Wir laden Sie zu einer spannenden Reise zu den Schätzen ein, die der Yoga für Kinder und Jugendliche bietet.

Beerfelden, Juli 2015. Kornelia Becker Oberender & R. Sriram

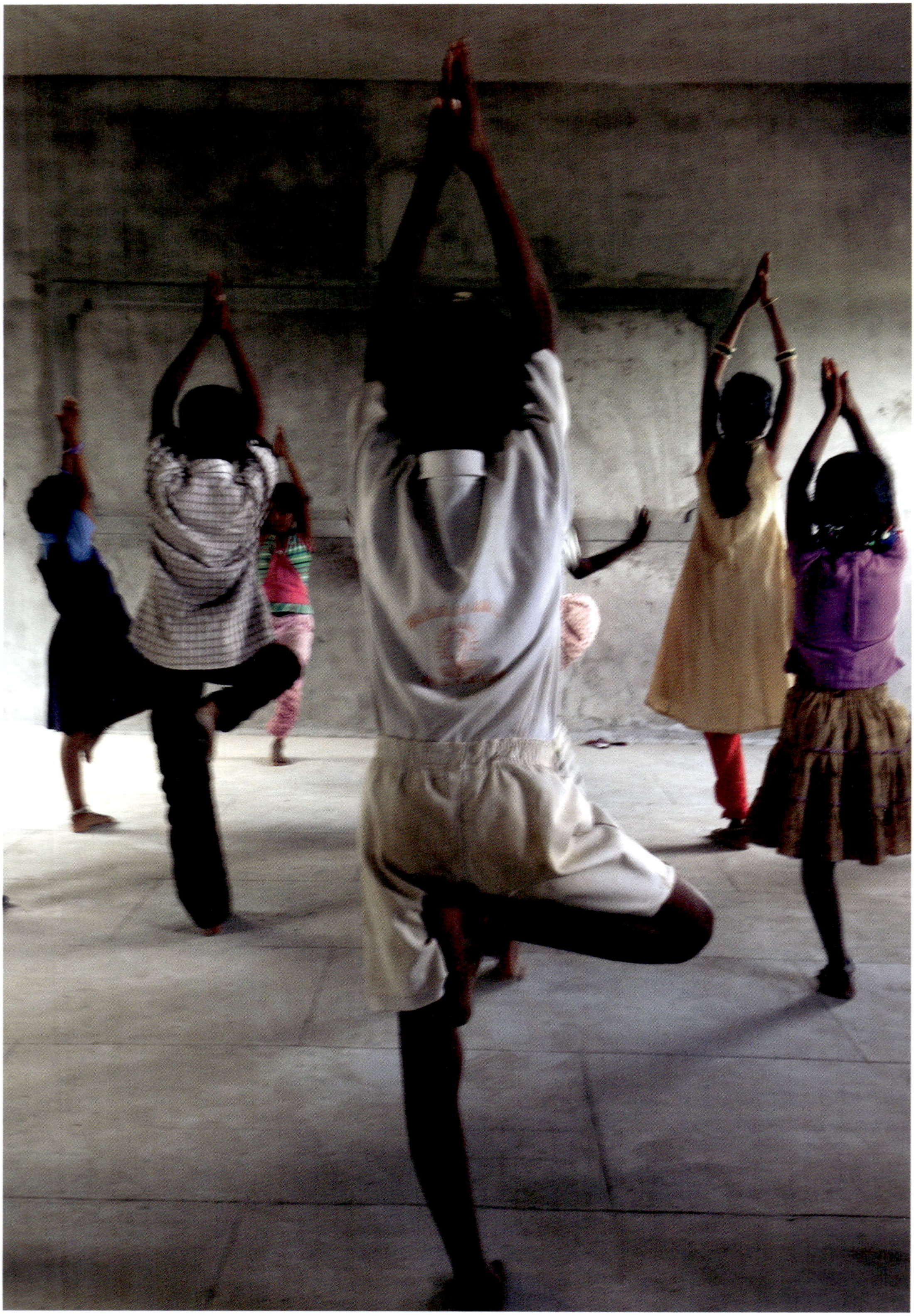

Wie das Buch aufgebaut ist

Das Buch besteht aus zwei Teilen. Der erste Teil beschäftigt sich mit der persönlichen Entwicklung und Bildung des Kindes. Dazu beschreiben wir die sechs wichtigsten Lernfelder des Kindes auf seinem Weg zum Erwachsenwerden, um die Entwicklung eines Kindes und die Rolle, die hier Yoga spielen kann, besser verstehen zu können. Diese Lernfelder sind:

1. **Körperwahrnehmung** (Selbstwahrnehmung)
2. **Widerstandskraft** (Selbstregulation)
3. **Selbstachtung** (Personale Kompetenz – Selbstbewusstsein)
4. **Beziehungsfähigkeit** (Soziale Kompetenz – Wahrnehmen anderer und Bindung)
5. **Aufmerksamkeit** (Emotional-mentale Kompetenz – Kommunikation)
6. **Identitätsentfaltung** (Lernmethodische Kompetenz – Selbstreflexion)

In der Pädagogik werden diese als grundlegende Fertigkeiten und Persönlichkeitscharakteristika verstanden, die als **Basiskompetenzen** bezeichnet werden. Sie befähigen das Kind, sich sowohl mit anderen Kindern und Erwachsenen als auch mit den Gegebenheiten in einer dinglichen Welt auseinanderzusetzen.

In den aktuellen deutschen Bildungsplänen und Bildungsempfehlungen der Länder spielen sie eine zentrale Rolle in der pädagogisch-professionellen Begleitung eines Kindes. „Für Erziehung und Bildung verantwortliche Erwachsene sollten dafür sorgen, dass Kinder in einer Umgebung leben und lernen können, die die Entwicklung dieser Basiskompetenzen stärkt.“ (1). Die Basiskompetenzen entstammen verschiedenen Ansätzen der Entwicklungs- und Persönlichkeitspsychologie. **Sie können als Fundament für den Erfolg und die Zufriedenheit in Schule, Beruf, Familie und Gesellschaft verstanden werden.**

Nicht die umfassende Darstellung dieser ineinandergreifenden Reifestufen der Persönlichkeitsbildung liegt uns am Herzen, vielmehr unseren Lesern Möglichkeiten des Yoga zu den einzelnen Lernfeldern aufzuzeigen und für jede im Buch beschriebene Altersstufe (Vorschul-,Schulkind und Jugendlicher) praktische Beispiele und Übungen mitzugeben.

Im Teil zwei stellen wir Yoga als ein pädagogisches Konzept in den Fokus und laden Sie dazu ein, Yoga als eine Pädagogik für das Leben zu betrachten. Wir befassen uns mit den Zielen, die im Yoga zur Begleitung von Kindern und Jugendlichen zu erreichen sind. Mit Hilfe des von T.K.V. Desikachar entwickelten Yogaprogramms erläutern wir die pädagogischen Möglichkeiten, die Schlüssel, die dem Yogalehrer zur Verfügung stehen, um diese Ziele zu erreichen. Wie Yoga im Gruppenunterricht, als Schulfach, individuell mit dem einzelnen Kind umgesetzt werden kann und welches Training der Yogalehrende benötigt, um diesen Unterricht zu begleiten, sind Inhalt der einzelnen Kapitel in Teil zwei.

Am Ende des Buches finden Sie eine Liste von Asanas, die für die unterschiedlichen Altersgruppen der Heranwachsenden geeignet sind. Diese Asanas kommen alle im Buch als Foto vor. Wir berücksichtigen bei der Auswahl der Asanas die Entwicklung eines menschlichen Körpers. Deshalb sind manche Asanas für Kinder, die noch im Kindergartenalter sind, nicht geeignet. Dazu zählen Asanas, die große Balance erfordern oder den Nackenbereich zu stark belasten. Auch größere Kinder, die in der Grundschule sind, dürfen teilweise ihren Rücken nicht zu stark in die Krümmung bringen, weshalb manche Asanas auch für sie nicht hilfreich sind. Bei der Liste ist erkennbar, welche Asanas für welche Altersgruppe geeignet sind. Weiter finden Sie einige Geschichten als Beispiele für die altersspezifische philosophische Begleitung der Heranwachsenden.

Im Text werden immer wieder Sanskrit-Begriffe und philosophische Textstellen verwendet, die zum Verständnis wichtig, aber vielen Lesern nicht geläufig sind. Sie werden im Glossar ebenfalls ausführlich erläutert und die philosophischen Texte in ihrer Ursprungsform zitiert.
Abschließend noch eine kurze Anmerkung zum Sprachgebrauch: Aus Gründen der besseren Lesbarkeit haben wir im Text entweder die männliche oder die weibliche Form gewählt, doch wir betrachten beide Formen als gleichwertig.

Beerfelden, Juli 2015. Kornelia Becker Oberender & R. Sriram

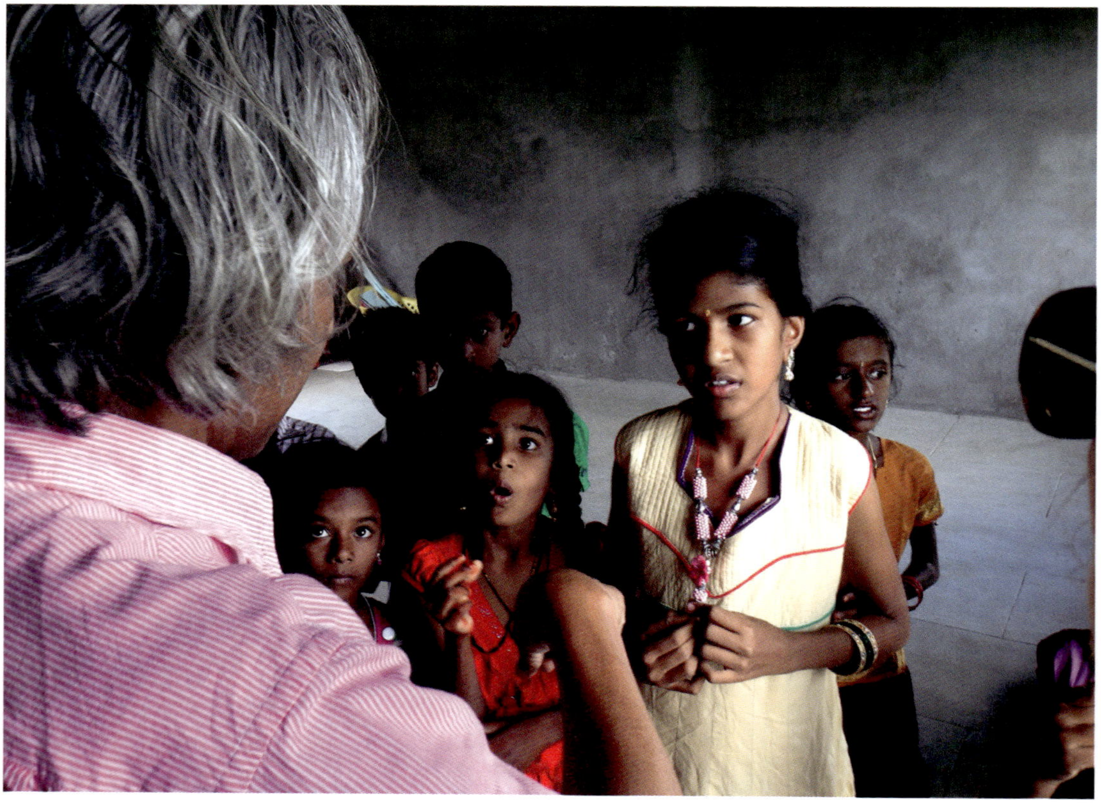

> „Wenn wir wahren Frieden in der Welt erlangen wollen, müssen wir bei den Kindern anfangen." Mahatma Gandhi

Mehr als ein Drittel der ganzen Menschheit sind Kinder oder Jugendliche. Fast ein Drittel unseres Lebens verbringen wir als Kind oder Jugendliche(r).

Als Erwachsener ist sicherlich das Erwachsenwerden mit einem Kind eine der schönsten Aufgaben des Lebens. Es ist eine subtile Aufgabe, die viel Takt- und Mitgefühl fordert. Das Taktgefühl fordert, dass wir den richtigen Zeitpunkt finden für die Vermittlungen an und die Kommunikation mit einem Kind. Das Mitgefühl ermöglicht, dass wir offen, frei und spontan sein und dabei der Entfaltung eines Lebens mit Staunen beiwohnen können. Leben und lernen mit einem Kind kann für den Erwachsenen eine reiche geistige Erfahrung werden.

Yoga bietet mit seiner auf Erfahrung ausgerichteten Lehrmethodik für das Kind und den Jugendlichen einen genialen Zugang zu sich selbst.

Gerade in der Kindheit, einer Zeit der intensiven Prägung, kann Yoga ihm die Möglichkeit bieten, durch Übung und Erfahrung die eigene Persönlichkeit genauer kennen zu lernen. Hierdurch kann der Heranwachsende eine positive Ausrichtung seiner Persönlichkeit erfahren und dauerhafte Veränderung erreichen.

Das Wissen, dass Ruhe und Achtsamkeit Fähigkeiten sind, die gelernt werden können, ist eine wichtige Erkenntnis des Yoga. Das ist eine ebenso wichtige Fähigkeit wie die Aneignung von Sprachen und anderen Talenten. Wenn ein Kind ruhig und achtsam sein kann, dann fällt es ihm auch leichter, sich andere Fähigkeiten anzueignen und seine sozialen Kompetenzen zu stärken.

Im Verlauf seiner Entwicklung entdeckt und entfaltet ein Kind seinen Körper, seinen Atem und seine geistigen Fähigkeiten. Als Erwachsene können wir diesen Lernprozess begleiten und das Kind dabei mit unseren Kenntnissen und Erfahrungen unterstützen. Der Yoga für Kinder und Jugendliche ist hierfür ein ideales und ein schönes Feld. Mit Yoga bekommen die jungen Menschen eine Möglichkeit in die Hand, bewusst mit ihrem Körper, ihrem Atem und ihrem Geist zu wirken. Für die Erwachsenen wird Yoga zu einer Reflexion, um mit ihrem jungen Gegenüber bewusster und gelassener umzugehen.

In den Ideen des Yoga finden wir viele Überschneidungen zur modernen Pädagogik und Entwicklungspsychologie. Hier kann der Yoga uns Möglichkeiten bieten, die Erkenntnisse dieser Disziplinen praktisch anwendbar werden zu lassen.

Dieses Buch liefert für YogalehrerInnen, PädagogInnen und Eltern eine Fülle von yogischen Ideen, wie Kinder Kraft und persönliche Stärke entwickeln können. Wir verstehen Yoga, diese alte, indische Erfahrungsphilosophie, als individuellen, zeitgemäßen und zukunftsfähigen Kompass auf dem kindlichen Weg durch die moderne Bildungslandschaft. Daher unterscheiden wir in den praktischen Abschnitten zwischen den Altersgruppen der 5-bis 7-Jährigen, der 8-bis 11-Jährigen und der 12-bis 16-Jährigen. Ältere Jugendliche und junge Erwachsene finden ihre yogische Heimat im Yoga für Erwachsene, wobei sie die Intensität ihrer Praxis, wenn keine gesundheitlichen Einschränkungen bestehen, sicherlich noch bis ca. ihrem 30. Lebensjahr beibehalten können.

Begleiten Sie uns durch die Welt des Yoga für Kinder und Jugendliche! Vielleicht teilen Sie unsere Begeisterung und, das wäre unser Wunsch, ermöglichen vielen Kindern und Jugendlichen diesen Zugang zu sich selbst.

Lernen mit Yoga

Yoga kommt aus Indien. Viele der Tugenden, die Yoga vermitteln will, wurden dort früher als wesentlicher Bestandteil der Bildung und Erziehung verstanden. Die Übungstechniken wurden von Generation zu Generation in Familien weitergegeben, während die Schriften über die geistigen Grundlagen nur in Familien von Yogagelehrten überliefert wurden Die zentralen Konzepte der Weltanschauung des Yoga sind in einigen Hauptwerken enthalten. Wichtig unter ihnen sind das Yoga Sutra, (abgekürzt YS) die Bhagavadgita und die Hatha-Yoga-Pradipika. Viele spätere Werke zu Yoga, auch die heutige Yogapraxis, haben in der einen oder anderen dieser drei Grundlagenwerke ihre Wurzeln.

Yoga kann sowohl als Wissenschaft als auch als Lebenskunst verstanden werden. Patanjali, ein indischer Gelehrter, schrieb ca. 200 vor bis 200 nach Chr. als Erster die Wissenschaft des Yoga mit der Grundlage des klassisch-philosophischen Yoga als Leitfaden in seinem Yoga Sutra auf. Dieser Text beschreibt die Wirkungsweise des Geistes und zeigt einen Weg auf, wie Störungen überwunden und wahre Erkenntnis über sich und die Welt erfahrbar werden kann. **Das ist ein klares Ziel im Yoga.** Das Yoga Sutra zeigt, wie wir dieses Ziel erreichen können, wenn unser Geist ruhig und frei von Ablenkungen wird und ein ausgewogenes und gesundes Wachstum ermöglicht wird. Um solche Qualitäten zu kultivieren und Hindernisse auf dem Weg zu beseitigen, lehrt das Yoga Sutra den achtgliedrigen Übungspfad. Laut dem Verfasser, Patanjali, führt dieser Übungspfad sowohl zur Gesundheit des Körpers als auch zur Beherrschung des Geistes, sodass der Mensch klar, klug und mitfühlend handelt.

Die acht Glieder sind:

Yama	der Umgang mit den Mitmenschen
Niyama	persönliche Disziplin
Asana	Beherrschung des Körpers (Yogahaltungen)
Pranayama	Beherrschung der Atmung
Pratyahara	Beherrschung der Sinne
Dharana	achtsamkeitsbasierende Konzentration
Dhyana	Meditation - innere Stille
Samadhi	Einheitserfahrung

Zusammenfassend lässt sich sagen, dass der Yoga ein Weg ist, eine gesunde und ganzheitliche Entwicklung von Körper und Geist zu ermöglichen. Er fördert ein umfassendes Wachstum, das das Sozialverhalten, die Körperintelligenz, die Wahrnehmung und die Gedankenwelt integriert.

In der Zeit 800 bis 1200 nach Chr. entstand dann die Hatha-Yoga-Pradipika von Svatmarama, gewissermaßen ein ergänzendes, übungsorientiertes Handbuch zu Patanjalis Yoga Sutra. Dieses Buch zeigt Wege auf, wie wir mittels Körperpraktiken Kraft und Festigung erreichen und zu tiefer Erkenntnis und Klarheit gelangen können. Es leitet an, den Körper direkt als Erfahrungsmittel einzusetzen. Dadurch soll die optimale Balance im Körper sowie im Bewusstsein entstehen.

Die Silbe bzw. der Laut „HA“ ist ein Symbol für die Sonne und die Silbe bzw. der Laut „THA“ ist der Mond, so heißt es. Somit bedeutet Hatha-Yoga die Vereinigung von Sonne und Mond. (2)

Bei dem Hatha-Yoga, welches dieses Buch lehrt, geht es um das Bewahren der Balance von Dualität im Körper. Dies geschieht unter anderem mit Hilfe von dynamisch oder statisch ausgeführten Körperhaltungen, Asanas genannt. Ein Asana sollte so ausgeführt werden, dass Atem, Bewegung, Wahrnehmung, Entspannung, Anspannung und Motivation integriert werden. Praktisch heißt das, dass alle Körperübungen mit Achtsamkeit, Konzentration und in Übereinstimmung mit dem Atem ausgeführt werden. Dabei werden die Haltungen so aufeinander aufgebaut, dass eine gezielte Stärkung und Aktivierung des Körpers, des Atems und des Geistes möglich sind. Hatha-Yoga ist der Yogastil, der diese Art der Übung ganzheitlich integriert. Selbstverständlich bedarf es eines guten Yoga-Lehrers, um diese Grundlagen des Yoga in ganzheitlicher Weise zu lernen.

Die Lehren des Hatha-Yoga fließen in die unterschiedlichen, langbewährten Yogatraditionen auf verschiedene Art und Weise hinein. Die meisten Yogastile, die heute in Europa verbreitet sind, gehen auf den Hatha-Yoga zurück.

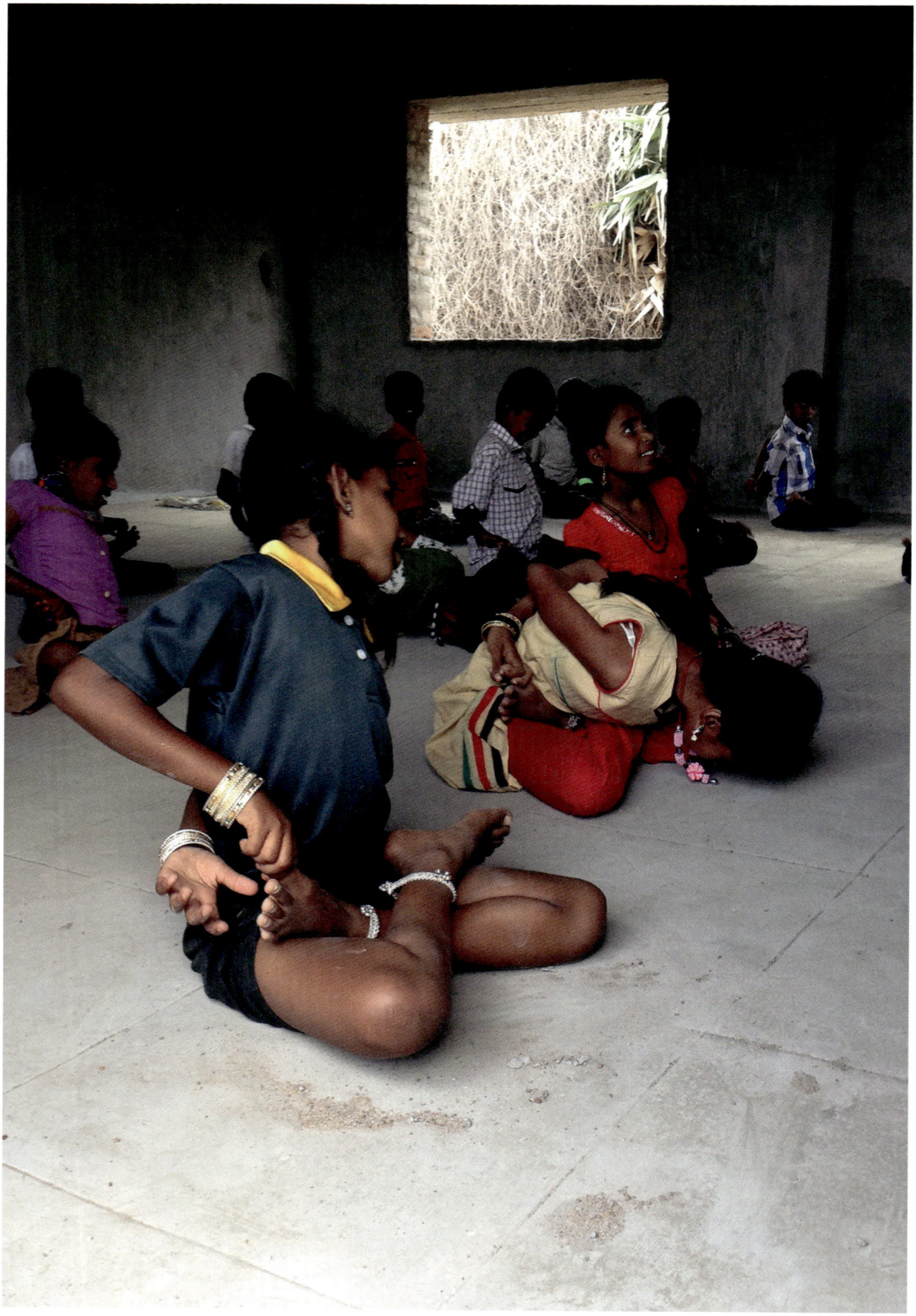

Die Geschichte eines großen Yogastiles

Der Wegbereiter

Die heutigen Yogastile unterscheiden sich in der Art und Weise voneinander, wie die Körperübungen und Stellungen vermittelt werden. Grundlage für unseren Stil ist der berühmte Yogameister **Sri Tirumalai Krishnamacharya** (1888 – 1989). Er wurde in einem Dorf des Staates Mysore in Südindien als Sohn einer Brahmanenfamilie geboren. Sri T. Krishnamacharya lernte Sanskrit, studierte Logik und Grammatik sowie die Heilkunst Ayurveda und die indische Philosophie. Trotz aller Studien verzichtete er darauf, einen großen südindischen Orden zu führen, und wurde Yogalehrer und Heiler. Er gründete eine Familie und unterrichtete ab circa 1924 in Mysore.

Zu seinen Schülern zählen einige der größten Yogameister des letzten Jahrhunderts, einschließlich Sri Pattabhi Jois, der Gründer des modernen Ashtanga Yoga, und B.K.S. Iyengar, der bekannteste unter den modernen Yogameistern der Welt. T. Krishnamacharya hat in seinem Leben unzählige Menschen in diversen Aspekten des Yoga unterwiesen. Seit Ende der 30er Jahre des 20.Jahrhunderts kamen auch Schüler und Schülerinnen aus dem Westen, um bei ihm Yoga zu lernen. Der wichtigste unter seinen Schülern, die bei ihm ein umfangreiches Spektrum des Yoga gelernt haben, ist sein Sohn Sri T.K.V. Desikachar.

Des Meisters Yoga für Kinder und Jugendliche

Meister T. Krishnamacharya unterrichtete in seinen ersten Jahren in Mysore in einer vom Maharadscha errichteten Yogaschule. Viele seiner Schüler und Schülerinnen waren Kinder und Jugendliche. Entsprechend bot er dort unter anderem eine sportliche Form des Yoga an, die heute unter dem Namen „Ashtanga Yoga“ weltweit bekannt geworden ist. In seinen späteren Jahren in Chennai unterrichtete der Meister weiterhin viele Kinder und Jugendliche, zumeist im Einzelunterricht. Gesundheit, Fitness, Konzentration, Stimme als Persönlichkeitskraft und die philosophische Betrachtung der mythologischen Geschichten waren Schwerpunkte dieser Stunden. **Dabei war der Atem ein unverzichtbarer Mittelpunkt und die Entwicklung einer guten Atemtechnik ein wichtiges Ziel.**

Das Yogaprogramm für Kinder und Jugendliche in der modernen Zeit

Des Meisters Sohn und Schüler T.K.V. Desikachar ist ein Wegbereiter in Sachen Yoga für Kinder und Jugendliche. In 1976 gründete er das Zentrum KYM (Krishnamacharya Yoga Mandiram). Zu den vielen inhaltlichen Programmen von KYM gehört der Unterricht für Kinder und Jugendliche. Das Yogaprogramm dort stellt den Atem in den Mittelpunkt der Körperübungen. Somit ist heute das ausgefeilte Yogaprogramm für Heranwachsende eine Kombination aus Übung mit dem Körper und dem Atem. Das Rezitieren von Upanischaden (philosophischen Texten), Mantras (heilsamen Tönen), Gebeten oder auch nur einfachen Tönen oder poetischen Versen, die eine positive geistige Haltung erzeugen, helfen bei der Entwicklung der Atmung. Zum Unterrichtsinhalt gehörten das Erzählen von Geschichten aus der Mythologie und der Yogaphilosophie entnommene Fragestellungen, die der

Reflexion und der Visualisierung dienen. Auf diese Weise wurde mit Körper, Atem und Geist ein integriertes Training im Yoga für junge Menschen geschaffen.

Der Yogaunterricht für Kinder und Jugendliche verläuft in 4 Modulen:

1. **Regelmäßiger Gruppenunterricht für Kinder und Jugendliche;**
2. **Täglicher Yogaunterricht in einer namhaften Schule als ein Schulfach;**
3. **Individueller Unterricht für junge Kinder und Jugendliche mit körperlichen oder geistigen Beeinträchtigungen;**
4. **Das Training von Fachpersonal, das mit Kindern und Jugendlichen arbeitet.**

Zentrale Aspekte dieses Yogastiles

Schrittweises Vorgehen

Zentral für diesen Yogaweg ist, dass der Körper durch ruhiges, aber dynamisches Üben auf das Verweilen in dem angestrebten Asana (Haltung) vorbereitet wird. Dabei wird der Atem in jeder Übung und Haltung integriert. Es geht um das schrittweise und systematische Erreichen eines bestimmten Zieles. Diese Art des wohldosierten, nachvollziehbaren Übens wird als **Vinyasa Krama** bezeichnet und fördert, dass die Übungen auf eine für den Körper angemessene Weise beherrscht werden. Es geht nicht um das schnelle Erreichen eines Zieles, sondern mehr noch um die Kenntnisnahme der Schritte, die notwendig sind, einem Ziel näher zu kommen. Somit ermutigt dieser Weg, gegenüber allen Anforderungen im Leben einen langen Atem zu entwickeln. Er kann nicht nur Körper und Geist neue Möglichkeiten öffnen, sondern auch negative Muster überwinden helfen. Wie das gemeint ist, erklärt folgendes Beispiel:

„Als ich das erste Mal ein Brot backen wollte, benötigte ich ein gutes Rezept. Meine Mutter half mir mit einem alten Backbuch weiter. Ich suchte mir ein lecker erscheinendes Brot aus und begann die Zutaten zu mischen. Ich erinnere mich noch gut daran, dass ich oft zweimal lesen musste, aus Sorge, dass ich etwas falsch mache. Nachdem alles nach Rezept angerichtet war, schob ich das Brot in den Backofen.

Nach der angegebenen Zeit konnte ich ein wohlriechendes Brot genießen, das zwar anders aussah wie auf dem Bild beim Rezept, aber es schmeckte mir. Heute weiß ich, es schmeckte zu sehr nach Hefe, aber das habe ich erst viel später gemerkt. Dafür musste ich noch viele Brote backen, immer mal ein anderes Rezept ausprobieren. Mit der Zeit konnte ich die Rezepte auch nach meinen Wünschen variieren und die Backzeit oder die Temperatur des Ofens anpassen. Langsam bekam ich ein „Gespür“ für die richtige Mischung, und je sicherer ich wurde, umso ausgefallener wurden meine Brote. Ganz nebenbei bemerkte ich, dass ich auch mit anderen Gerichten lockerer umgehen lernte und dass ich diese Haltung auch auf andere Arbeitsabläufe, wie z.B. auf meiner Arbeitsstelle, übertrug. In Gesprächen mit Freunden und Kollegen bemerkte ich, dass, wenn ich mich unklar ausdrückte, ich mir nun erlaubte,

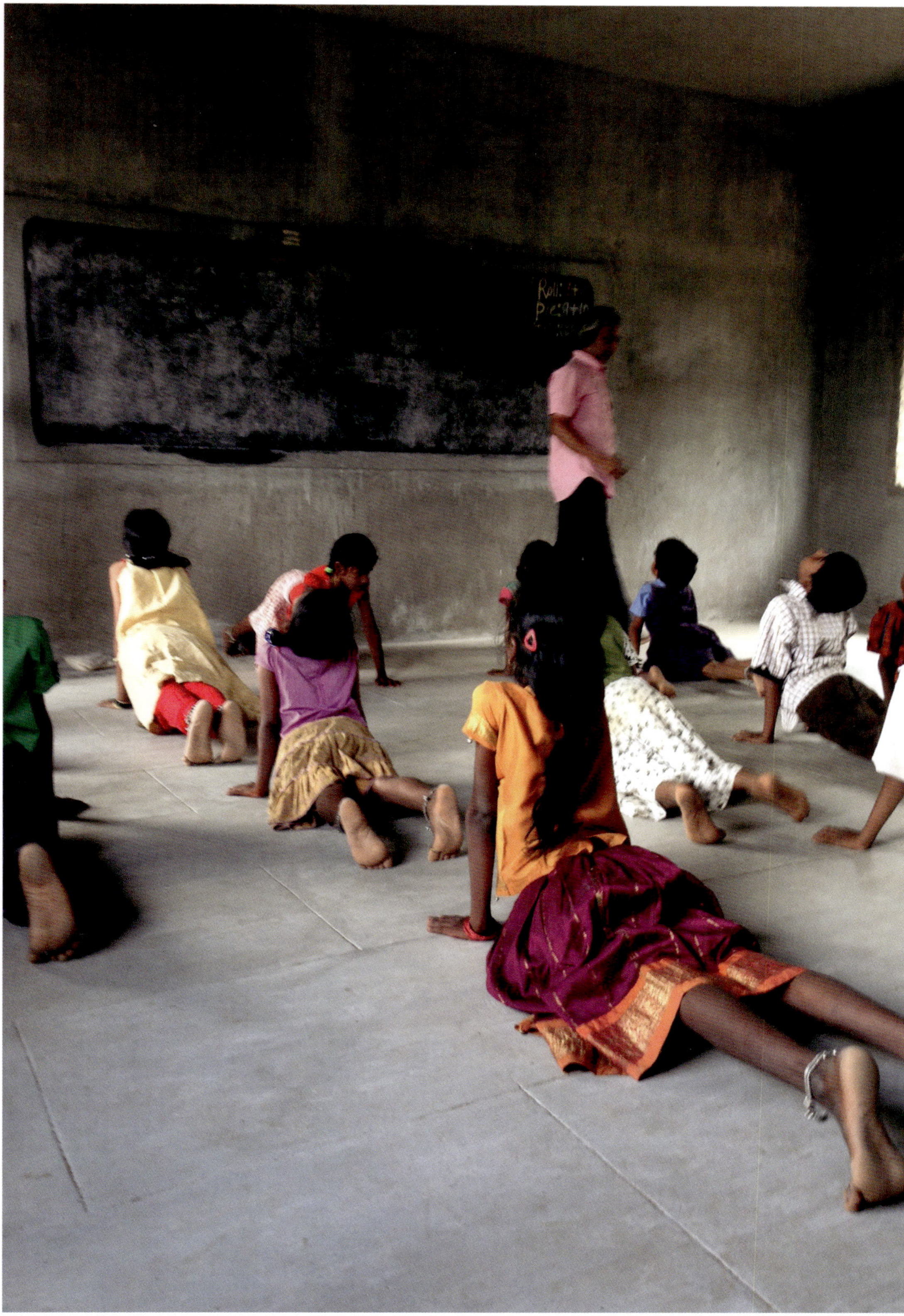

mich gelassen zu korrigieren. Das Backen meines ersten Brotes und das darauf folgende unermüdliche Üben veränderten mein Denken und Handeln unbemerkt in vielen Bereichen meines Lebens."
Kornelia Becker-Oberender

Yoga erreicht uns in unserer Gesamtheit, unsere ganze Persönlichkeit und nicht nur unseren Körper, wenn wir mit dem Üben anfangen und mit Gelassenheit und Ausdauer dran bleiben.

Anpassung an den Menschen

Sri T. Krishnamacharya war es wichtig, dass der Lehrer sein Wissen und seine Erfahrung nicht so weitergibt, wie es für ihn selbst passt, sondern so, dass es für den Menschen, der Yoga praktizieren möchte, passend und nachvollziehbar ist. Yoga kann uns zu Ruhe und Gelassenheit führen, was aber nicht gleichbedeutend mit der Abwesenheit von Gefühlen zu verstehen ist, sondern eher als ein sensibler Umgang mit Gefühlen und den gestellten Lebensaufgaben (3). Deshalb beginnt der Yoga immer dort, wo der Einzelne in seiner Entwicklung, seinen Voraussetzungen und Möglichkeiten gerade unterwegs ist. Diese Art des Yogaunterrichtes macht ihn zu einem pädagogischen Ansatz. Eine Aufgabe des Lehrers und des Schülers ist es dabei, auf der einen Seite die eigenen Grenzen zu schützen und andererseits Potenziale zu entwickeln.

Die eigene Lebensphase

Als philosophische Grundlage dienen uns neben dem Yoga Sutra von Patanjali und der Hatha-Yoga Pradipika auch die Yoga Rahasya von dem Weisen Nathamuni, geschrieben im 7.-9. Jh. vor Chr. In der Yoga Rahasya geht es um den Aspekt des Für-sich-Sorgens, den unterschiedlichsten Bedürfnissen des Menschen in seinen einzelnen Lebensphasen zu begegnen. Hier wird der Yogaunterricht an folgenden drei Lebensphasen des Menschseins, sogenannten Kramas, ausgerichtet:

1. **die Zeit der Kindheit und des Jugendalters – Srsti-Krama,**
2. **die Phase des in Familie und Beruf eingebundenen Erwachsenen – Sthiti-Krama und**
3. **der dem Lebensende näher kommende alte Mensch – Antah-Krama.**

Die drei Lebensphasen

Das Srsti-Krama ist die Phase des Aufbaus und des Wachstums. Während der Zeit von der Geburt bis zum jungen Erwachsenen, im Alter von etwa 25 Jahren, geht es um den Aufbau von Kraft, Energie und Wissen des Menschen. Muskelaufbau, Sinnesschulung und Körperaufrichtung sind Ziele der Praxis. Kleine Kinder sind sehr beweglich und flexibel, nicht nur körperlich, sondern auch geistig. Sie sind in der Lage, sich allen Kontexten anzupassen. Was sie noch entwickeln müssen, ist Kraft und Ausdauer. Der Yoga ermöglicht ihnen die Auseinandersetzung mit Themen wie: Habe ich die Kraft, Herausforderungen zu bestehen? Wie viel kann ich stemmen mit der vorhandenen Kraft? Wie viel Kraft brauche ich für welches Asana und wie kann ich diese Kraft erlangen? Auch ist es für Kinder und Jugendliche wichtig zu lernen, wo Begrenzungen zu erkennen sind. Das beginnt bei einem Kleinkind bei den Grenzen des eigenen Körpers. Wo endet meine Hand, wo beginnt mein Gegenüber, wo an mir ist rechts und wo links. Erfahrungen am eigenen Körper zu machen ist wichtig. Unter vielen anderen Aspekten liegt hier ein unendliches Potenzial des Yoga.

Daran schließt die Phase Sthiti-Krama an, bei der es um Erhalt und Pflege geht. Sie umfasst den Zeitraum vom circa 25. bis 70. Lebensjahr. In dieser Phase kümmert der Mensch sich um die Erhaltung und die Heilung seines Körpers. Das bedeutet nicht, dass ein Mensch in diesem Alter nicht auch ein körperlich anspruchsvolles Yoga üben kann, aber der grundlegende Fokus liegt hier eher auf der Erhaltung der Körperkraft, der Gesundheit und der Energie, seine Alltagsaufgaben anpacken zu können. Deshalb spielen hier Atemtechniken, die die Lebenskraft fördern, eine besonders wichtige Rolle. Die geistige Reflexion, welche die Widerstandsfähigkeit (re)aktiviert und das „Bei-sich-Sein" unterstützt, ist ein weiterer wichtiger Bestandteil dieser Phase.

In diesen beiden ersten Lebensphasen wird der **Yoga als Werkzeug zur Bildung einer stabilen Grundlage** des Menschen verstanden.

Das Antah-Krama ist die Phase des Gleichmuts. Es gilt für die letzte Lebensphase, etwa ab dem 70. Lebensjahr. Hier spielen Körperübungen lediglich eine Erhaltungsrolle. Die tiefgreifenden Atemtechniken, die die immer feinere Ausrichtung des Geistes fördern, sind in der Phase der Schulung des Gleichmutes wichtig, und die Meditation im Yoga tritt in den Vordergrund. Sie kann helfen, die Angst vor dem Alleinsein und dem Abschied-nehmen-Müssen zu nehmen und einen widerstandsfähigen Gleichmut zu entwickeln.

In diesem Buch richten wir den Scheinwerfer auf das Srsti-Krama. Wir schauen uns genauer an, wie diese Lebensphase, die Zeit der Kindheit und der Jugend, mit Yoga bereichert und wie Yoga in dieser Lebensphase zum Aufbau von Kraft und Energie und einem robusten Selbstwert eingesetzt werden kann.

„Das Kind ist mit dem großen Ganzen im Einklang,
während der Erwachsene oft von den Dingen und den Leuten
abgesondert ist, abgetrennt. Im Taumel des Alltags gefangen, vergisst er
manchmal, dass er lebt. Schau, diese Treppe bin ich hochgegangen,
ohne es zu bemerken, mit dieser Person habe ich gesprochen,
ohne sie zu sehen. Das Kind ist immer vollkommen präsent.
Ein Tisch ist ein Tisch, und Freude wie Kummer sind grenzenlos."

Marie-Louise Audibetti

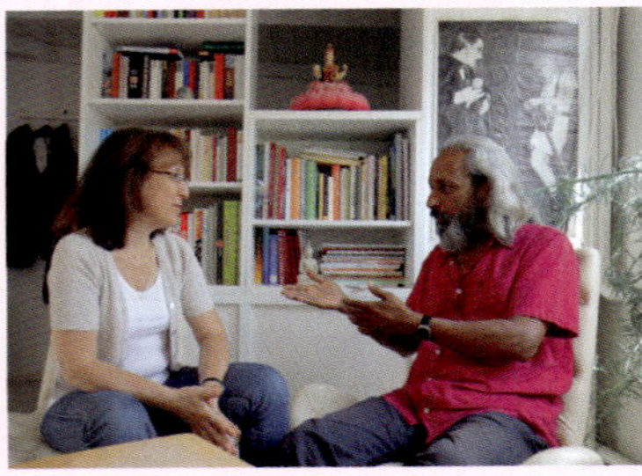
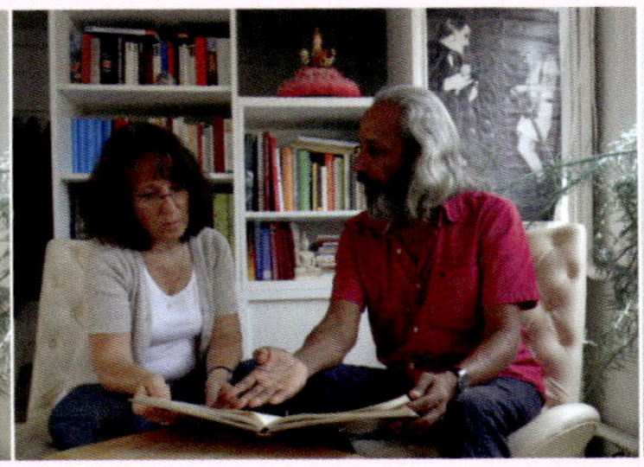
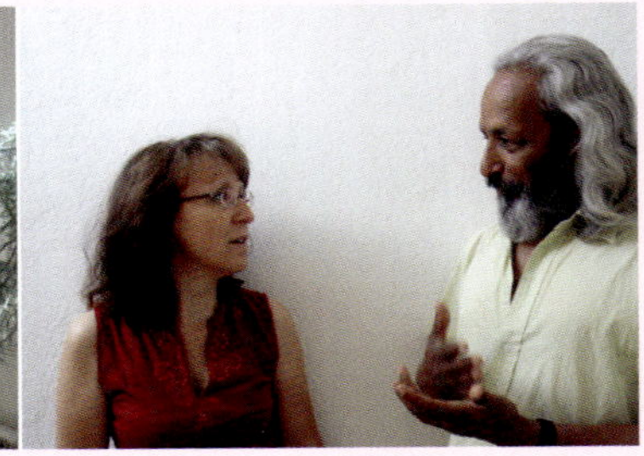

„Yoga für Kinder ist kein „Kinderyoga“.“

Seit einigen Jahren wird die wohltuende und heilende Wirkung des Yoga von immer mehr Menschen geschätzt und der Yoga findet Einzug in die unterschiedlichsten Bereiche. Er wird angeboten für Schwangere, Senioren, Sportler, Musiker, Schwimmer, im Business, in der Therapie und vieles mehr, im Einzel- und im Gruppenunterricht, natürlich auch mit Kindern und Jugendlichen. Hier findet man vielfältige Angebote unter dem Titel „Kinderyoga“. Betrachtet man die vielen Bücher zum Thema „Yoga“ und „Yoga mit Kindern“, scheint sich der Yoga mit Kindern grundlegend von der Übungspraxis mit Erwachsenen zu unterscheiden.

Kornelia: Was ist unter Yoga zu verstehen?

Sriram: Per Definition ist die Vereinigung der zwei gegensätzlichen Kräfte, Sonne und Mond, der Ansatz des Yoga. Im Gegensatz dazu werden heute in der modernen Gesellschaft häufig alle Übungswege, einschließlich Yoga in leistungs- oder entspannungsorientierte Aktivitäten aufgeteilt. Das führt dazu, dass wir an der Idee der Balance vorbeiarbeiten.

Kornelia: Sriram, was ist das Spezifische an Yoga mit Kindern?

Sriram: Kinder sollen im Yoga lernen, ein Gleichgewicht zu finden, das ihr Körpergefühl, ihre emotionale Einstellung zum Gegenüber und ihre Wahrnehmung des eigenen Selbst mit einschließt. Wenn ein Kind Angst vor der Hausaufgabe hat, kann ihm ein Gefühl des körperlichen Gleichgewichts oder die gedankliche Anbindung an seine Einzigartigkeit Mut geben. Die Yogatechniken werden dem Heranwachsenden altersentsprechend angepasst, um den Bedürfnissen des jeweiligen Kindes- und Jugendalters gerecht zu werden. Dabei sollte es aber immer um Yoga als Ganzes gehen, sodass der ganzheitliche Blick auf den Menschen, wie es ihn im Yoga gibt, nicht verloren geht. Deshalb ist hier eine Vermischung mit Selbsterfahrungsmethoden, die keinen entsprechenden Ansatz haben, nicht sinnvoll.

Kornelia: Ist „Kinderyoga“ als eine Form des Yoga zu verstehen?

Sriram: Wenn wir von „Kinderyoga“ sprechen, so suggerieren wir, dass es sich um eine gesonderte Form des Yoga handelt. Das führt in die Irre. Dabei maßen wir uns an, dass ein Kind nur das oder jenes oder

so vieles kann. Nein! Wir halten das ganze Spektrum des Yoga für das Kind offen. Nur so können wir mit Yoga dem Kind etwas Eigenes bieten.
Unsere Aufgabe ist es, mit Hilfe von pädagogischen Schritten, ein Kind im Yoga **kindgerecht zu unterrichten. Das nennen wir „Yoga für Kinder".** Die Yogapraxis wird dem jeweiligen Entwicklungsschritt des Kindes angepasst, um dem Kind zu dienen und ihm seine ganz eigenen Erfahrungen mit seinem Körper zu ermöglichen.

Kornelia: Was ist Yoga, wenn er weder der Kategorie Leistung noch der Entspannung zugeordnet werden sollte? Könnte ich Yoga als eine Erlebnisstunde für das Kind verstehen?

Sriram: Bei Albert Einstein heißt es, „Lernen ist Erfahrung. Alles andere ist einfach nur Information." Lernen darf, insbesondere bei Kindern, nie von der Erfahrung abgekoppelt werden. Lernen aber ist ein ganz wichtiger Bestandteil der Erfahrung. Bei einer guten Yogastunde geht es nicht um eine allgemeine Erfahrungseinheit, sondern genau genommen um eine Lerneinheit, verbunden mit einer persönlichen Erfahrung. Es handelt sich hier um eine bewegte Lernstunde. So wird aus Yoga mehr als eine Erlebnisstunde. Wer Yoga als eine Erlebnisstunde sieht, packt – um des Erlebnisses willen – alles Mögliche in die Stunde hinein und arbeitet am Thema Yoga vorbei. Wenn wir eine fundierte Yogapraxis für Kinder anbieten wollen, sollten wir nicht vergessen: Yoga ist ein Fach, ein Wissen, das man nutzen kann, um an sich zu arbeiten, sich zu entwickeln. Es gilt dabei, beim Kind eine ganz besondere Neugierde zu wecken - die Auseinandersetzung mit sich selbst und seinem Körper.

Kornelia: Was alles könnte Yoga für Kinder bieten? Oder, anders gefragt, was wird für die Kinder im Yogaunterricht anders sein?

Sriram: Ein wichtiger Meilenstein ist, auf den Körper zu hören, seine Balance zu finden und dabei still zu horchen. Des Weiteren ist das bewusste Wahrnehmen des Zusammenspiels der Körper- und Atemaktivität eine wichtige Selbsterfahrung, die Gesundheit und Respekt für die eigenen Grenzen und Möglichkeiten fördert. Das alles geschieht im Tun, mit aktiven Übungen, die am eigenen Leib direkt erfahren werden. Ferner lernen die Kinder durch die Übung der Stille den Bezug zum Abstrakten. Solche Momente der Einblicke in das ganzheitliche Yogasystem helfen, das natürliche kindliche Interesse für die Zusammenhänge von Leben, Natur, Welt und dem Woher zu wecken.

Ausgeglichen, konzentriert und selbstständig durch Yoga

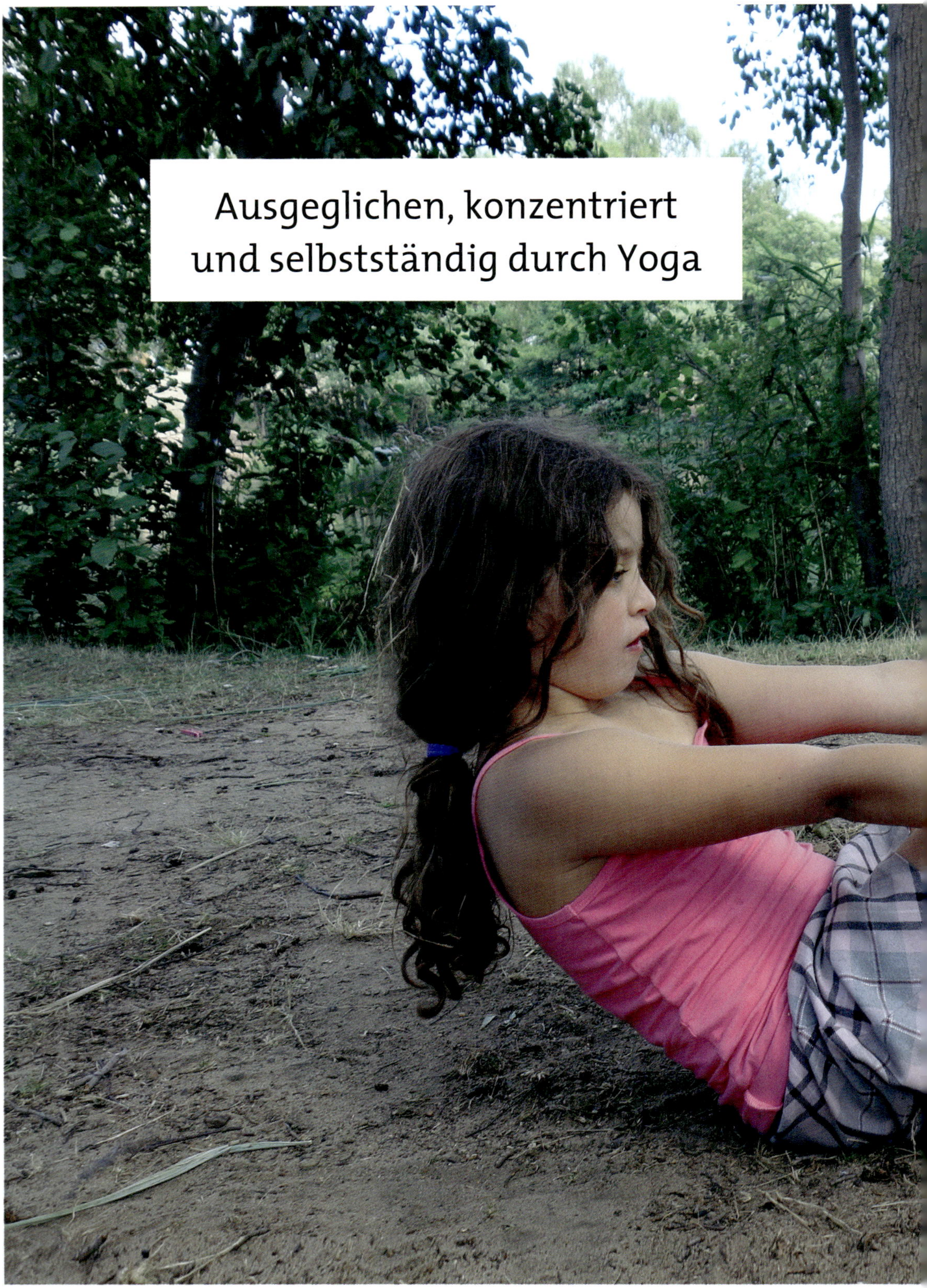

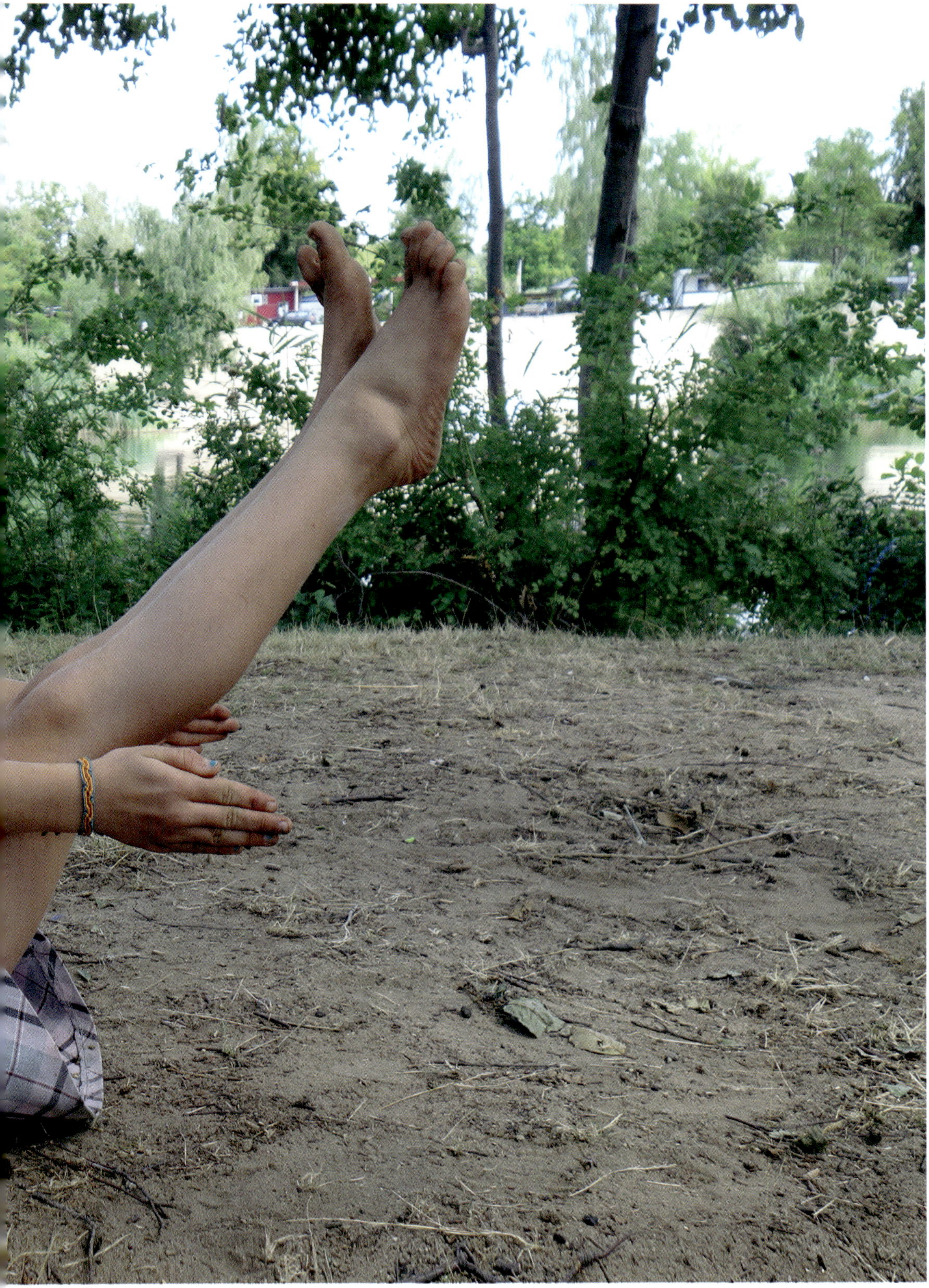

Die Kindheit ist die Zeit des rasanten Lernens und Wachsens. Nie wieder wird der Mensch so viel Neues aufnehmen und sein Wissen damit differenzieren und erweitern wie in dieser Phase. Kinder sind Erfahrungslerner und erschließen sich ihre Welt über die von ihnen gemachten Erfahrungen und entwickeln so ihr ganz persönliches „ICH“. **Das Selbst-Bild eines Kindes gestaltet sich vorwiegend aus dem, was ihm über sich selbst von seiner Umwelt rückgespiegelt wird.** Dabei entfaltet sich die eigene Persönlichkeit durch Nachahmung von vielen unterschiedlichen Handlungs- und Gefühlsmustern und durch die Verinnerlichung von vorgelebten Werten und Modellen. Es ist ein stetiger Anpassungsprozess an die Umwelt.

Die in der Kindheit beginnende persönliche Reife ist eine lebenslange Entwicklung, die auf dem grundsätzlich dynamischen Veränderungspotenzial des Menschen basiert. Es geht um das Erlernen der Basiskompetenzen Körperwahrnehmung, Widerstandskraft, Selbstachtung, Beziehungsfähigkeit, Aufmerksamkeit und das Finden der eigenen Identität. Wo immer das „Lernen“ und das „Erfahren“ Hand in Hand gehen, kristallisiert sich das persönliche Wissen eines Menschen heraus und wird zu seiner Reife beitragen. Reife zeigt sich in einer Abbildung der äußeren Realität in den individuellen, subjektiven Anschauungen des Menschen sowie in einer differenzierten Wiedergabe der inneren Wirklichkeit. Nachfolgend widmen wir uns den einzelnen Basiskompetenzen genauer.
Dazu skizzieren wir zu Beginn jedes Kapitels die entwicklungspsychologischen und pädagogischen Aspekte des Lernfeldes (ohne auf die einzelnen Altersstufen explizit einzugehen) und erarbeiten im Gespräch Möglichkeiten des Yoga, die wir Ihnen im Anschluss an praktischen Beispielen aufzeigen. Jedes Kapitel bietet für die einzelnen Altersstufen (Vorschul-, Schulkind und Jugendlicher) yogische Ideen.

> „Ziel aller Bildungsprozesse sei es, Körper und Geist als Werkzeuge der Wahrnehmung, des Handelns, des Denkens und Findens von Lösungen neuer, bisher nicht gedachter Fragen weitestgehend auszubilden.“
>
> Gerd Schäfer (4)

„Erzähle mir und ich vergesse. Zeige mir und ich erinnere mich. Lass es mich tun und ich verstehe."

Konfuzius

Körper als Erfahrungsfeld

Die ersten Erfahrungen eines Kindes sind vorwiegend körperlicher Natur. Es wird berührt, gehalten, hochgehalten und bewegt und ordnet die ihm noch unbewussten Körperwahrnehmungen in angenehme oder weniger angenehme Erlebnisse. **Der Körper spielt** für das Kind dabei **eine grundlegende Rolle**, um sich selbst und die Welt zu erforschen. Ein Baby im ersten Lebensjahr ist noch ganz im „Hier und Jetzt". Es nimmt sich über seinen Körper und seine Bewegung wahr. Das sich bereits in der Schwangerschaft ausbildende intuitive Gefühl von sich und seinem Körper, sein Körpergefühl, ermöglicht ihm, nach der Geburt ein erstes Vertrauen auf das, was aus seiner Umwelt auf es einwirkt, zuzulassen.

Die Wichtigkeit des Körpersystems

Das Bewegungssystem fungiert als Impulsgeber und Steuerungssystem für alles, was das Kind im Außen und Innen erlebt. Dabei unterscheidet sich seine Wahrnehmung noch qualitativ von der des Erwachsenen. Es trennt seine sensorischen und bewegenden Wahrnehmungen noch nicht, sondern es erfasst alles, was es sieht, hört und fühlt, sowie seine jeweilige Bewegungsfähigkeit als eine einheitliche Erfahrung. Über seine Haut erfährt es seine Körpergrenze und Körperform und es beginnt, sich ein Bild von sich und seinem Körper zu machen. So entwickelt es Schritt für Schritt eine Vorstellung von den eigenen Fähigkeiten, von „Können" und „Nichtkönnen", von Erfolg und Misserfolg. Kinder sind im wahrsten Sinne des Wortes „Körperwesen". Ihre Gefühle drücken sie in Bewegung aus. Sie reagieren auf äußere Spannungen mit körperlichem Unwohlsein, und freudige Bewegungserlebnisse können bei ihnen zu einer Gelöstheit und Entspannung führen, die sich im Körper oder in der Stimme ausdrücken. Mit Hilfe von solchen ganzheitlichen wechselseitigen Bezüglichkeiten können Kinder ein für sie realistisches und „leistungszuversichtliches" Selbstbild aufbauen. Die Natur gibt ihnen dazu die Lust und Freude an der Bewegung mit.

Die Entwicklung des Körpergefühls, der Basissinne

Kann ein Kind seinen angeborenen Bewegungsdrang ausleben, verfeinert es damit mehr und mehr sein Selbstbild im Laufe der Entwicklungsschritte vom Klein-, über das Kindergarten- zum Schulkind. Dadurch wird es dazu befähigt, die unterschiedlichen motorischen Aktivitäten zu beherrschen und an seine Umwelt anzupassen. Neben den fünf Sinnen – das Sehen, das Hören, das Riechen, das Schmecken und das Tasten – unterstützen weitere wichtige Sinne das Kind beim Ausbau seines Körpergefühls. Das propriozeptive System (Wahrnehmung von Körperlage und Bewegung im Raum) gibt dem Kind über die Bewegung Informationen darüber, wo sich beispielsweise gerade seine Hand oder sein Bein befindet, oder darüber, wie dick sein Finger im Verhältnis zu seinem Bein ist. Das Raum-Lage-Empfinden hilft dem Kind dabei, seine Stellung im Raum zu definieren, wie zum Beispiel: Wo ist der Tisch und wo stehe ich in Bezug zum Tisch, kann ich ihn erreichen oder muss ich mich auf ihn zubewegen? Die Fähigkeit, Begriffe wie rechts und links oder oben und unten zu unterscheiden, werden dem Raum-Lage-Empfinden zugeordnet. Der Gleichgewichtssinn (vestibuläre Wahrnehmung) gibt dem Kind Informationen, ob es gerade stillsteht oder sich bewegt, und wenn es sich bewegt, wie schnell oder langsam und in welche Richtung es das tut. Da diese Sinne sehr grundlegend den positiven Aufbau des kindlichen Körpergefühls beeinflussen, werden sie als Basissinne bezeichnet. Sie lassen sich nur in der Theorie voneinander trennen und arbeiten immer zusammen. **Über Bewegung „füttert" ein Kind die Basissinne** und je freier es seine Bewegung entfalten kann, umso mehr stärkt es deren Zusammenspiel.

Die kindliche Körperwelt und die Außenwelt

Die kindliche Körperwelt umfasst das innere Wissen um den eigenen Körper, seine Bewegungsplanung sowie deren Ausführung (Körperschema) und beinhaltet alle auf den Körper bezogenen Empfindungen (Körperbild). Die gesunde Entwicklung des eigenen Körpererlebens, des Körperbildes und Körperschemas, ist grundlegend wichtig für das Selbstwertgefühl des Kindes und wird durch vielfältige Bewegungserfahrungen geschult.

Als kleines Wesen ahmt das Kind unermüdlich seine Welt nach. Je älter es wird, desto mehr wird es „bewegende" Erfahrungen im Spiel mit anderen machen können. Dabei entwickelt sich weitgehend unbewusst die Vorstellung vom eigenen Körper, das Körperschema, das mit jedem neuen Lernschritt aktualisiert wird. Blitzschnell können neue Bewegungen geplant werden und das Kind wird fähig, seine Bewegungsmöglichkeiten koordinierter und fließender durchzuführen. Ein Kleinkind, das es zum ersten Mal geschafft hat, sich alleine aufzurichten und zu stehen, wird von da an seine Welt aus einer gänzlich anderen Perspektive wahrnehmen und seine Bewegungen von nun an dieser Wahrnehmung intuitiv anpassen. Das innere Wissen um die eigene Körperlichkeit ermöglicht dem Kind, die Welt „da draußen" immer wieder neu in Beziehung zu sich selbst zu setzen: das Kind ist hinter mir, der Tisch ist vor mir, das ist mein linker Arm, das ist mein rechtes Bein, mein Kopf ist oben, meine Füße sind unten. Es ist immer mehr in der Lage, von ihm gewünschte Bewegungsabläufe durchzuführen. Das Körperschema, das dem Bewusstsein nicht direkt zugänglich ist, wird wissenschaftlich als entscheidende Voraussetzung für die Bewegungssteuerung verstanden. Es beinhaltet die Fähigkeit, alle vom Kind nachahmbaren Wahrnehmungen wie Gestik, Mimik, Bewegungsmuster oder Tonlage des Gegenübers einfach zu kopieren. Viel Bewegung unterstützt dabei die Verfeinerung des kindlichen Körperschemas und beeinflusst gleichzeitig das Körperbild, die seelische Repräsentation des eigenen Körpers, positiv.

Das, was das Kind als seinen Körper fühlt, wie es sich selbst bewusst wahrnimmt, stark oder schwach, groß oder klein, dick oder dünn, wird als Körperbild bezeichnet. Kleinkinderzeichnungen vom eigenen Körper sind Ausdruck und Darstellung des jeweiligen vom Kind wahrgenommenen Körperbildes. Das Körperbild entwickelt sich unter anderem aus den gemachten Erfahrungen, Überzeugungen,

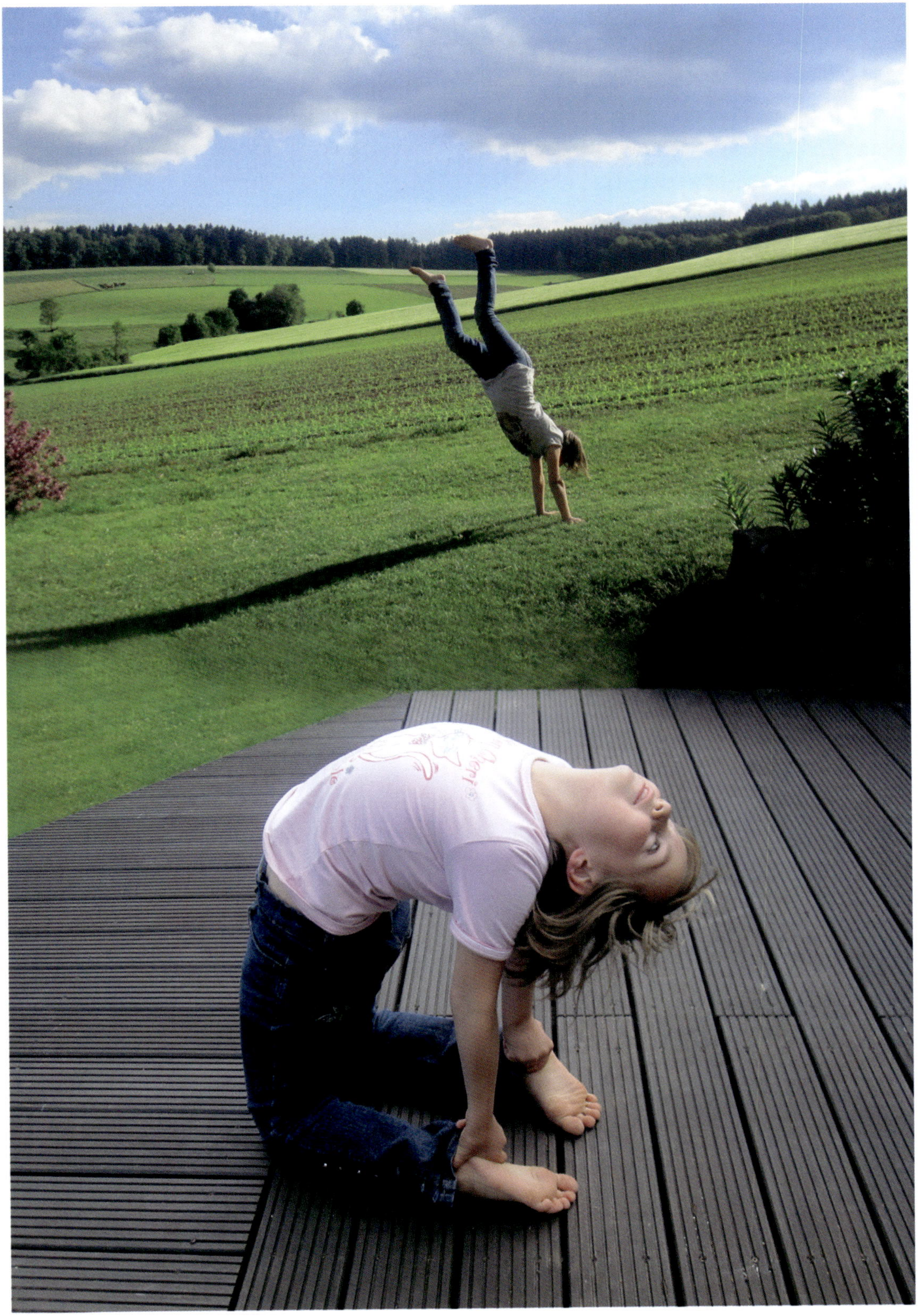

Einstellungen, Erwartungen und aus dem Erleben der eigenen Körpergrenzen. **Die Haltung und die Wertschätzung des eigenen Körpers werden durch das Gespür des Kindes über die Kontrolle seiner Körperfunktionen und über seine Wirkung auf seine Mitmenschen stimuliert.** Daraus entwickelt sich ein individuelles, kognitiv-emotionales Bild des eigenen Körpers. Das wiederum hat eine starke Wirkung auf die Persönlichkeitsentwicklung des Kindes. Körperschema und Körperbild bilden die Basis der Koordinationsfähigkeit des Kindes.

Die Koordination als Baustein des Körper-Bewusstseins

Eine sichere Körperbeherrschung wurzelt in einem guten Koordinationsvermögen. Ein gut ausgeprägtes Körpererleben ermöglicht unter anderem, Bewegungen zu koordinieren, zu planen und zu automatisieren und das körperlich Erlebte und Erfahrene in Worte zu übertragen. Das Kind erzählt davon, es malt ein Bild dazu oder drückt das Erlebte mit Hilfe anderer kreativer Tätigkeiten aus. Immer mehr wird es dadurch befähigt, sich seines Körpers bewusst zu werden. Sein Körperbewusstsein bildet sich also aus dem Körpergefühl, -schema und -bild und ermöglicht das Erkennen, Denken und die Kreativität des Kindes. Es kann „(...) erfahren, entdecken, erarbeiten, was weniger falsch ist, um dadurch nicht nur zu erkennen, was richtig ist, sondern vor allem auch, wie das Richtige zustande kommt und warum gerade dieses das Richtige ist," so der Begabungsforscher Heinrich Jacoby (5).

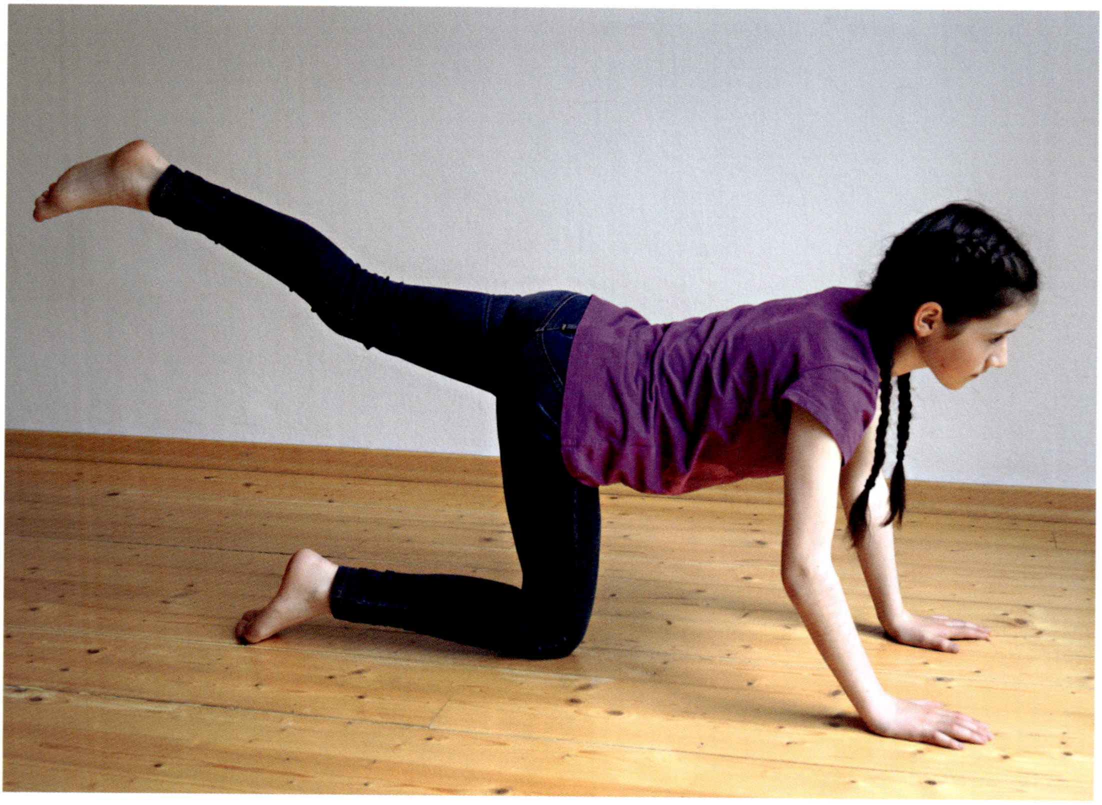

Die Rolle der eigenen Erfahrung

Aufgrund heutiger Erkenntnisse kann davon ausgegangen werden, dass alle Basiserfahrungen, die im Gedächtnis gespeichert und wieder abrufbar sein sollen, vom Kind selbst gemacht werden müssen und zudem als positiver Lernschritt abgespeichert sein sollten. Sie sind das Ergebnis von Reife und Wachstum und können nicht erzwungen werden. Das wird von der aktuellen Hirnforschung, in der Forderung nach „Selbstwirksamkeit" des Lernens, bestätigt. Synapsen bilden sich immer dann, wenn das Kind – der Lernende – aktiv beteiligt ist. **Die Bewegungsfreude des Kindes ist dabei der Motor,** den eigenen Körper ausgeprägt kennenzulernen, ein gesundes Körpergefühl zu entwickeln und damit verbunden eine gut ausgebildete Grob- und Feinmotorik. Das wiederum wirkt sich auf die gesamte kindliche Entwicklung positiv aus, u. a. auf Herz-, Kreislauf- und Atemtätigkeit sowie Motorik und Körperbeherrschung.

Die Früchte eines gesunden Körperwissens

Früchte eines solchen Prozesses sind beispielsweise eine gute Merkfähigkeit, Körperkoordination und Feinmotorik, Kraftdosierung, Rhythmus, Körperbeherrschung, Flexibilität, Koordination, Kraft, Ausdauer, Konzentration, Tonus- und Gleichgewichtsregulierung. Zudem zeigen sie sich beim Lesen, Schreiben, Rechnen, Wortverständnis, in der Sprache, in einer positiven Selbsteinschätzung und Selbstsicherheit.

Später, in der Pubertät, werden Sinneseindrücke oftmals sehr lustvoll genossen, wie zum Beispiel Geräusche, Hautberührungen und Gerüche. Dabei wird die Körperwahrnehmung neu stimuliert. Bei manchen Kindern – oft insbesondere bei Jungen – entwickelt sich aufgrund einer enormen körperlichen und sexuellen Reifung ein vermehrtes Bewegungsbedürfnis und Wettbewerbsdrang. Nun zeigt sich, ob das Kind bisher einen gesunden Reifungsprozess durchlaufen konnte. Die Qualität seines Körperbewusstseins bestimmt, inwieweit frustrierende Kräfte in der Pubertät zu Aggressionen, übermäßiger Abenteuerlust oder Unfugbereitschaft mit Nervenkitzel führen können.

> „Wer Yoga übt, entfernt das Unkraut aus dem Körper, so dass der Garten wachsen kann."
>
> B.K.S. Iyengar

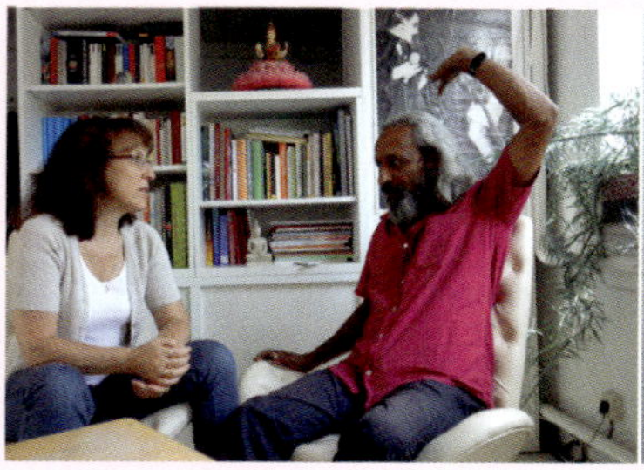

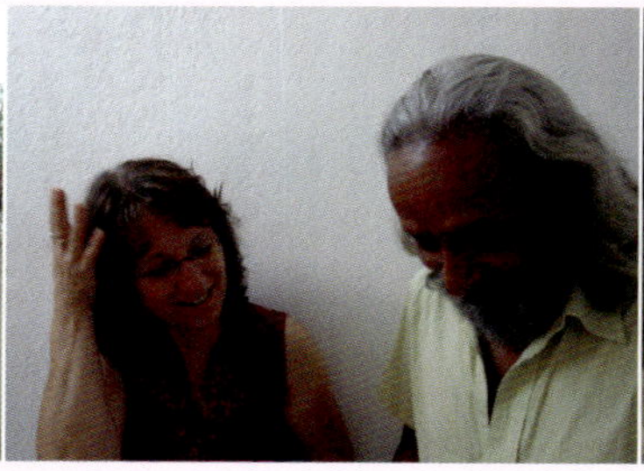

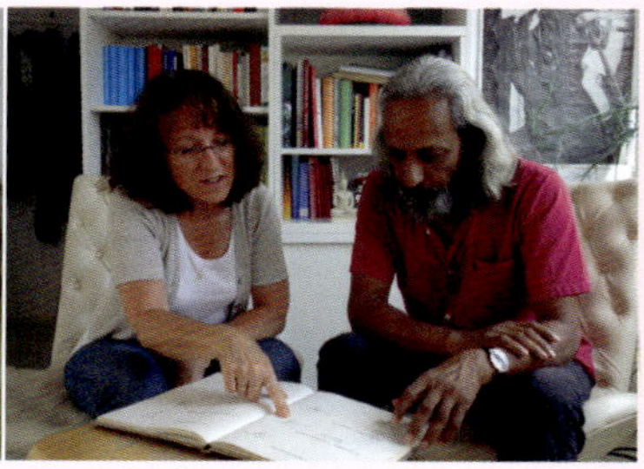

„Vertrauen in die eigene Kraft“

Kornelia: Kann Yoga die Reifung der kindlichen Körperwahrnehmung und des maßgeblich damit verbundenen Bewegungssystems positiv unterstützen?

Sriram: Im Yogaunterricht wird diese Idee als didaktischer Schritt, besonders bei Kindern gepflegt. Das pädagogische Geschick des Lehrers spielt eine wichtige Rolle. Die Geduld und das genaue Beobachten sind wichtige Eigenschaften. Sie helfen, dass er sich zurücknehmen kann, um einen Raum zu schaffen, in welchem das Kind seine rudimentären Erfahrungen mit sich und seinem Körper machen kann. Kinder sind neugierig, ihren noch unbekannten Körper auszuprobieren, das ist ein großer Unterschied zum Erwachsenen. Wenn das Kind Yogahaltungen ausführt, wie z. B., es beugt sich vor, es streckt sich nach oben oder es steht in einer Schrittposition und dreht sich zur Seite, ist da nichts außer der Bewegung. Die Yogaübungen, die Asanas, stärken und unterstützen das konkrete Entdecken seines eigenen Körpers und seiner Glieder, sie fordern es heraus, regen die Sinne an.

Kornelia: Was unterscheidet Yoga von Sport oder die Yoga-Übung von einer Turn-Übung?

Sriram: Die Erfahrungen, die ein Kind im Yogaunterricht machen kann, unterscheiden sich von seinem sonstigen Erleben, wie zum Beispiel im Sport. Im Sport sind der Wettkampf, die Leistung und das Ziel im Blick. Im Yoga zählt immer nur der aktuelle Moment, alles ist auf den eigenen Körper und seine aktuelle Bewegung (dessen aktuelles Tun) ausgerichtet. Es gibt keine Ablenkung vom Thema, vom eigenen Körper. Der Heranwachsende probiert seine körperlichen Fähigkeiten mit Hilfe der unterschiedlichen Körperstellungen im Yoga aus. Er arbeitet sozusagen um seinen eigenen Körper herum. Führt er komplizierte, anspruchsvolle Asanas aus, beobachtet er sich dabei, wie er seinen Körper biegen, drehen und beugen kann. Es geht darum, dass er selbst aktiv ist und mit jeder Herausforderung mehr über sich selbst erfährt. Ein Kind lernt, seine gemachten Erfahrungen zu reflektieren und in seinen Alltag zu integrieren. Die Yogahaltungen werden dann zu einer Verbindung zwischen Körperwissen und Körpereinsatz.

Kornelia: Ist es nicht in der Sportgymnastik oder der Tanzgymnastik ähnlich?

Sriram: Die Posen oder Positionen, die angestrebt werden, sind bei Yoga zwar vorgegeben, wie in der

Gymnastik. Das Ziel jedoch ist nicht erreicht, wenn die objektive Pose eingenommen ist, sondern erst, wenn das Kind das subjektive Gefühl hat, dass sie aus seinem persönlichen Erleben her stimmig, sprich leicht und stabil, ist (YS 2.46). Das Kind wird angeregt zu lernen, warum und wo es am eigenen Körper noch mangelt, um eine für es stimmige Körperqualität zu erreichen. Die Merkmale einer gut eingenommen Asanaposition sind daher das eigene Gefühl von einem stabilen Gleichgewicht und dem Loslassen von Verkrampfungen.

Kornelia: Ab welchem Alter ist es sinnvoll, Kinder an Yoga heranzuführen?

Sriram: Kleinkinder, die sich körperlich normal entwickeln, lernen auf natürliche Weise über ihren Körper. In den ersten Jahren sollten Kinder deshalb nur auf spielerische Weise an Übungen herangeführt werden. Zum Beispiel kann das durch die ungezwungene Nachahmung eines Erwachsenen geschehen. Etwa ab dem fünften Lebensjahr, wenn die Muskeln gewachsen sind, so dass das **Kind stabil stehen,** gehen und hüpfen und sein Rückgrat aufrichten kann, kann es in Übungen angeleitet werden.

Kornelia: Wenn das Kind sich in den Asanas erlebt, wirkt sich dies auch gleich auf seine Bewegungsrhythmik aus. Inwieweit nimmt Yoga auf den Zusammenklang von unterschiedlichen Bewegungsmustern und Rhythmen Einfluss und können vorhandene Disharmonien verändert werden?

Sriram: Die Übungen können so gestaltet sein, dass die Abläufe ineinanderfließen und eine Haltung die nächste unterstützt. **Durch die flüssige Verbindung von Körperhaltungen** entsteht ein Gefühl der Leichtigkeit, die einen besseren Umgang mit den Disharmonien des Körpers ermöglichen. (Beispiel: die zweite Übung in den Sequenzen für Grundschulkinder) Durch das bewusste Ausführen eines solchen Bewegungsablaufes soll das Kind ermutigt werden, den für sich optimalen Fluss in der Bewegung zu finden. Beim langsamen Bewegen wird erkennbar, wann und wo Disharmonien oder Spannungen auftauchen. Diese können durch das Entwickeln eines Gefühls für den Atem, für die Gelöstheit, für die Körpermitte oder die innere Balance überwunden werden. Spätestens wenn das Kind lernt, seinen Atem mit der Bewegung mitzuführen, lernt es, mit den Disharmonien und Verspannungen richtig umzugehen.

Kornelia: Was machen wir mit Kindern, die Schwierigkeiten mit dem Atem haben?

Sriram: Der Einsatz von Tönen, das Zählen oder das Aufsagen von kleinen Versen während der Asanas sind sinnvolle Zugänge für sie. Zudem fördern gewisse Körperpositionen ein gesundes Atemmuster mehr als die alltäglichen, in denen sich der Körper im Laufe des Tages befindet.

Kornelia: Yoga ist somit die intelligente Verknüpfung von Körperspannung und Körperhaltung, Atembewegung und gerichteter Aufmerksamkeit. In der Pädagogik wird bei dem Heranwachsenden die Stärkung und Stabilisierung seines Vertrauens in die eigene Kraft als eines der zentralen Ziele verstan-

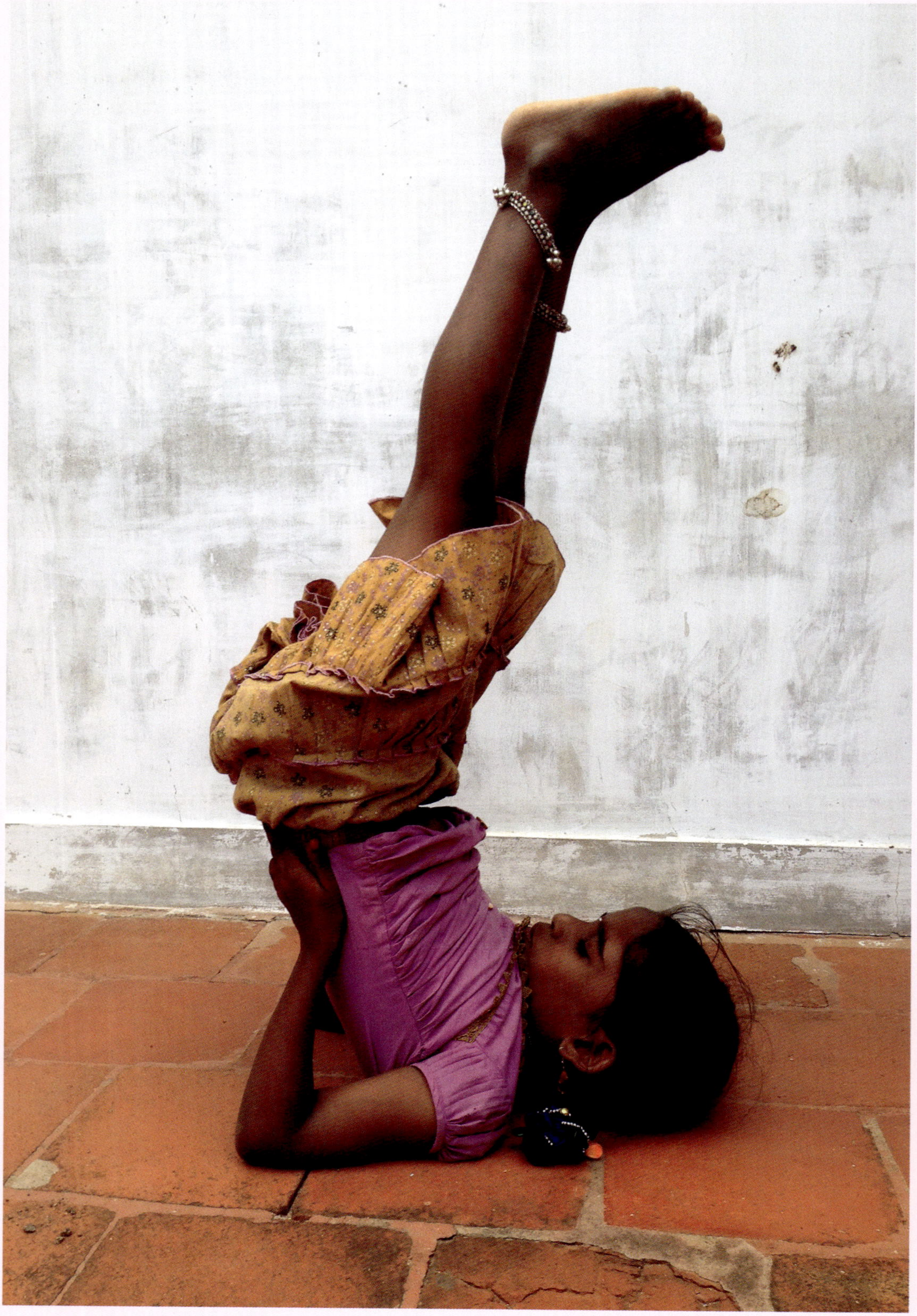

den. Das gründet darin, dass die innere Stabilität eines Menschen als Voraussetzung für erfolgreiche Stressbewältigung gilt, und bedingt, dass das Kind sich selbst gut kennt und ausgewogen in schwierigen Lebenssituationen agiert. Könnte Yoga als ein „universelles Handwerkszeug" zur Selbsterkenntnis und -regulation dienen?

Sriram: Wenn ein Kind erlebt, dass es über den Körper und dadurch über sich etwas lernen kann, dann wächst sein **Vertrauen in die eigene Kraft**. Beim Yogaüben ist kein Teil des Körpers wirklich passiv, der Körper ist – wenn wir richtig üben – immer in seiner Gesamtheit aktiv. Die besondere Verbindung von Körper, Atem und Geist macht eine Körperstellung oder Bewegung zu einer Yogapraxis. Das gilt natürlich auch bei Kindern. Eine solche Verbindung gewährt die innere Stabilität. Dabei ist es wesentlich, das eigene Maß zu finden: Wie viel kann ich mir zumuten? Habe ich genug Ausdauer? Wo ist heute meine Grenze? Jetzt ist der Lehrende gefordert, stets bewusstzumachen: lernen heißt erleben und es kommt darauf an, die Lust an dem Erlebenwollen, dem Weiterforschen am eigenen Körper, immer wieder neu zu ermöglichen. Der Lehrende muss herausfordern oder sich zurücknehmen, je nach dem, was gerade benötigt wird. Yoga spricht sogar davon, dass Stress aus dem Verlust der inneren Stabilität erwächst (YS 1. 30 – 31). Deshalb ist im Yoga die **innere Stabilität ein wichtiges Gut**. Gerade im pubertären Alter ist sie sehr hilfreich für die Identitätsfindung, bei der Abnabelung vom Elternhaus und bei der Integration in die Gesellschaft. Eine gesunde Selbstwirksamkeitserwartung entwickelt sich in einem Kind, wenn sich das Kind in seinem Körper zuhause fühlt und sich mittels seines Körpers über seine Besonderheiten –Stärken und Schwächen – bewusst ist.

Kornelia: Ich erinnere mich an ein kleines Mädchen, Anna. Sie war neun Jahre alt, aber für ihr Alter sehr schüchtern und wortkarg, eher unscheinbar. Sie nahm wenig Anteil an der Gruppe. Meist wurde sie von ihrer Mutter in den Yogaunterricht gebracht. Sie stürmte immer schnell auf „ihre" Yoga-Matte. Irgendwie gelang es Anna jedes Mal, genau „ihre" Matte rechtzeitig zu erwischen. Ihre Bewegungen waren eher unsicher. Sie suchte viel Blickkontakt mit mir und orientierte sich beim Üben immer wieder an den anderen Kindern. Eines Tages übten wir die „Krähe". In der darauf folgenden Stunde war Anna anders, was sogar den anderen Kindern auffiel. Sie kam stolz in den Raum und wollte unbedingt allen zeigen, was sie konnte: das Asana „Krähe"! Anna hatte die ganze Woche unentwegt geübt. Der Eifer, es zu schaffen, die innere Bedeutung, die das Gelingen für Anna hatte, waren deutlich zu erkennen, als sie in der Stunde stolz und gar nicht mehr unscheinbar und schüchtern allen Kindern ihr Können zeigte. Ganz spannend war ihre fast schon feierliche Ausführung der Übung. Vollkommen konzentriert und total auf ihr Tun ausgerichtet, so als sammle sie all ihre Energie zur Handlung, und war dabei gelassen! Das war eine Art Startschuss für viele folgende Yogastunden, in welchen sich Anna sehr aktiv ausprobierte.

Sriram: Ich schätze, Anna ist neugierig auf ihren Körper und seine Möglichkeiten geworden. Vor allem hat sie entdeckt, dass sie diese beeinflussen kann!

Kornelia: Kann eine solche positive Entwicklung anhalten?

Sriram: Ja, sie kann! Alle stabilen Erfahrungen, die in Verbindung mit Lernen und Üben stehen, stärken den inneren Kern.

Kornelia: Wie können solche Entwicklungen unterstützt werden?

Sriram: Die gleichzeitige geistige Ausrichtung nach innen, während wir mit dem Körper, scheinbar nach außen orientiert, üben, hilft. Yoga lässt durch die stabile Erfahrung von Übungen die Widerstandsfähigkeit steigen (YS 2.48). **Das ist für Kinder von großer Bedeutung**. Deshalb sollte die Ausrichtung nach innen und die damit verbundene Qualität des seelischen Zustands, gerade in der heutigen Zeit, im Yogaunterricht betont werden. Alles richtet sich heute nach außen, bereits Kinder sind rastlos, gehetzt und leiden an vielen Beschwerden. Betrachten wir die Häufigkeit der Immunerkrankungen wie beispielsweise Neurodermitis und viele Verhaltensauffälligkeiten und Lernstörungen bei Kindern, so lässt sich sagen, dass deren Widerstandskraft nicht sehr groß ist.

Kornelia: Was kann Yoga dem Kind bestenfalls für seine Entwicklung bieten?

Sriram: Eine gute Yogapraxis kann einem Kind zwei Qualitäten für seine gesunde und widerstandsfähige Entwicklung bieten. Erstens wird bei den Übungen auf zwei Fertigkeiten fokussiert, **auf die intensive körperliche Bemühung bei einer gleichzeitigen gelassenen Wahrnehmung des eigenen Körpers**, ohne ihn zu bewerten. Regelmäßiges Üben wird dem Kind helfen, einen anderen Blick auf den eigenen Körper zu entwickeln und den Körper in Beziehung zum Rest des Selbst zu entdecken. Zweitens bringt die aktive Auseinandersetzung mit Schwierigkeiten, die einen Bezug zum Körper und zu den eigenen Emotionen haben, die aus eigener Kraft, mit Unterstützung der Umgebung gemeistert wurden, ein Kind in seiner Entwicklung weiter.

Kornelia: Kann Yoga die Basissinne, die sich vor der Geburt im Mutterleib zu entwickeln beginnen, direkt ansprechen und insbesondere in der Entwicklungsphase des Kindes, in deren Reifung, unterstützen?

Sriram: Ja, der Mensch ist auf eine gewisse Weise nie im Leben so isoliert und selbstständig wie im Mutterleib, da die Mutter wie eine Art Ausdehnung des eigenen Leibes ist. Dort lenkt ihn niemand oder bestätigt seine Entscheidungen. Diese Isolation und gleichzeitige „Selbstständigkeit“ bietet eine gute Unterstützung für die Entwicklung der Basissinne. **Yoga gibt dem Kind den Raum**, den es vor seiner Geburt hatte, in dem es die eigenen Körper-Erfahrungen machen und entsprechend Entscheidungen treffen kann. Das Kind erhält bei einer solchen Auseinandersetzung mit seinem Körper realistische Rückmeldungen. Das ist für ein unbeeinflusstes Entwickeln der Sinne bedeutungsvoll.

Kornelia: Kinder sind stets in Bewegung. Müssen sie sich dabei nicht automatisch mit ihrem Körper auseinandersetzen?

Sriram: Nein, nicht zwangsläufig. Kinder sind ständig in Bewegung, das stimmt, doch oft handelt es sich dabei um nicht-orientierte und überschießende Bewegungen. Das Kind hat eine innere Bewegungsstruktur, aber nicht unbedingt gleichzeitige innere Klarheit. Ich meine damit, dass das Kind nicht seinen Körper bewegt, sondern der Körper bewegt das Kind. Um eine unkoordinierte, hektische Bewegung in eine frei fließende zu verwandeln, müssen Milliarden von Muskelimpulsen gebremst werden. Ein Kind benötigt die freie impulsive Bewegung, aber auch eine bewusste und aktive Bewegungsform. Nur so gelingt ihm **die bewusste und konzentrierte Erfahrung,** die nur in der Kindheit, beim Kennenlernen des eigenen Körpers möglich ist. Yoga bietet eine Fülle von Asanas (siehe Anlage), die bewusst ausgeführt werden sollten, um das Kind zu befähigen, sich diesen Schatz zu erschließen. Ein Kind, das sich zum Beispiel im Schneckentempo bewusst zu bewegen lernt, verankert neue harmonische, ruhige, fließende Bewegungsmuster und wird zunehmend ruhige Muster abrufen können. Es wird sich aber gleichzeitig die wichtige Rolle des Körpers in seinem Bewusstsein einprägen.

Kornelia: Yoga ist eine bewegte Lernstunde, in deren Mittelpunkt die Erfahrung des eigenen Körpers steht. Kannst du die Aufgabe der Asanas präzisieren?

Sriram: Beobachtet man Menschen, so schwanken sie im Allgemeinen zwischen aufgeregter, überhöhter, wachsamer Körperanspannung und einer eher zur Trägheit, Schlaffheit oder übermäßigen Entspannung neigenden Haltung. Bewegungen und Körper finden keine Aufmerksamkeit, geistig ist der Mensch mit ganz anderen Dingen beschäftigt. Im Klassenzimmer ist das Kind geistig gefordert und ignoriert die Signale seines Körpers, so wie es auf dem Schulhof dazu neigt, die geistigen Signale zu ignorieren und ganz Körper zu sein.
Asanas hingegen beschreiben Bewegungen und Stellungen mit dem Körper, in denen Ruhe, Entspanntheit, Kraft, Wachheit und Konzentration harmonisch miteinander verschmelzen. Sie helfen, Körper und Geist in Verbindung zu bringen und zu halten. Das Kind lernt gerade erst, Muster hinsichtlich seines Körpers zu entwickeln. Dazu benötigt es immer wieder neue Erfahrungen mit seinem Körper und dessen Möglichkeiten. Mit **Yoga gibt man ihm positive Bewegungs- und Haltungsmuster.** Vor allem kann ein Kind die untrennbare Verbindung von Körper und Geist am eigenen Ich im Üben erfahren.

„Die Fähigkeit unseres Körpers, Reizerreger (infolge seines Agierens) für sich selbst (für neue Aktionen) zu sein, das ist die Grundlage des Bewusstseins."

Lew Wygotski (6)

Umsetzung und Übung

Wenn wir mit Kindern Yoga üben, so sind folgende Regeln zu beachten:

1. Für das Yogalernen in einem lebendigen Unterricht bei einem erfahrenen Lehrer gibt es keinen Ersatz. Ein Buch kann lediglich ein gutes Hilfsmittel für einen Einstieg oder eine gute Begleitung sein, wenn das Kind schon Yogaunterricht nimmt.
2. In einem Buch lassen sich nur die notwendigsten Hinweise anführen.
3. Es kommt nicht auf die Genauigkeit der Pose an, sondern auf körperliche Stabilität und mentale Ausrichtung. Anhand des Stillhaltens des Blickes sieht man, ob das Kind eine ruhige Erfahrung macht.
4. Beim Üben darf ein Kind nie in Atembedrängnis kommen. Geben Sie auf den Atemzustand und auf die ruhige Atemqualität Acht, der Atem gibt dem Kind seinen Takt an.
5. Unlust von Kindern kann häufig ein Signal dafür sein, dass sie sich bei der Übung nicht wohl fühlen.
6. Kinder sollten stets zu selbstständigem Üben ermutigt werden. Der Lehrer greift immer nur so viel ein wie notwendig.
7. Die Kinder sollten nie dazu eingeladen werden, sich mit anderen zu vergleichen.

Diese Hinweise gelten auch für unser Buch. Die von uns vorgestellten Übungssequenzen eignen sich für drei Gruppen von Kindern:

- **Vorschulkinder** (5- bis 7-jährige)
- **Grundschulkinder** (8- bis 11-jährige)
- **Jugendliche** (12- bis 16-jährige)

Vorschulkinder (5- bis 7-jährige)

Kinder im Vorschulalter benötigen grundlegendes Wissen über sich selbst. Das Kind will sich selbst spüren, seine Körperteile kennen lernen. *Was kann ich schon alles?*

Es werden Asanas geübt, die die Aufrichtung unterstützen und keine zu starke Verformung der noch fragilen Wirbelsäule zulassen. Durch Sprache oder durch Töne begleitete Bewegungen helfen, sich mit der Gruppe zu synchronisieren. Das Finden eines gemeinsamen Rhythmus macht Kindern nicht nur Spaß, es ist eine Vorstufe für Anpassungsfähigkeit und Miteinander. Durch die Ansagen in unterschiedlichen Geschwindigkeiten oder Bewegungsrichtungen bleibt das Kind konzentriert. Die Kinder lernen, frei von jeder Mimik, eine stille Miene zu wahren. Der Lehrende ist Begleiter, Ermutiger und Ermöglicher.

Grundschulkinder (8- bis 11-jährige)

Primäre Ziele in dieser Altersgruppe sind Koordination, Geschicklichkeit, das Ausweiten der Bewegungsmöglichkeiten sowie das Schulen der Feinmotorik. Dynamische, asymmetrische und gleichmäßig ausgeführte Bewegungen sind hilfreich. *Wie lange kann ich die Stellung halten, wie langsam zurückgehen?* Die Fähigkeit zur Selbstregulation wird mit den unterschiedlichen Asana-Reihen geschult, um impulsives Verhalten zu reduzieren. Das langsame Zählen oder das langsame Aufsagen der Sanskritnamen der Asanas kann helfen, die Konzentration im Körper zu halten.

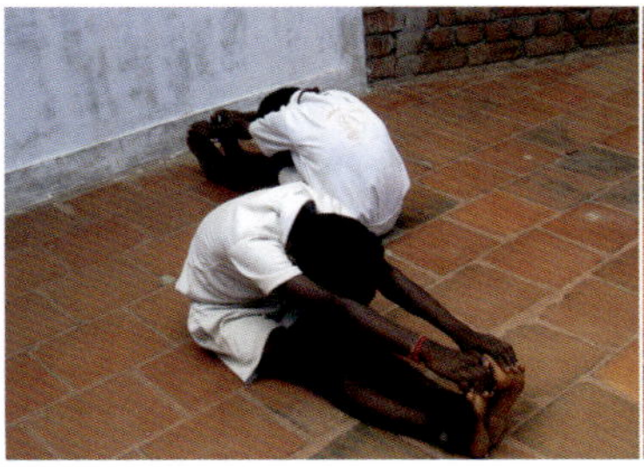

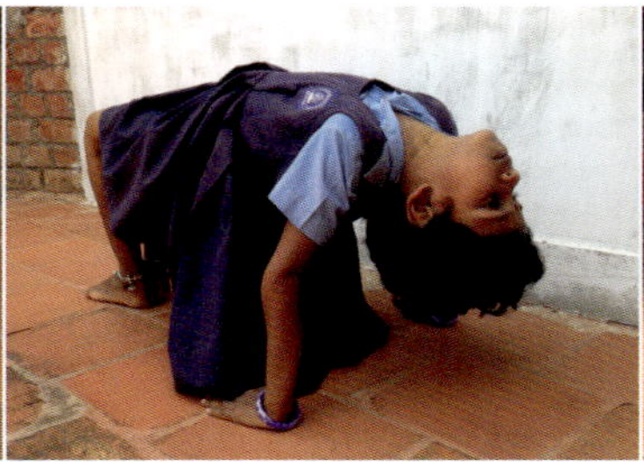

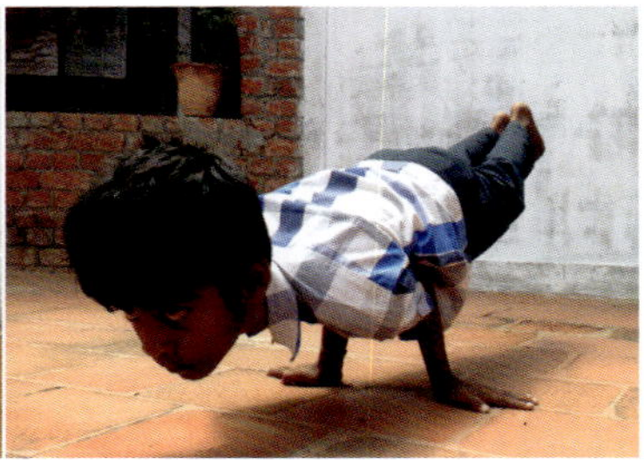

Jugendliche (12- bis 16-jährige)

Die Kindheit verabschiedet sich, alte Sicherheiten brechen weg. Nicht selten kommt es gerade in diesem Alter zu Fehlhaltungen, Steifheit, Skoliose, Gewichtsproblemen und anderen Anpassungsstörungen. Kraft und Dehnungsfähigkeit werden mit dem noch formbaren Körper mit Hilfe anspruchsvoller Asanas ausgelotet. Geistig beschäftigen sich Jugendliche mit Grenzerfahrungen; die betreffenden Themen können reflektiert werden. Dabei ist die Gruppenzusammenstellung zu beachten. Mädchen reden gerne und ausgiebig (Zeiten für die Gesprächsrunde festlegen) und sind körperlich oft im Brustwirbelbereich steif. Jungen suchen kraftvolle und dynamische Bewegungen, wollen ihre Kraft spüren und sind körperlich oft im Hüftbereich steifer; reden wollen Jungen nicht so viel. In heterogenen Gruppen sind viele dynamische, in der Kraft unterschiedlich dosierbare Asanas oder Vinyasas, mit Hilfe unterschiedlicher Durchführungsgeschwindigkeiten gut geeignet, jedem Jugendlichen ein Erleben von Kraft zu ermöglichen. Aufrichtung, Gleichgewicht, Ausdauer und Disziplin sind Kursschwerpunkte.

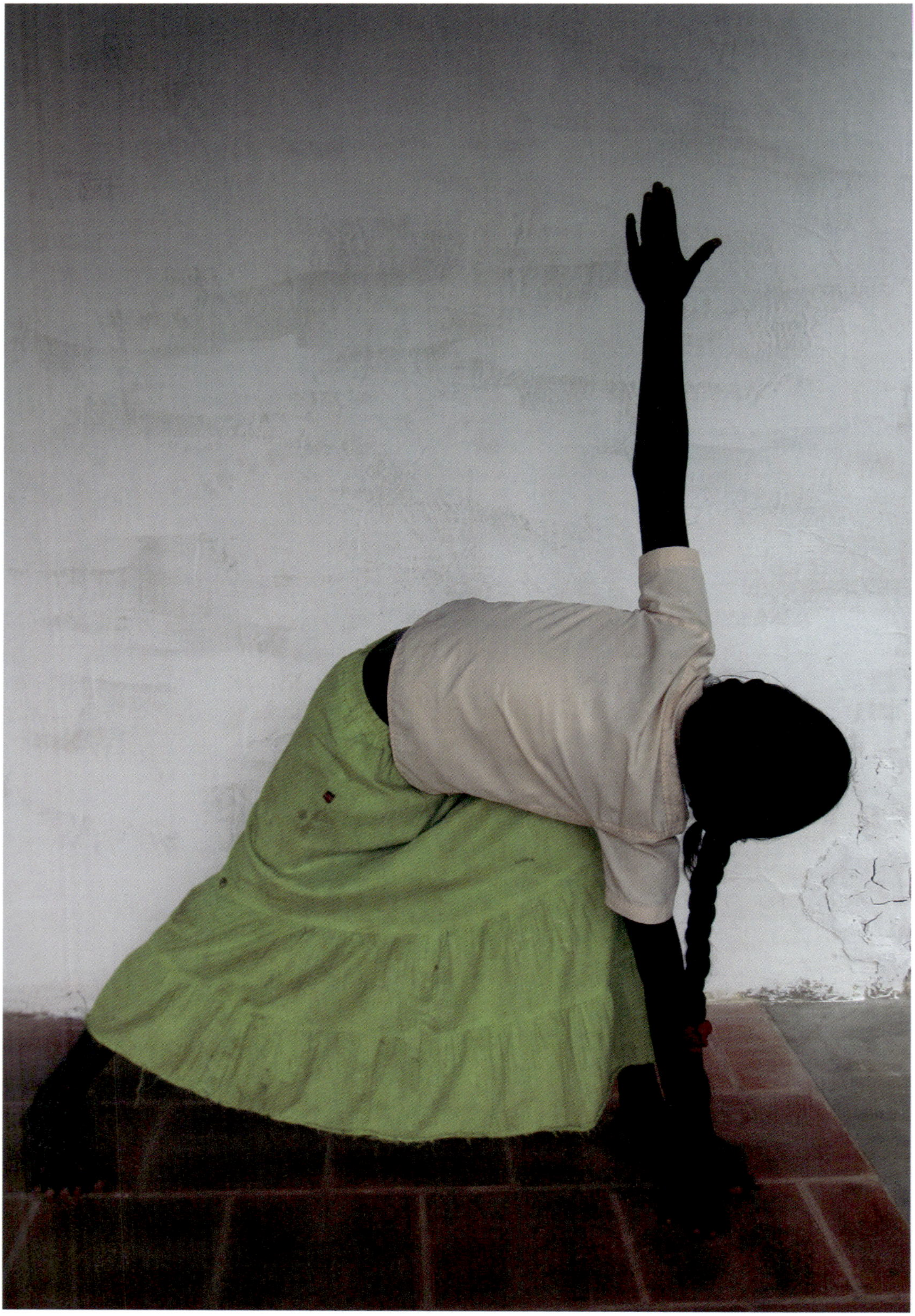

1 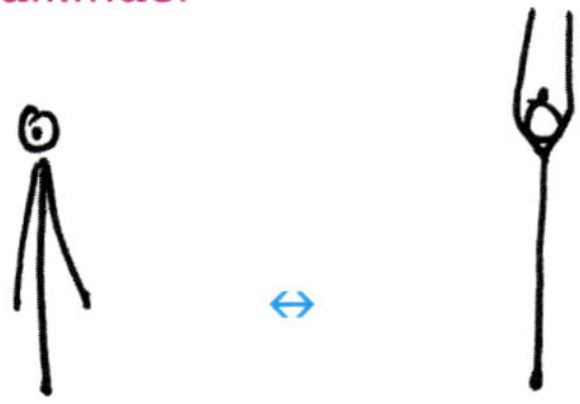 Arme heben, 1 – 5, zählen / Arme senken, 1 – 10, zählen.

2 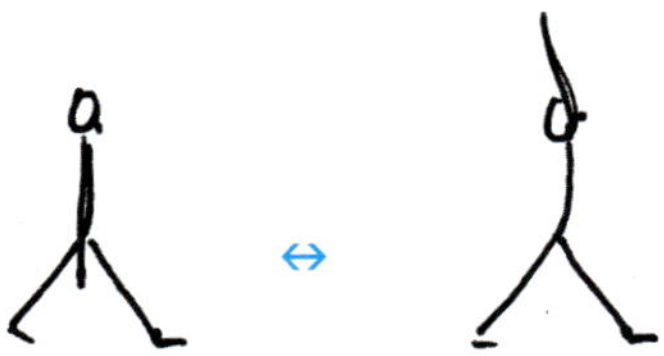 Bei jeder Bewegung 1 – 10 zählen.

3 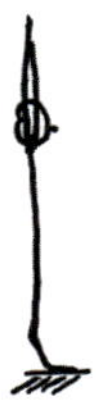 Still bleiben, während der Lehrer für ca. 10 Sekunden von 1 bis 10 zählt.

4 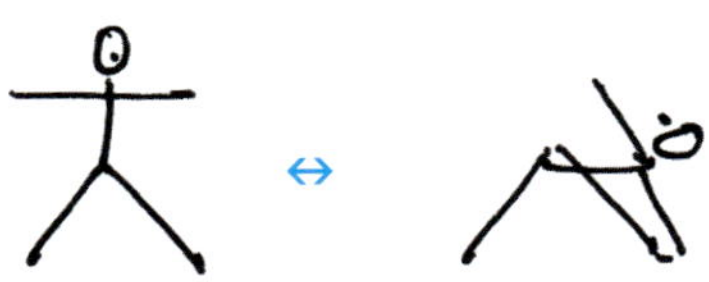 Bei jeder Bewegung 1 – 10 zählen.

5 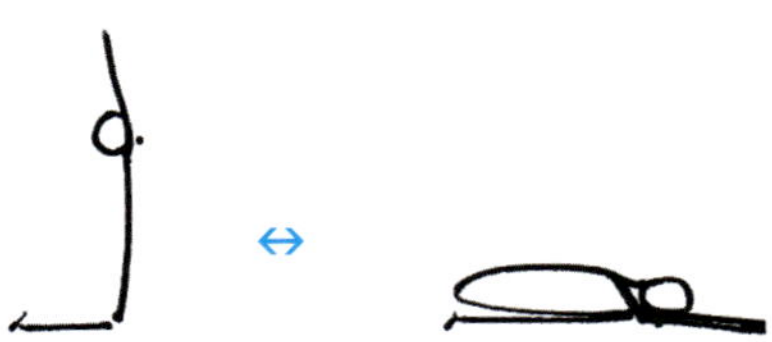 Vorbeugen 1 – 10 zählen / Aufrichten 1 – 5 zählen.

6 

Hände auf den Bauch legen - Augen geschlossen.
In einem ruhigen, tiefen Ton von 1 – 10, oder 1 – 20, zählen.
Erweiterung: Der Lehrer zählt, während die Kinder Augen und Mund entspannt geschlossen halten.

7 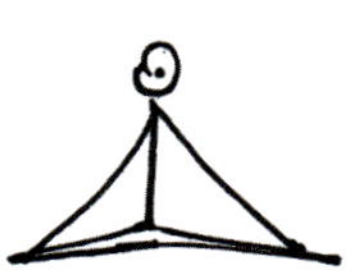

Die Augen offen halten und auf einen ruhigen Punkt schauen.
In einem ruhigen tiefen Ton zählen die Kinder der Reihe nach von 1 – 20.

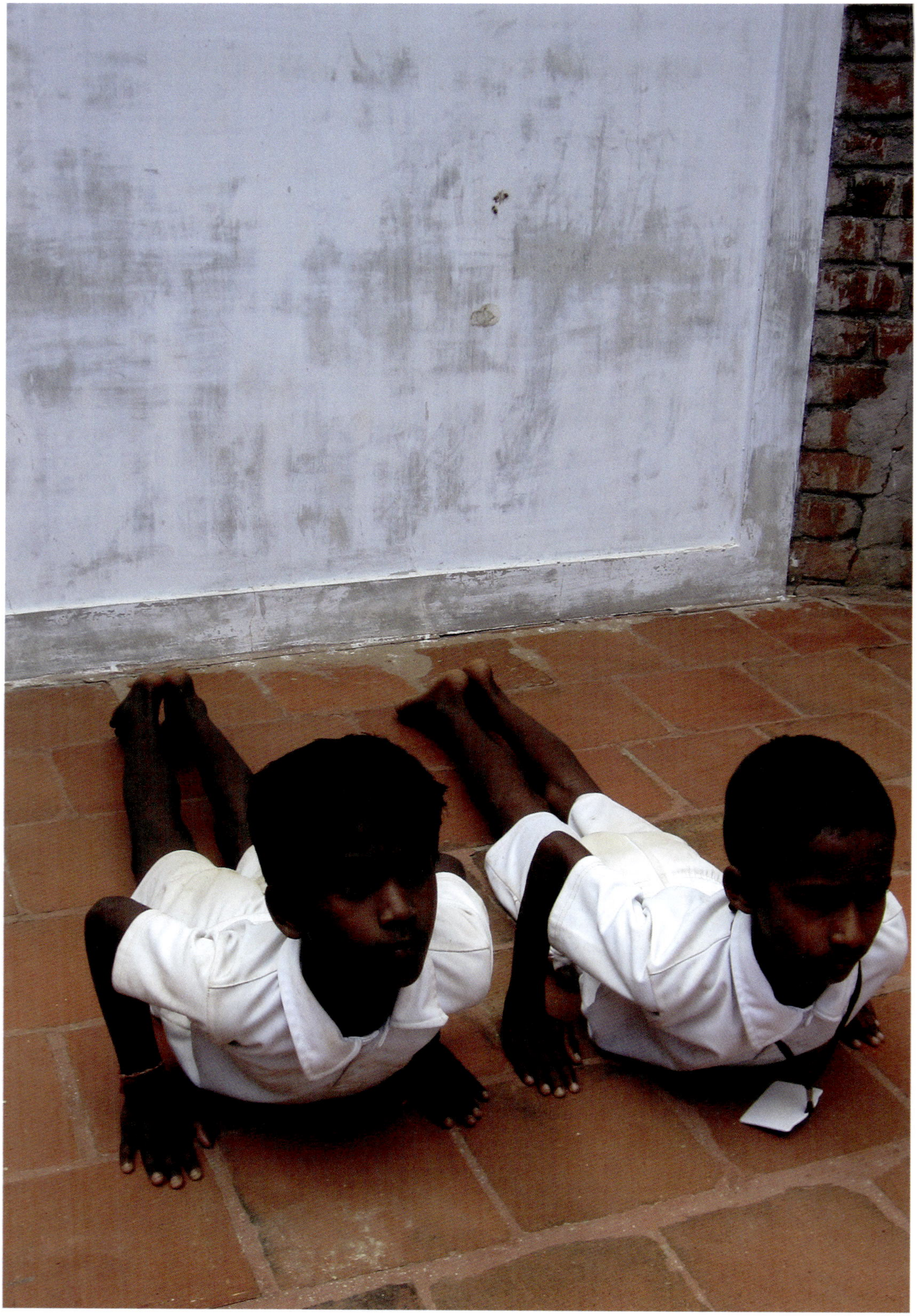

1 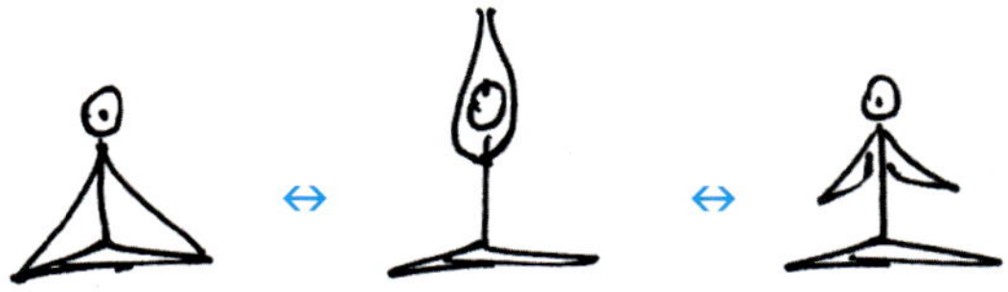

langsame Armbewegungen

2 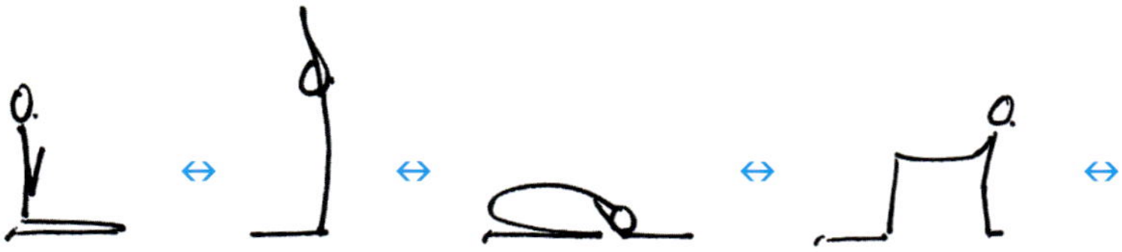

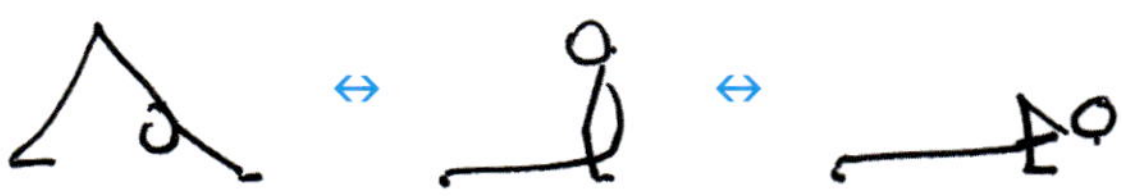

Langsam von einer Haltung in die andere wechseln und dabei den jeweiligen Namen des Asana aufsagen.

3 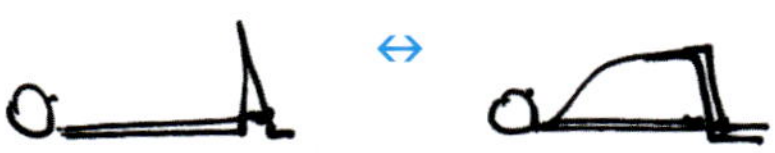

Reglos in der Haltung bleiben, während der Lehrer von 1 – 10 zählt.

4 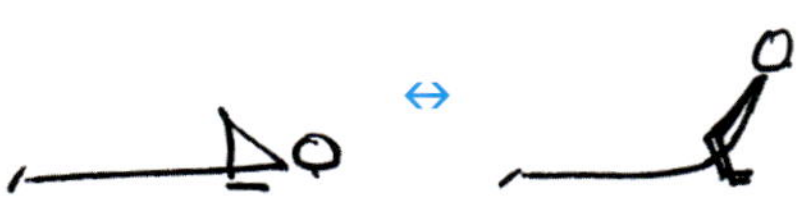

Reglos in der Haltung bleiben, während der Lehrer von 1 – 10 zählt.

5 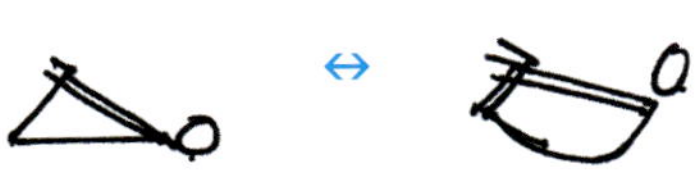

In der Haltung langsam und mit einem ruhigen Ton von 1 – 50 zählen.

6 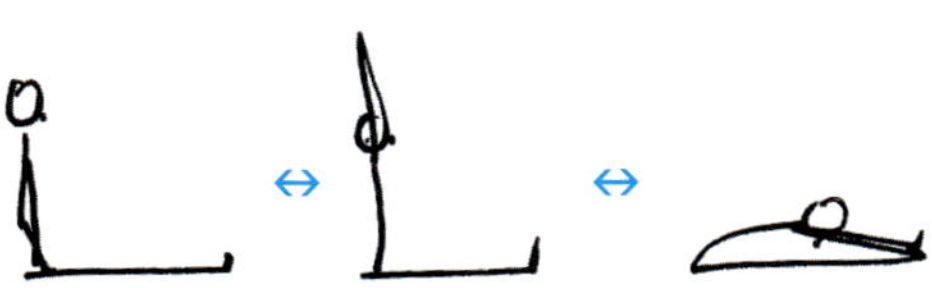

7 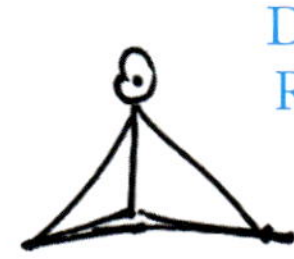

Bewegungslos und still mit geschlossenen Augen sitzen. Die Pupillen ruhig halten. Der Reihe nach zählen die Kinder in einem ruhigen Ton von 100 – 1 abwärts.

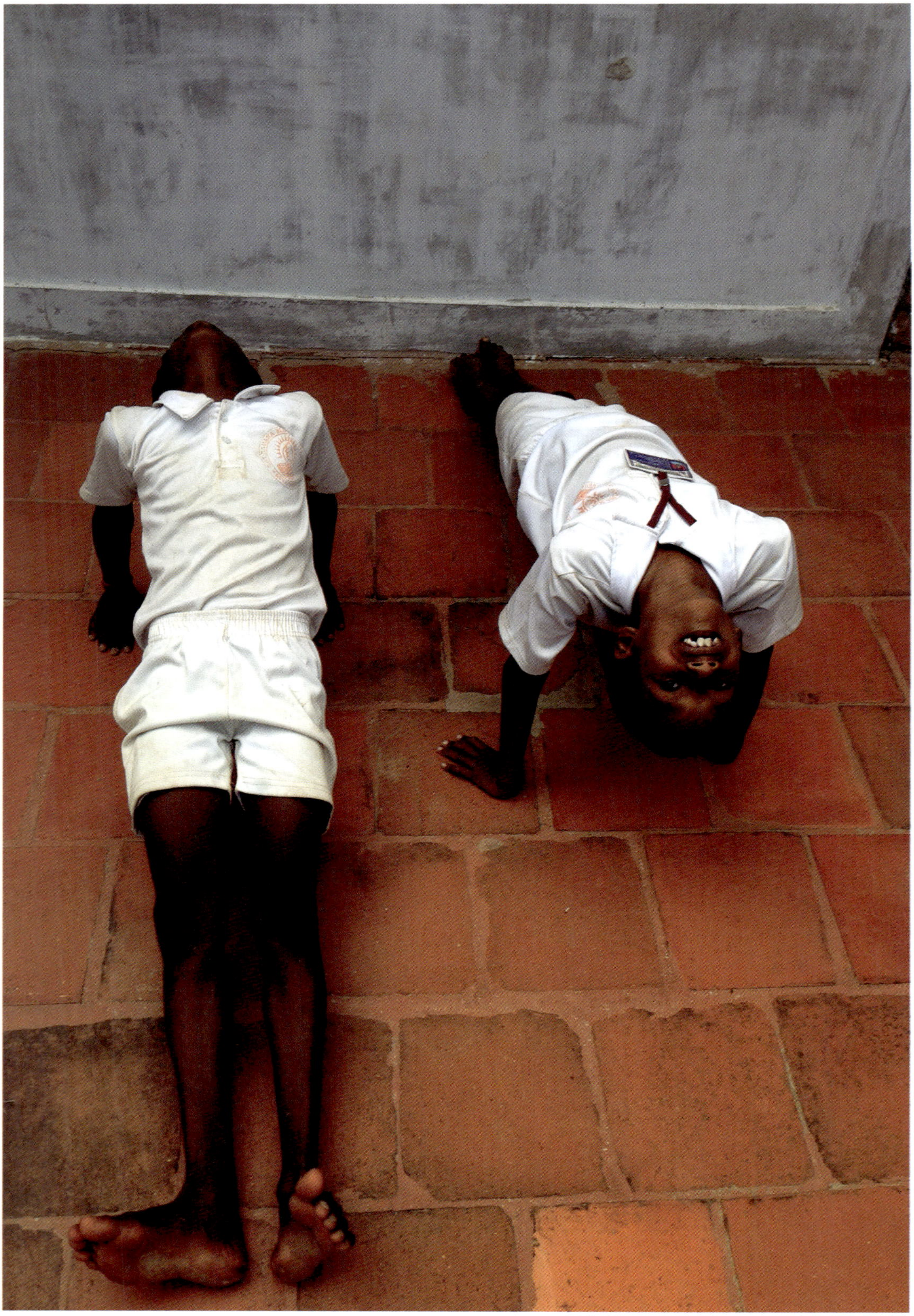

Jugendliche

1 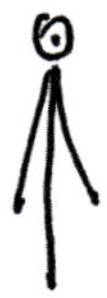

Mit offenen Augen stehen bleiben und ganz still werden,
dann mit geschlossenen Augen wiederholen.

2 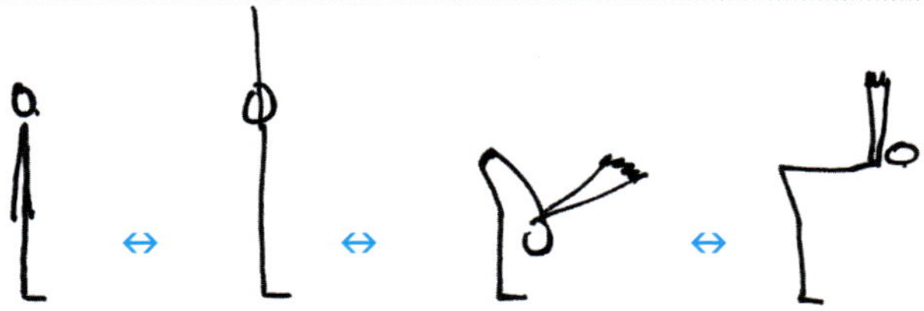

Mit geradem Rücken langsam bewegen.

3 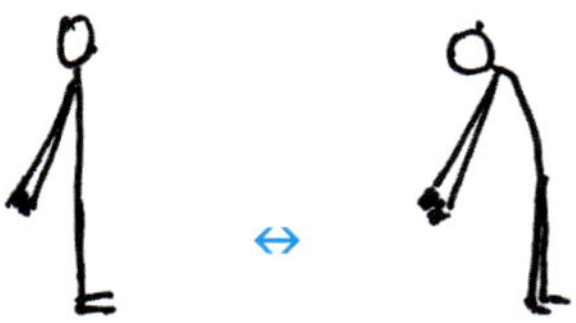

10 Sekunden halten.

4 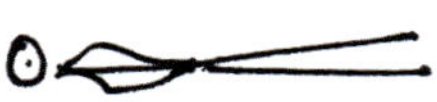

Den Atem im Brust- und Bauchraum wahrnehmen, dabei den Körper still und die Augen geschlossen halten.

5 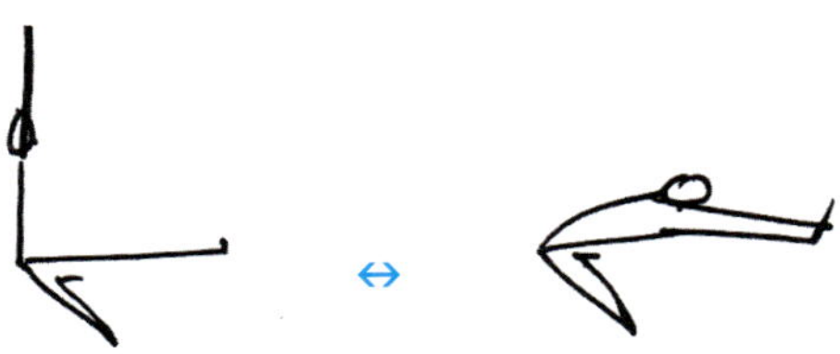

5 Atemzüge in der Haltung verweilen

6 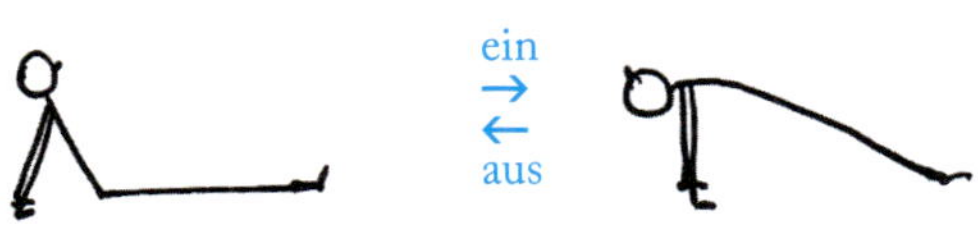

langsam ein- und ausatmen

7 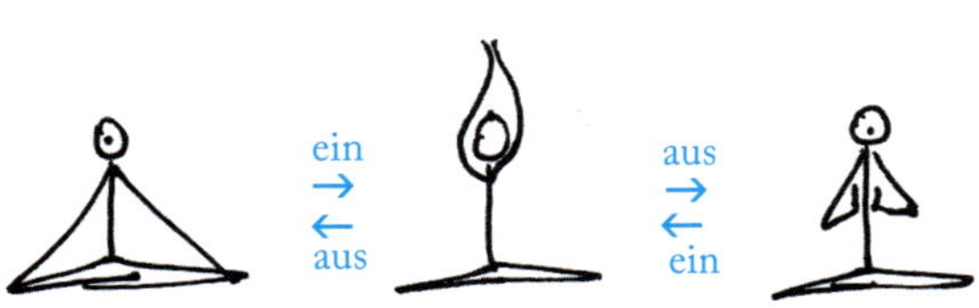

langsam ein- und ausatmen

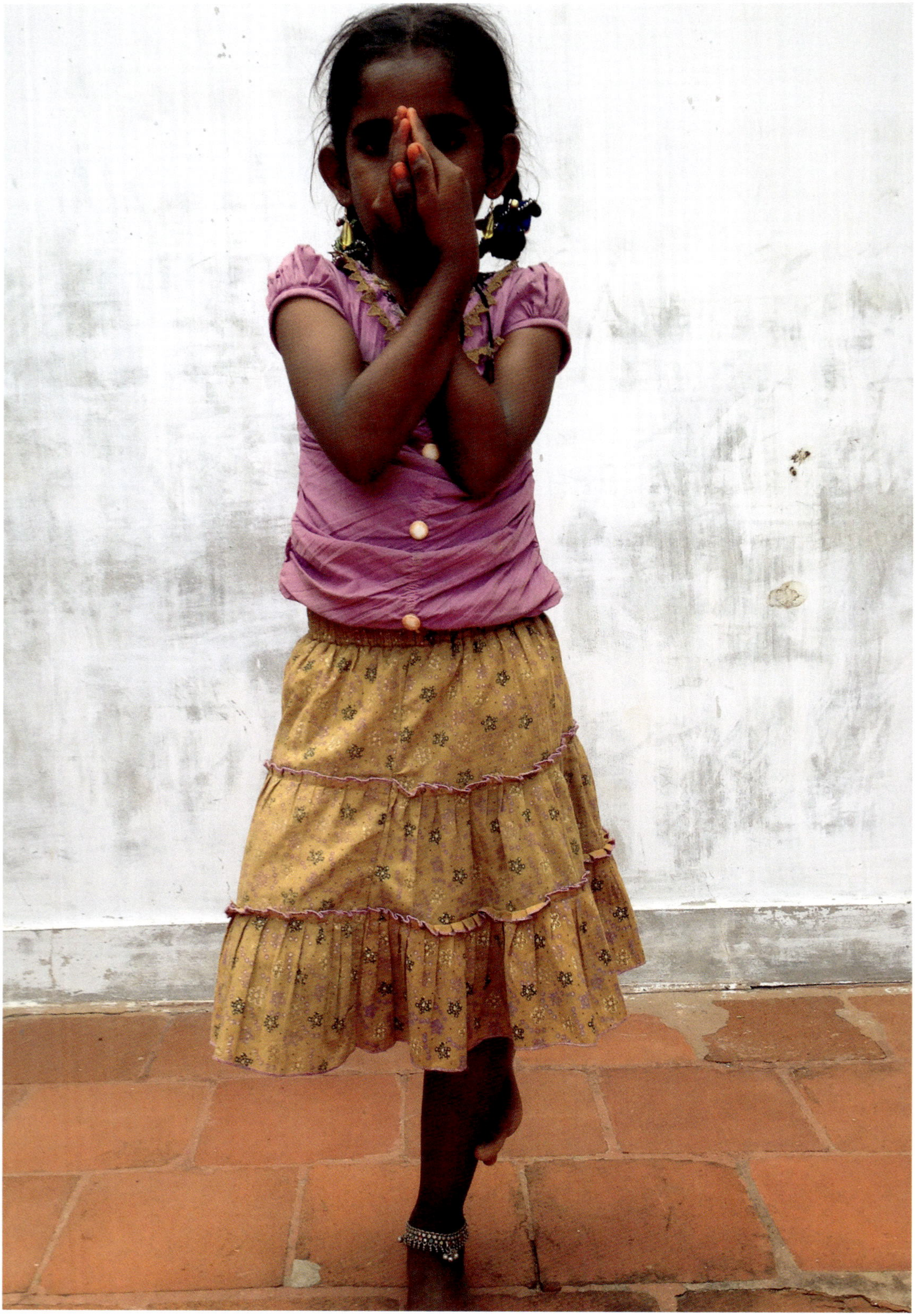

1 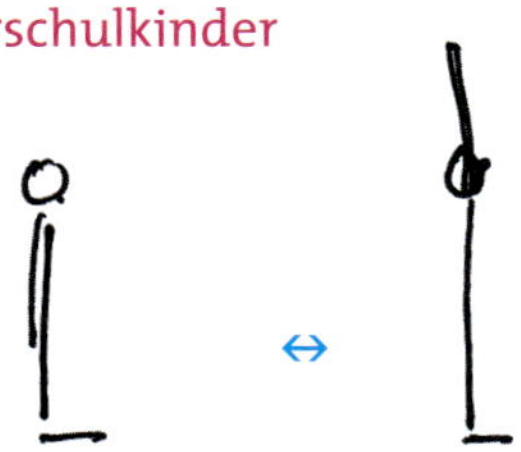

Arme heben, 1 – 5, zählen / Arme senken, 1 – 10, zählen.

2 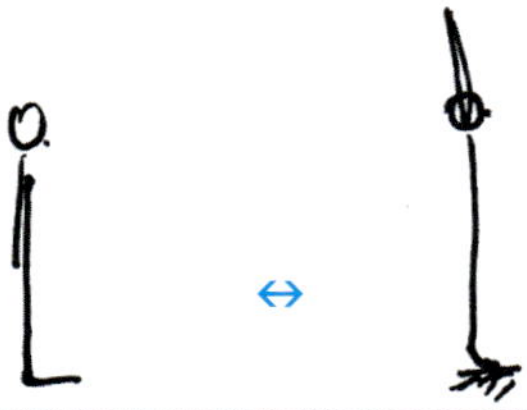

1 – 10 zählen

3 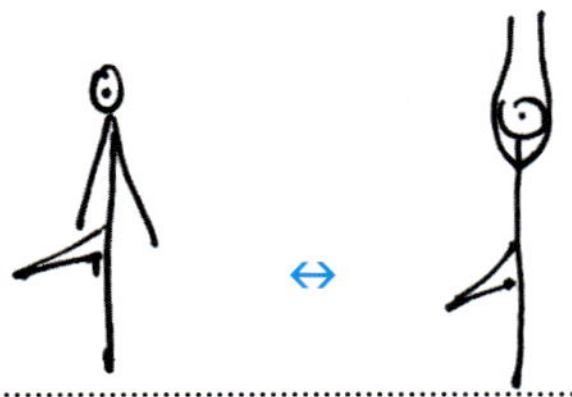

1 – 10 zählen

4 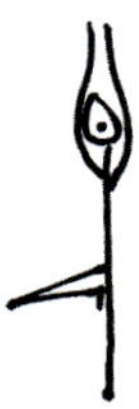

Still bleiben, während der Lehrer von 1 – 10 zählt.

5 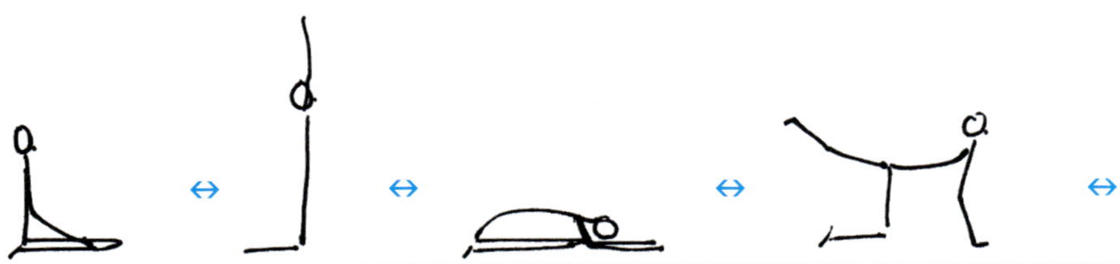

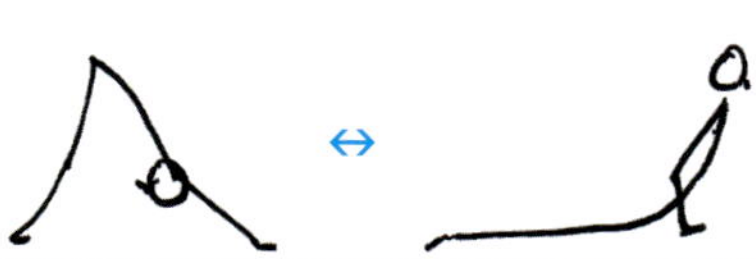

6 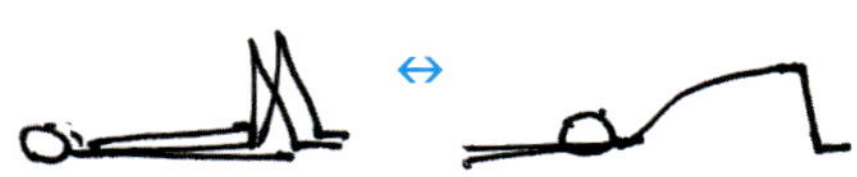

7 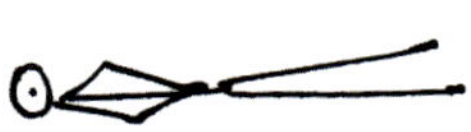

In einem ruhigen tiefen Ton der Reihe nach von 1 – 20 und von 20 – 1 zurück zählen die Kinder.

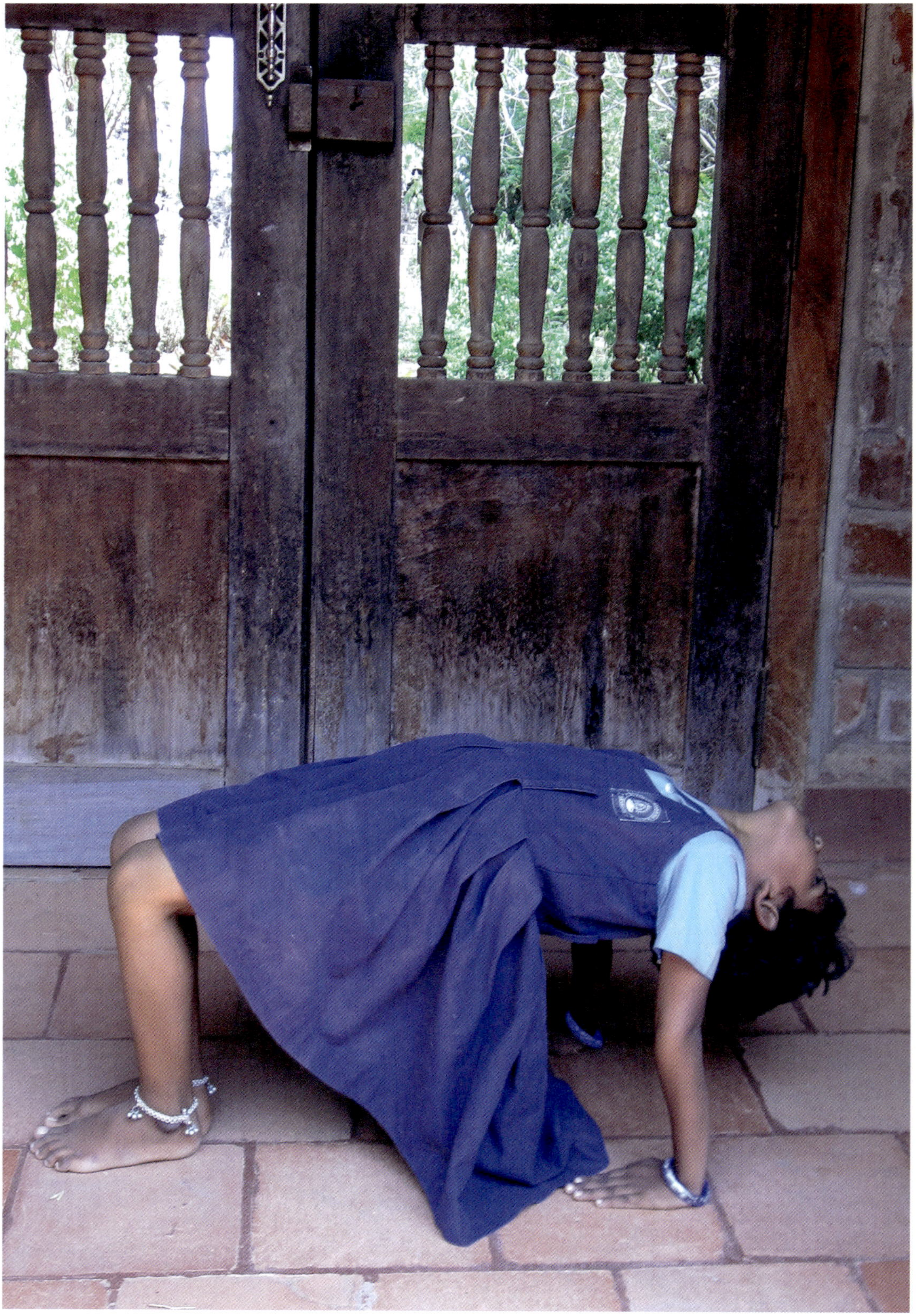

Grundschulkinder

1 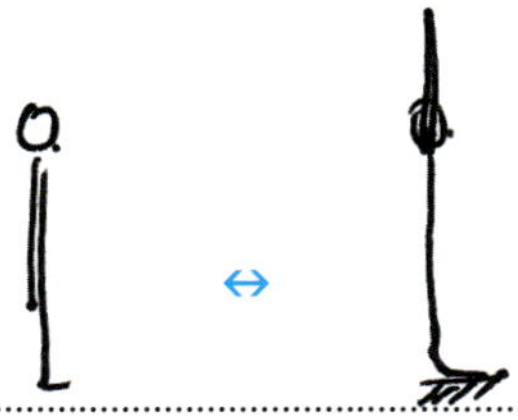

2 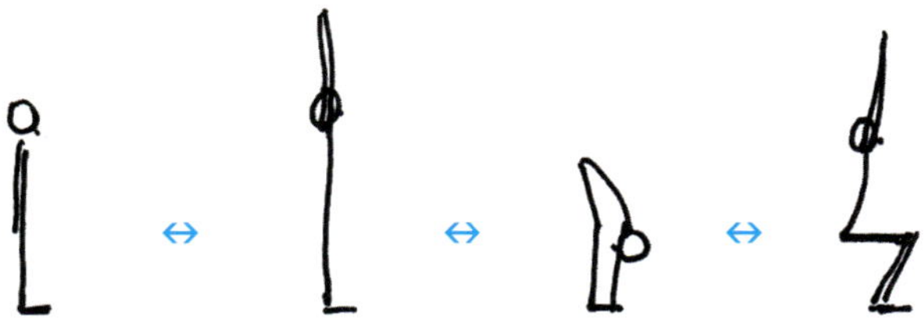

Die einzelnen Asanas werden vom Lehrer angesagt. Die Kinder gehen dann in die jeweilige Haltung.

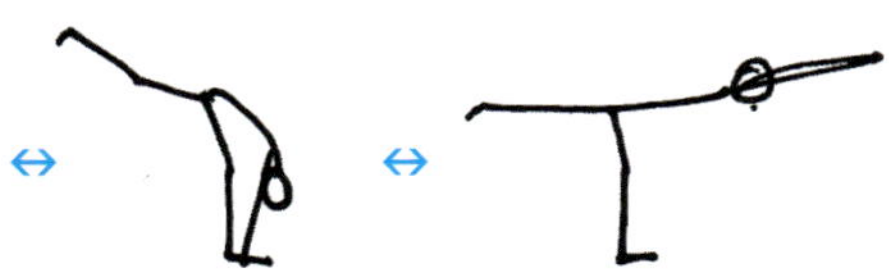

3 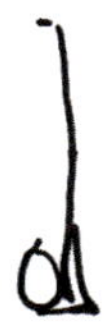

Still bleiben, während der Lehrer von 1 – 50 zählt.

4 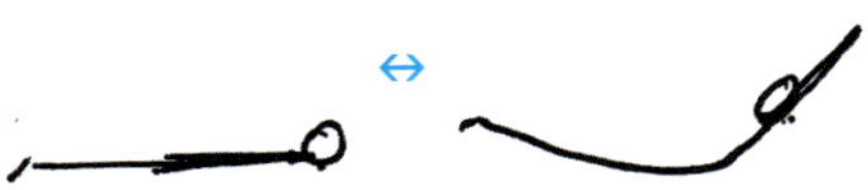

Einatmen und langsam ausatmend zurück zum Boden bewegen.

5 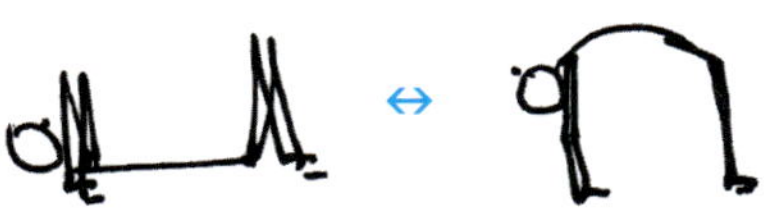

Einatmen und langsam ausatmend zurück zum Boden bewegen.

6 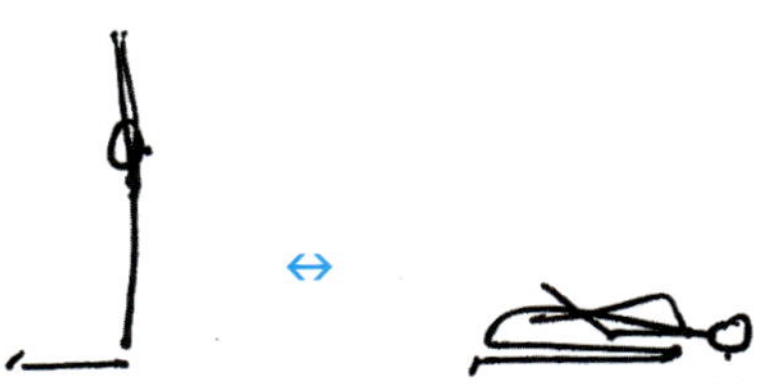

Langsam bewegen und von 1 – 20 zählen.
Bei jeder Wiederholung zählt ein anderes Kind.

7 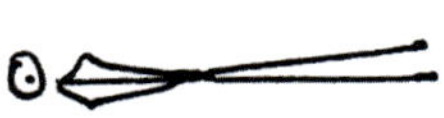

Hände auf dem Bauch; Augen zu; den Atem spüren.

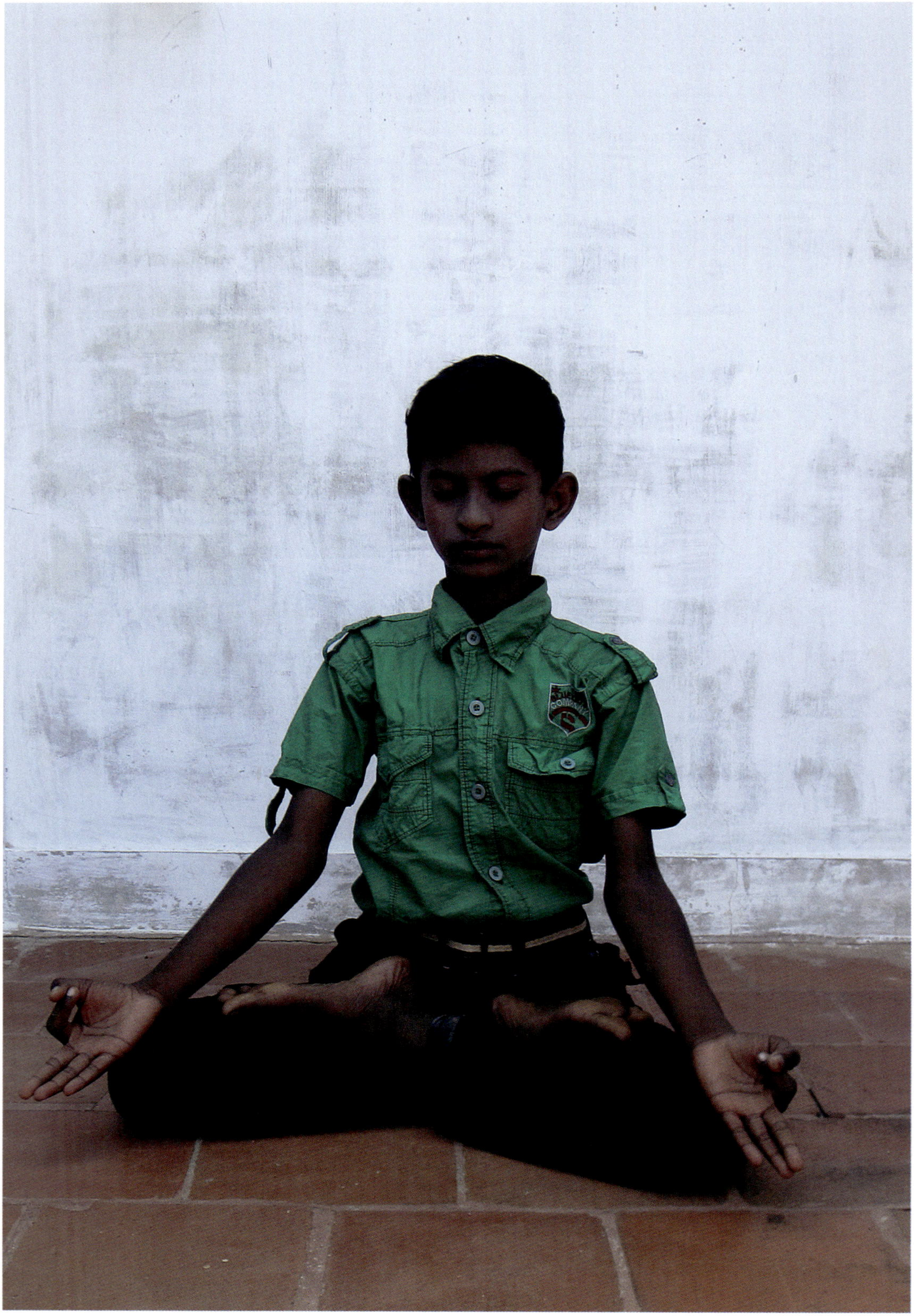

Jugendliche

1 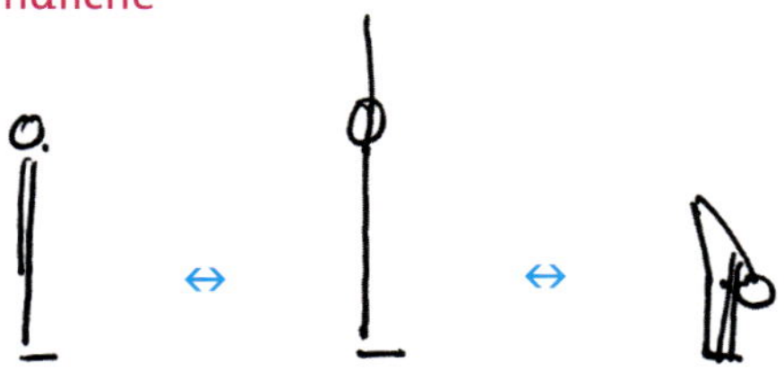

2 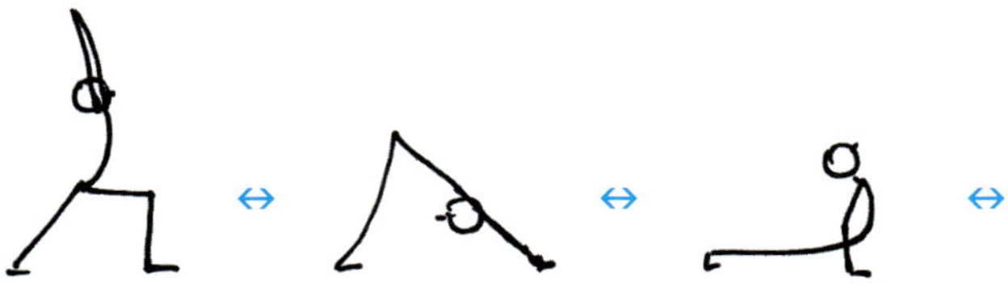

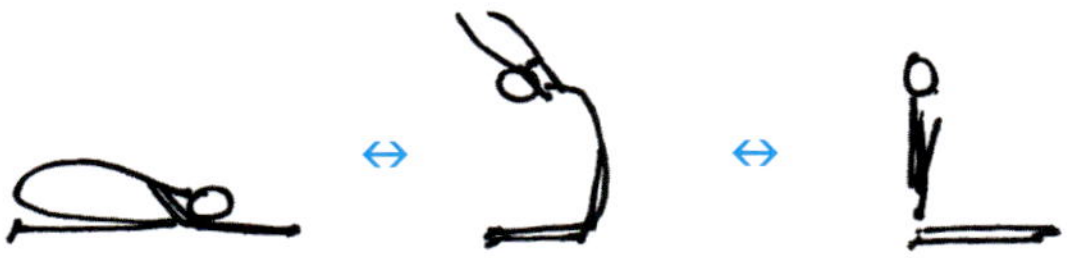

Langsam bewegen und dabei
jeweils von 1– 10 zählen.

3 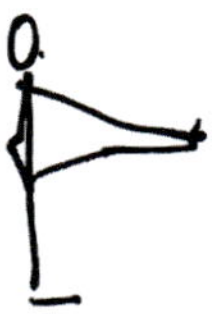

Geradeaus schauen,
die Pupillen ruhig
halten und ganz
ruhig atmen

4 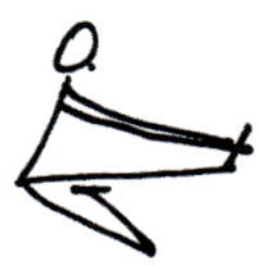

Die Aufmerksamkeit den
Rücken hinunter und hinauf
lenken und dabei
ruhig atmen.

5 

Bewegungslos, mit geschlossenen Augen
liegen – den Atem fließen lassen.

6 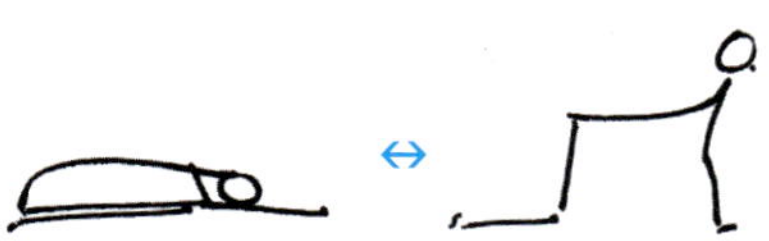

sehr langsame Bewegung - wie in Zeitlupe

7 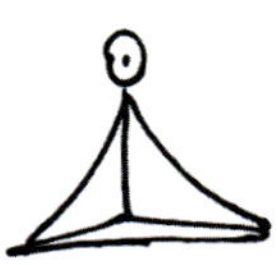

Still sitzen, den Atem fließen lassen, die Pupillen ganz ruhig halten.

„Resilienz ist das Endprodukt eines Prozesses, das Risiken und Stress nicht eliminiert, es uns aber ermöglicht, effektiv damit umzugehen.“ Emmy Werner

Das lernwillige Kind

Nimmt man sich Zeit und beobachtet Kinder, so spürt man die Energie, mit welcher sie ihrer **Entdeckungsfreude** und der **Lust auf Entfaltung** immer neuer Potenziale folgen. Dabei stellen sich ihnen vielfältige Aufgaben. Sie müssen sich immer wieder neuen Gegebenheiten anpassen und sich dabei ihre innere Flexibilität und Beweglichkeit bewahren. Immer wieder gilt es zu akzeptieren, was offensichtlich nicht veränderbar ist, und dann doch weiter optimistisch nach neuen Lösungen zu suchen, es immer weiter zu probieren, es zu üben, zu üben und weiter zu üben auf vielfältige Art und Weise: „Ich gebe nicht auf und versuche alles“ könnte das Motto lauten. Ein JA zum Lernen und ein JA zum aktiven Handeln, ein JA zum Unbekannten, zum Risiko, zum möglichen Scheitern und vor allem zum Verlassen der Komfortzone – ein JA, um selbst aktiv zu werden.

Aufgaben für Kinder

Kinder sind keineswegs zerbrechliche Wesen, denen man besser das „wirkliche Leben“ nicht zumutet. In und durch Beziehungen zu lernen, sind wichtige Aufgaben für ein Kind. Sie lernen dabei die eigene **Selbstwirksamkeit** zu bewahren und **Verantwortung für das eigene Tun zu übernehmen.** So nutzt das kleine Kind alles um sich herum als Lernquelle und probiert sich aus. Es begreift die Welt, indem es sie mit Händen greift und mit Füßen durchmisst. Es lernt in der Bewegung und durch Berühren und Erfahren. Sein Lernen ist noch keine Denkaufgabe, sondern eine sinnliche. Es plant nicht und doch geht es nicht planlos vor. Obgleich ohne Plan und konkretes Ziel, ist sein Tun nicht ohne Struktur. Präzise wie bei einer Versuchsanordnung wiederholt es seine sich selbst gestellten Aufgaben, probiert die Dinge aus, die (noch) unbekannt sind. Immer wieder und so lange, bis es sie durchdrungen hat. So wird beispielsweise ein Lied so lange gesungen, bis es die Strophen kann, ein Spielzeug so oft ausprobiert, bis es alle Möglichkeiten erforscht hat. Wenn etwas gar nicht klappen will, wird lautstark Hilfe eingefordert, um es zu schaffen. Es verwundert nicht, dass es oft eher die überbehütet aufwachsenden Kinder sind, die keine seelischen Widerstandskräfte aufbauen können; ihnen fehlt die notwendige Herausforderung, ihr Leben selbst zu meistern.

Ein Kind benötigt Erwachsene, die es vertrauensvoll und natürlich, aber achtsam seine Wege finden lassen, Erwachsene, die ihm seine Verantwortung altersgerecht überlassen und geeignete Herausforderungen bereithalten, an denen es selbst-wirksam wachsen kann. Mit so einem Verhalten tun Erwachsene das Beste für ein Kind. Bei Hilfestellungen geben sie ihm keine Lösungen vor, sondern helfen ihm so weiter, dass es seine Lösungen selbst findet. Eine solche Begleitung gibt dem Kind die Möglichkeit, eine Aufgabe anzunehmen, sich anzustrengen, durchzuhalten und „es schaffen zu wollen“, das Gelingen ausgelassen zu feiern und eine Niederlage, mit den entsprechenden Konsequenzen, auszuhalten. „Kinder sind keine Gefäße, die man mit Wissen füllen kann. Sie brauchen Aufgaben, an denen sie wachsen können. Müll runterbringen und Küche aufräumen zählen nicht dazu“, sagte Prof. Dr. Gerald Hüther (7).

Kinder zeigen sich gerne verantwortlich

Ein Kind hat Grund, auf sein Erreichtes stolz zu sein, denn es macht eine ganz wesentliche Erfahrung. Es spürt, dass der Erwachsene ihm zugetraut hat, das gesteckte Ziel zu erreichen. Das spornt das Kind an, die Herausforderung zu schaffen, auch um dem „Zutrauen des Erwachsenen“ gerecht zu werden. Das Gefühl des Verantwortlichseins ist keineswegs negativ zu verstehen. Bei kleinen Kindern ist das Streben nach Selbstwirksamkeit („ich alleine“) noch sehr deutlich wahrzunehmen. Sie kämpfen wie Löwen für ihre Autonomie und verteidigen sie lautstark: „Nein, du nicht. Ich mach das!“. Und so, wie sie vollen Einsatz für ihre Aufgabe geben, so feiern sie auch ihre Erfolge, ausgelassen, im Moment, Freude pur mit dem Ausdruck: „Das habe ich verdient.“ Ein solches Tun reduziert Stress und hat eine leistungsmotivierende Wirkung, da es dem Kind Bedeutung und Wert – also Sinn für sein Tun – gibt.

Wird ein Kind auf eine solche Weise begleitet, erwirbt es immer mehr die Fähigkeit zur Selbststeuerung. Es lernt, sich zu organisieren und sich selbst als Urheber kompetenten Handelns zu erleben. Das befähigt es, seine Bedürfnisse und Gefühle selbst zu steuern und angemessen mit ihnen umzugehen. Es lernt Belastungen auszuhalten und sein Gleichgewicht immer wieder neu zu finden. **Nur so kann ein stabiles Selbstwertgefühl entstehen**, das auf realistischem Fundament errichtet ist und dessen Schwankungen das Kind ständig selbst regulieren kann. Ein solches Kind ist resilient – widerstandsfähig.

Resilienz – das Immunsystem der Seele

Das Wort Resilienz wird abgeleitet aus dem lateinischen „resilire“ und bedeutet übersetzt „zurückspringen“. Ursprünglich nutzte man den Begriff in der Physik im Sinne von Spannkraft, Elastizität und Beweglichkeit und dabei die eigene Form zu bewahren. In den letzten Jahren verbindet man in den Bereichen der Psychologie und Pädagogik das Wort Resilienz mit seelischer Widerstandskraft. Früher ging es um Widerstandskraft trotz widriger Umstände. Im Blick waren zunächst Kinder, die in einem sozialen Umfeld aufwachsen, das durch Risikofaktoren, wie beispielsweise Armut, Drogenkonsum und Gewalt, gekennzeichnet ist, und die sich trotz allem zu erfolgreich sozialisierten Erwachsenen entwickeln. Nach heutigen Erkenntnissen der Psychologie wird Resilienz als das „Immunsystem der Seele“ definiert und die damit verbundenen Resilienzfaktoren als Schlüsselkompetenzen, die jeder Mensch zu einem gesunden Leben benötigt. Das heißt, für die Menschen bedeutet Resilienz eine Art von **„Stehaufmännchen-Taktik“** zu beherrschen – trotz schwieriger Umstände immer wieder zur altgewohnten Kraft zurückzufinden. Dabei handelt es sich um die interne Kontroll-Überzeugung, sein Leben positiv beeinflussen zu können und nicht nur auf Glück oder Zufall zu hoffen. Ein resilienter Mensch nimmt die Dinge selbst in die Hand und kann die eigenen Fähigkeiten und Möglichkeiten realistisch einschätzen. Dazu gehört ebenso, Entscheidungen zu treffen und die daraus folgenden Konsequenzen auszuhalten. Positive Aspekte einer Situation können so maximiert und negative minimiert werden.

Resilienz liegt in uns allen vor, nur ist sie unterschiedlich stark vertreten. Die psychische Elastizität, Widerstandskraft und „Biegsamkeit" kann sich anhand folgender Eigenschaften und entsprechender innerer Einstellungen zeigen:

1. **Akzeptanz:** „So wie ich bin, bin ich o.k."
2. **Optimismus:** „Ich freue mich darauf, ich fühle mich wohl."
3. **Aktive Lösungsorientierung:** „Ich werde einen Weg finden!"
4. **Überzeugung der Selbstwirksamkeit:** „Ich schaffe es, ich kann es."
5. **Verantwortungs- und Entscheidungsfähigkeit:** „Das ist meine Aufgabe."
6. **Netzwerkorientierung:** „Ich darf mir Hilfe holen."
7. **Eigenwert:** „Ich bin wertvoll, ich werde geliebt."
8. **Vertrauen können:** „Ich bin ganz sicher, dass ich es lerne."

Die Resilienzfaktoren gehören zu den Basiskompetenzen. Resilient zu sein ist keine außerordentliche Fähigkeit. Die dazu notwendigen Faktoren können von fast jedem erlernt werden. Resilienz lässt sich sehr leicht in der Kindheit erlernen (wie fast alles im Leben). Es gibt individuelle Strategien zum Aufbau von Resilienz. Resilienzfaktoren entwickeln sich von alleine, wenn

a) **ein Kind immer wieder die Gelegenheit hat, seine Energie für die Bewältigung – selbstgestellter – Aufgaben einzusetzen;**

b) **die Bedeutsamkeit der Aufgaben für das Kind ersichtlich ist;**

c) **deren Handhabbarkeit vom Erwachsenen dem Kind angepasst wurde;**

d) **das Kind unter seinen Bezugspersonen Menschen findet, die an seine Fähigkeiten glauben und es unterstützen, wo es der Hilfe Erwachsener wirklich bedarf.**

Dabei hat das Kind einen großen Vorteil gegenüber dem Erwachsenen, der sich diese Faktoren „antrainieren" muss, wenn er die Resilienzfähigkeit verloren hat. Jedes Kind kommt mit einem tiefen Gefühl des Vertrauens in die Welt, das viele Erwachsene durch vielfältige, leider oft negative Erfahrungen, nur mühsam wieder finden können. Ein Kind glaubt intuitiv fest daran, dass die Erwachsenen in seiner Umgebung es gut mit ihm meinen. Wenn die Erwachsenen ihm die Resilienzfaktoren vorleben, steht ihm die Welt offen.

Ein resilientes Kind sagt:

Ich habe

- Menschen um mich, die mir vertrauen und die mich bedingungslos lieben,
- Menschen um mich, die mir Grenzen setzen, an denen ich mich orientieren kann und die mich vor Gefahren schützen,
- Menschen um mich, die mir als Vorbilder dienen und von denen ich lernen kann,
- Menschen um mich, die mich dabei unterstützen und bestärken, selbstbestimmt zu handeln,
- Menschen um mich, die mir helfen, wenn ich krank oder in Gefahr bin und die mich darin
- unterstützen, Neues zu lernen.

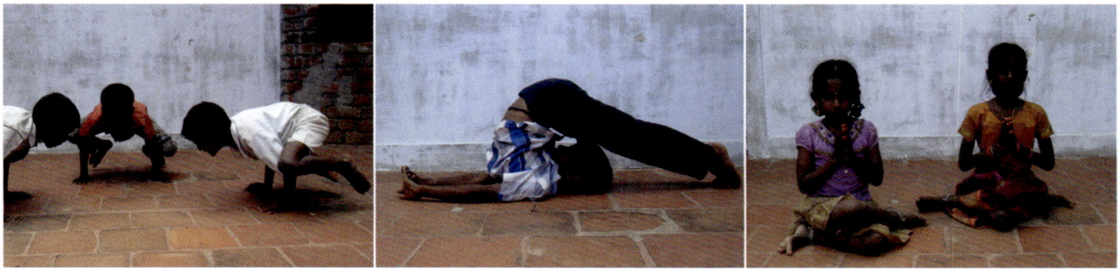

Ich bin

- eine Person, die von anderen wertgeschätzt und geliebt wird,
- froh, anderen helfen zu können und ihnen meine Anteilnahme zu signalisieren,
- respektvoll gegenüber mir selbst und anderen,
- verantwortungsbewusst für das, was ich tue,
- zuversichtlich, dass alles gut wird.

Ich kann

- mit anderen sprechen, wenn mich etwas ängstigt oder mir Sorgen bereitet,
- Lösungen für Probleme finden, mit denen ich konfrontiert werde,
- mein Verhalten in schwierigen Situationen kontrollieren,
- spüren, wann es richtig ist, eigenständig zu handeln oder ein Gespräch mit jemandem zu suchen,
- jemanden finden, der mir hilft, wenn ich Unterstützung brauche.

Professor Dr. Jürg Frick (8)

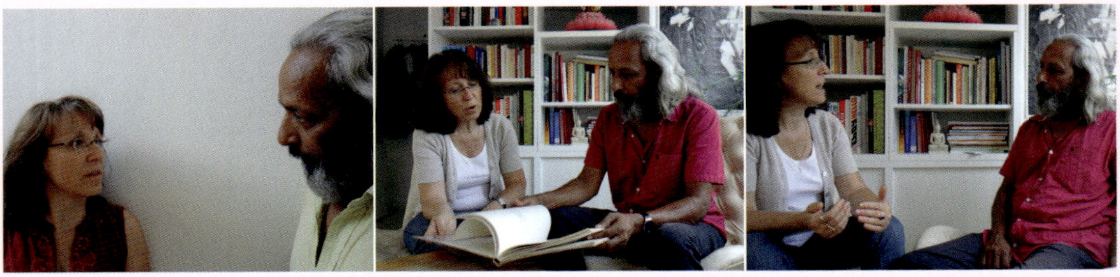

„Die eigene innere Kraft stärken."

Kornelia: Gerade bei Kindern ist es leicht, die Qualitäten der Resilienz, die Resilienzfaktoren, anzuerziehen. Laut aktueller pädagogischer Gedanken geschieht das am wirkungsvollsten im frühen Kindergartenalter. Gibt es die Idee der Widerstandskraft im Yoga?

Sriram: Im Gewinn wie im Verlust die innere Festigkeit zu wahren, ist die Grunddefinition des Begriffs „Yoga" in der Yogalehrschrift Bhagavadgita (2.48). Wie schon zu Beginn im Buch erwähnt, ist das Bewahren einer **„Balance der Dualität im Körper"** eine andere Definition von Yoga. Bei sich zu bleiben, die eigene Mitte zu bewahren und das Gleichgewicht zu behalten sind Bestrebungen, die Widerstandskraft fordern und fördern. Ganz bei sich zu bleiben und sich gelassen den Widrigkeiten zu widersetzen, ist ein wichtiges Vorbild im Yoga. Das üben wir zuallererst in den Asanas. Der Geist bleibt fest nach innen orientiert, also bei sich. Ohne durch Ehrgeiz, Angst oder Trägheit den Fokus zu verlieren, gehen wir beim Üben auf die Widerstände des eigenen Körpers ein. Wenn wir die Balance zwischen Gelassenheit und Festigkeit gefunden haben, entfaltet sich die Widerstandskraft, so sagt das Yoga Sutra (2.48).

Kornelia: Wie würdest Du Resilienz aus der Sicht des Yoga beschreiben?

Sriram: Es gehört zur normalen Entwicklung des Kindes, dass es die Resilienzfaktoren entwickelt. So ist z. B., wenn es fällt, während es zu gehen lernt, die **selbstständige Erfahrung** wichtig. Die Eltern bieten lediglich einen Raum, in dem das Kind seine Welt erfahren und über sich selbst lernen kann. So lernt ein Kind nach einer Niederlage aufzustehen, als sei die Niederlage etwas Alltägliches, etwas, was zum normalen Leben und Sein gehört. Erst auf diesem Weg lernt das Kind, sich selbst richtig einzuschätzen und seine Resilienzfähigkeit zu entwickeln. Das wird ihm Optimismus und Selbstvertrauen geben, so dass es sich in der eigenen Haut wohlfühlt. Probleme werden somit als Herausforderungen verstanden.

Kornelia: Finden sich die oben beschriebenen Resilienzfaktoren in den Ideen des Yoga wieder?

Sriram: Ja, wenn ein Problem auftaucht, ist laut Yoga Sutra (2.15/16) wichtig:

1. zuerst das Problem genau zu betrachten und sein Erscheinen als Tatsache und Realität anzunehmen (Akzeptanz, Optimismus);

2. als Nächstes zu entscheiden, was zu tun ist (Verantwortungs- und Entscheidungsfähigkeit, aktive (Lösungsorientierung), um eine Wiederholung der Situation zu vermeiden. Wird ein Kind von einem anderen Kind beleidigt, das es als Freund betrachtet hat, lernt es, sich der Situation zu stellen, das Verhalten des anderen zu akzeptieren und mutig Lösungen zu finden oder Entscheidungen zu treffen. Mit Hilfe der Yogaübungen haben Kinder ein Übungsfeld, um ihre Resilienzfähigkeiten zu trainieren:

   - die eigenen Grenzen und Möglichkeiten spüren und akzeptieren;
   - sich klare und realistische Ziele setzen;
   - mit Hilfe zahlreicher Variationsmöglichkeiten einen Weg finden und die eigenen Grenzen angehen;
   - das Vertrauen in die eigene Kraft haben, in das Gelingen des Tuns und verstehen, dass es nicht auf den Vergleich mit den anderen ankommt.

Kornelia: Der Neurobiologe Hüther spricht davon, dass Kinder Aufgaben benötigen, an denen sie wachsen. Stellen Asanas die alleinige Herausforderung für Kinder dar oder gibt es weitere Aufgabenbereiche im Yoga, an denen sie wachsen können?

Sriram: Asanas sind nicht der einzige Bereich aus dem Yoga für Kinder. Das wichtigste Thema des Yoga, der Atem, ist ebenso für Kinder interessant und wertvoll. Im Yoga werden die Ausatmung und dann die Einatmung fließend und langsam mit großer Bewusstheit durchgeführt, ohne sich dabei unnötig anzuspannen. Eine solche Atemführung ist eine gute Konzentrationsübung und eine Beruhigung der Gedanken. Am Ende jeder Aus- oder Einatmung lernt das Kind, ruhig und bewusst den Atem in eine veränderte Richtung zu schicken. Die Stille bei jedem Wechsel gibt nicht nur Ruhe, sondern hilft, auf einer körperlichen Ebene eigene, innere Grenzen zu erleben. Die Ruhe oder die Unruhe von Geist und Atem hängen eng zusammen. Das **Gespür für den Atem** wird helfen, sich der Willkür des eigenen Geistes zu widersetzen. Das ist für Kinder ein wertvolles Wissen. Ein einfaches Beispiel: Wenn ein Kind abends nicht einschlafen kann oder wenn es sich über ein anderes Kind ständig ärgert, dann kann es sein Wissen über seinen Atem zur eigenen Beruhigung einsetzen. Es gibt im Yoga eine Vielzahl von Atemtechniken, die zur Ruhe führen. Einige davon, wie in den nachfolgenden Übungsbeispielen, sind gut für Kinder verschiedener Altersgruppen geeignet.

Kornelia: Eine Beziehung zu sich und anderen aufbauen, das Gefühl, „sich geliebt und wohl zu fühlen" sind personale und soziale Kompetenzen, die zu den Resilienzfaktoren zählen. Wie kann das Kind das im Yoga stärken?

Sriram: In der Yogaphilosophie ist die zentrale Aufgabe, nach einem tieferen Verständnis des „Selbst" zu suchen, ohne dabei das eigene Selbstbild aus dem zu basteln, wie uns andere wahrnehmen. Zum Beispiel ein Kind, über das sich andere lustig machen, lernt seinen eigenen Wert zu finden und sich zu behaupten. Das ist ein Fortschritt im yogischen Sinn. Nehmen wir an, das ist nicht dadurch geschehen, dass das Kind seine äußeren Umstände optimiert hat, sondern durch eine veränderte eigene innere Einstellung, die es beispielsweise über die Yogaübungen lernt. Das Üben kann ihm helfen, ein Gefühl des „In-sich-Wohlseins" zu entwickeln, und eine **innere Stabilität und Sicherheit** vermitteln.

Die **Umgebung,** in der wir leben, spielt dabei eine förderliche oder hinderliche Rolle. Die Empfindsamkeit von Kindern ist oftmals größer als die von Erwachsenen. Deshalb benötigen Kinder definitiv eine Umgebung, in der sie nicht bedrängt werden, sich mit anderen zu vergleichen oder ihr Selbstbild daran zu messen, wie andere es bewerten. Eine positive Umgebung im Sinne des Yoga bietet zweierlei: einen Menschen, der als Vorbild dient, und eine Idee, die als Vision gilt.

Ein **Vorbild** ist ein Mensch, zu dem ich gehen kann, wenn ich Hilfe benötige (YS 1.37). Ein Vorbild ist keiner, der zu mir kommt, wenn er meint, ich bräuchte Hilfe. Also muss der Erziehungsberechtigte da sein, wenn das Kind ihn ruft.

Eine **Idee als Vision** – damit meint Yoga den freien, eigenen Raum in jedem Lebewesen, der unantastbar ist, wie ein Licht, das nie verdunkelt werden kann (YS 1.36). Wir unterstützen das Kind dabei, sich dieses Raumes bewusst zu werden, und stärken es in seinem Gefühl, dass sein Dasein etwas Kostbares und Spezielles ist.

Das Vorbild und die Idee schaffen so eine gute Umgebung. Hier kann das Kind lernen, dass sein Aussehen, seine Begabungen, seine Mängel und seine Schmerzen nur ein sich wandelndes, aktuelles Gesamtbild von ihm sind. Das kann ihm den Mut und die Zuversicht geben, sich selbst anzunehmen, so wie es ist.

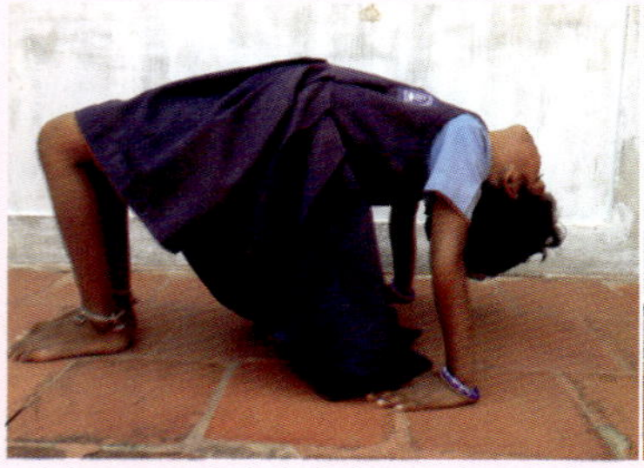
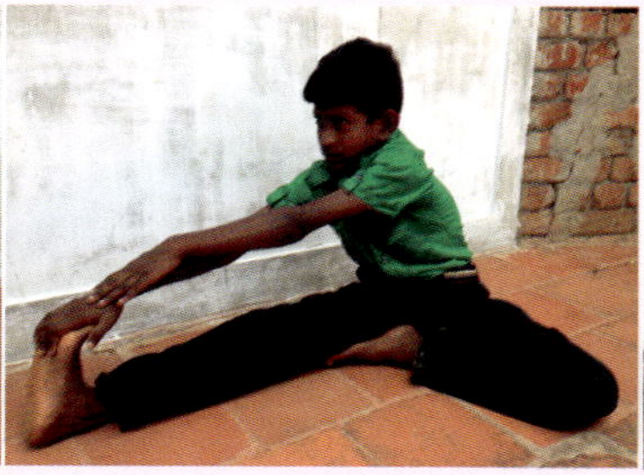
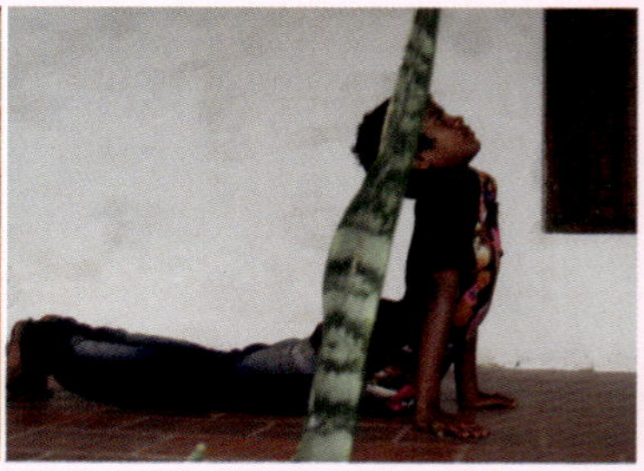

Kornelia: Ein Vorbild zu sein und eine Vision zu ermöglichen gehört im Yogaunterricht zur Schaffung eines fruchtbaren Lernfeldes für das Kind. Das spiegelt sich in der Pädagogik wider: Die Bezugspersonen des Kindes haben Vorbildfunktion und spielen für den Aufbau der Resilienz eine wichtige Rolle. Was bedeutet das für den Yogalehrenden, der mit Kindern Yoga übt?

Sriram: Eines der **Grundgebote für einen Yogalehrer** ist, einem anderen Wissen nicht aufzudrängen oder im Glauben, jemandem etwas Gutes zu tun, Dinge beizubringen, für die er nicht bereit ist. Als Eltern sind wir allzu oft verleitet, genau das zu tun. Von genau der Rolle sollte sich der Yogalehrer entfernen und stattdessen im Raum präsent sein, die Arbeitsrichtung vorgeben und mit Empathie betrachten. Der Lehrer inszeniert dabei nicht nur die Einstellung, dass die Kinder von allein lernen und er nur der Weisende ist, sondern er vertritt dieses mit Selbstverständlichkeit. Hier muss ich an den Philosophen J. Krishnamurti denken, der viele Schulen mit freiheitlichen pädagogischen Prinzipien gegründet hat: „Die Ordnung des Denkens wird nicht durch Disziplin in Form dogmatischer Wiedergabe von Wissen herbeigeführt, sondern sie ergibt sich ganz natürlich, wenn der Erzieher versteht, dass bei der Entwicklung der Intelligenz eine Atmosphäre der Freiheit herrschen muss."

Kornelia: Es gibt sicher Asanas, die nicht jedes Kind ausführen kann. Ist es nicht sogar für die Entwicklung des Kindes schädlich, wenn es in der Gruppe erfährt, dass die anderen Dinge schaffen, die es selbst nicht kann?

Sriram: Genau hier sollte der Unterschied zwischen einem Gymnastik- und einem Yogaunterricht liegen. Wenn Vergleich überhaupt eine Rolle spielen soll – manchmal ist das im Unterricht mit Kindern notwendig – dann gilt nicht der Vergleich des äußeren Bildes der Übung, sondern die Qualität der Ruhe und Stabilität, die dieses Bild vermittelt. Der Lehrer ist gefordert, einen Raum zu kreieren, in dem das **Erfahren der eigenen Fähigkeiten und Grenzen** das Ziel ist. Die Kinder sollen im Yoga lernen, dass die Qualität ihrer Stille und ihrer Stabilität mindestens so wichtig ist wie die Genauigkeit der physischen Pose. Damit lernen sie, auf sich zu schauen und sich weniger mit anderen zu vergleichen. Dazu können wir den europäischen Pädagogen J.H. Pestalozzi zitieren: „Vergleiche nie ein Kind mit einem anderen, sondern nur mit sich selbst!"

Umsetzung und Übung

Im Yoga setzt die Resilienz-Stärkung unmittelbar beim Kind an, indem es lernt, sich selbst besser einzuschätzen und kennenzulernen. Erinnern wir uns an die kleine Anna. Sie wollte unbedingt das Asana „Krähe“ schaffen. In der Stunde klappte es noch nicht. Sie gab nicht auf und übte täglich. Dabei lernte sie sich und ihren Körper immer besser kennen, konnte lernen, wie sie es schafft, das Asana immer wieder neu einzunehmen und noch etwas zu halten. Hier spiegeln sich viele Resilienz-Qualitäten: Anna übte sich in Ausdauer, Durchhaltevermögen trotz Schwierigkeiten und darin, ein Ziel, das sie sich selbst gesteckt hat, zu erreichen. Das daraus folgende Erfolgserlebnis beruht auf dem eigenen Leistungsanspruch sowie der eigenen Selbstwirksamkeitserwartung. Das wirkt sich stärkend auf die Psyche des Kindes aus und unterstützt seine Widerstandskraft. Die Freude an dem Asana und das Meistern der Schwierigkeiten ließen Anna sich stolz und erfolgreich fühlen. Das Asana in der nächsten Stunde mit allen anderen ausführen zu können, war offensichtlich sehr wichtig für sie. Eine bedeutende Rolle spielte die Einstellung des Lehrenden. Eine bedingungslose Wertschätzung der Kinder durch den Yogalehrenden, welcher nicht am erfolgreichen Durchführen eines Asanas orientiert ist, sowie das produktive Feedback in der Stunde: „Du kannst die Krähe, prima! Wie ruhig du sie ausführen kannst!“ Es wird die Handlung angesprochen, nicht der Mensch. Wenn Yogalehrende es schaffen, dass sich Kinder in den Asanas selbst Ziele setzen und Aufgaben stellen, dann bietet der Yogaunterricht einen Nährboden für die Entwicklung von Resilienzfaktoren.

Eine Geschichte, die ein Kind darin unterstützen kann, sein Selbstvertrauen zu stärken und damit resilienter zu werden:

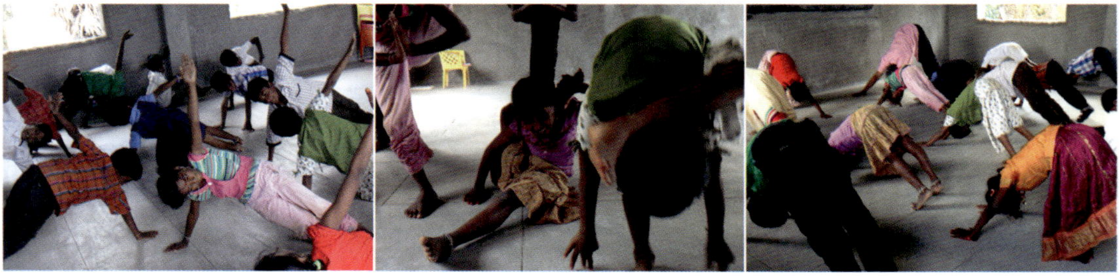

Vom Jungen, dem ein Arm fehlte

„Es war einmal ein Junge. Er war mit nur einem Arm auf die Welt gekommen, der linke fehlte ihm. Nun war es so, dass sich der Junge für den Kampfsport interessierte. Er bat seine Eltern so lange darum, Unterricht in Judo nehmen zu können, bis sie nachgaben, obwohl sie wenig Sinn darin sahen, dass er mit seiner Behinderung diesen Sport wählte. Der Meister, bei dem der Junge lernte, brachte ihm einen einzigen Griff bei und den sollte der Junge wieder und wieder trainieren. Nach einigen Wochen fragte der Junge: „Sag, Meister, sollte ich nicht mehrere Griffe lernen?“ Sein Lehrer antwortete: „Das ist der einzige Griff, den du beherrschen musst.“

Obwohl der Junge die Antwort nicht verstand, fügte er sich und trainierte weiter. Irgendwann kam das erste Turnier, an dem der Junge teilnahm. Und zu seiner Verblüffung gewann er die ersten Kämpfe mühelos. Mit den Runden steigerte sich auch die Fähigkeit seiner Gegner, aber er schaffte es bis zum Finale. Dort stand er einem Jungen gegenüber, der sehr viel größer, älter und kräftiger war. Der Meister aber bestand auf dem Kampf. Im Moment einer Unachtsamkeit seines Gegners gelang es dem Jungen, seinen einzigen Griff anzuwenden – und er gewann zum Erstaunen aller. Auf dem Heimweg sprachen der Meister und der Junge über den Kampf. Der Junge fragte: „Wie war es möglich, dass ich mit nur einem einzigen Griff das Turnier gewinnen konnte?“ „Das hat zwei Gründe:
Der Griff, den du beherrschst, ist einer der schwierigsten und besten Griffe im Judo. Darüber hinaus kann man sich gegen ihn nur verteidigen, indem man den linken Arm des Gegners zu fassen bekommt.“
Und da wurde dem Jungen klar, dass seine größte Schwäche auch seine größte Stärke war“.
Verfasser unbekannt

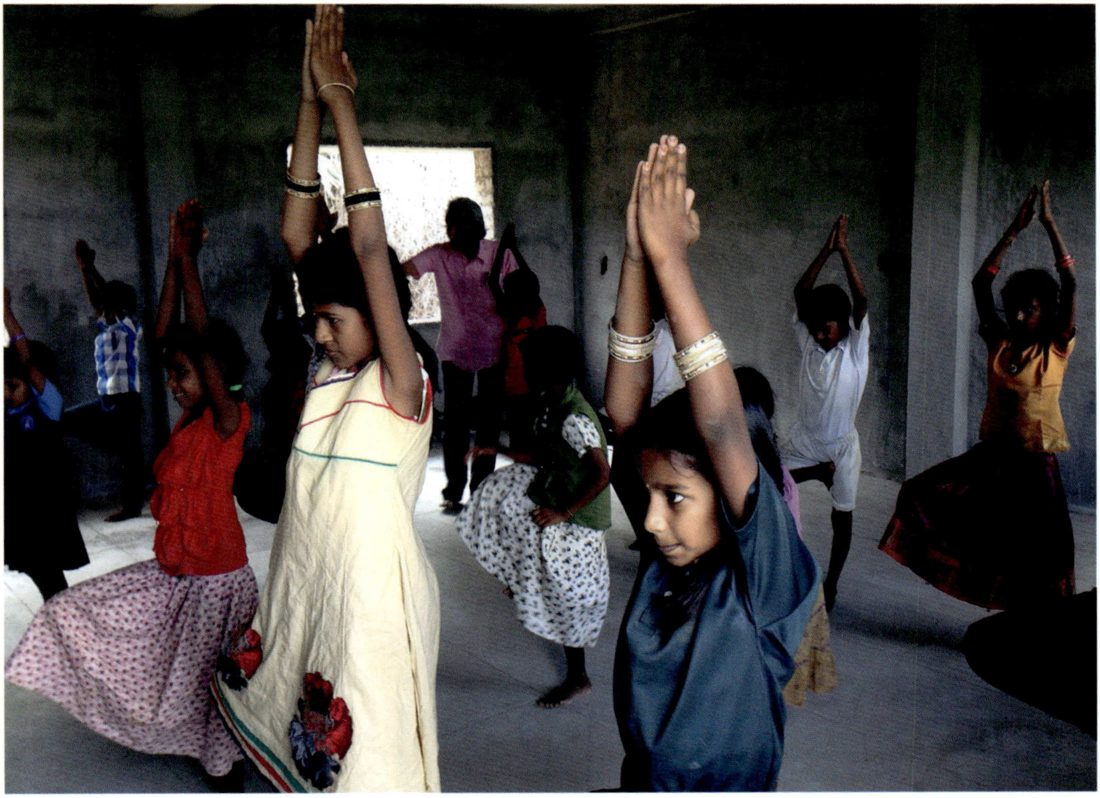

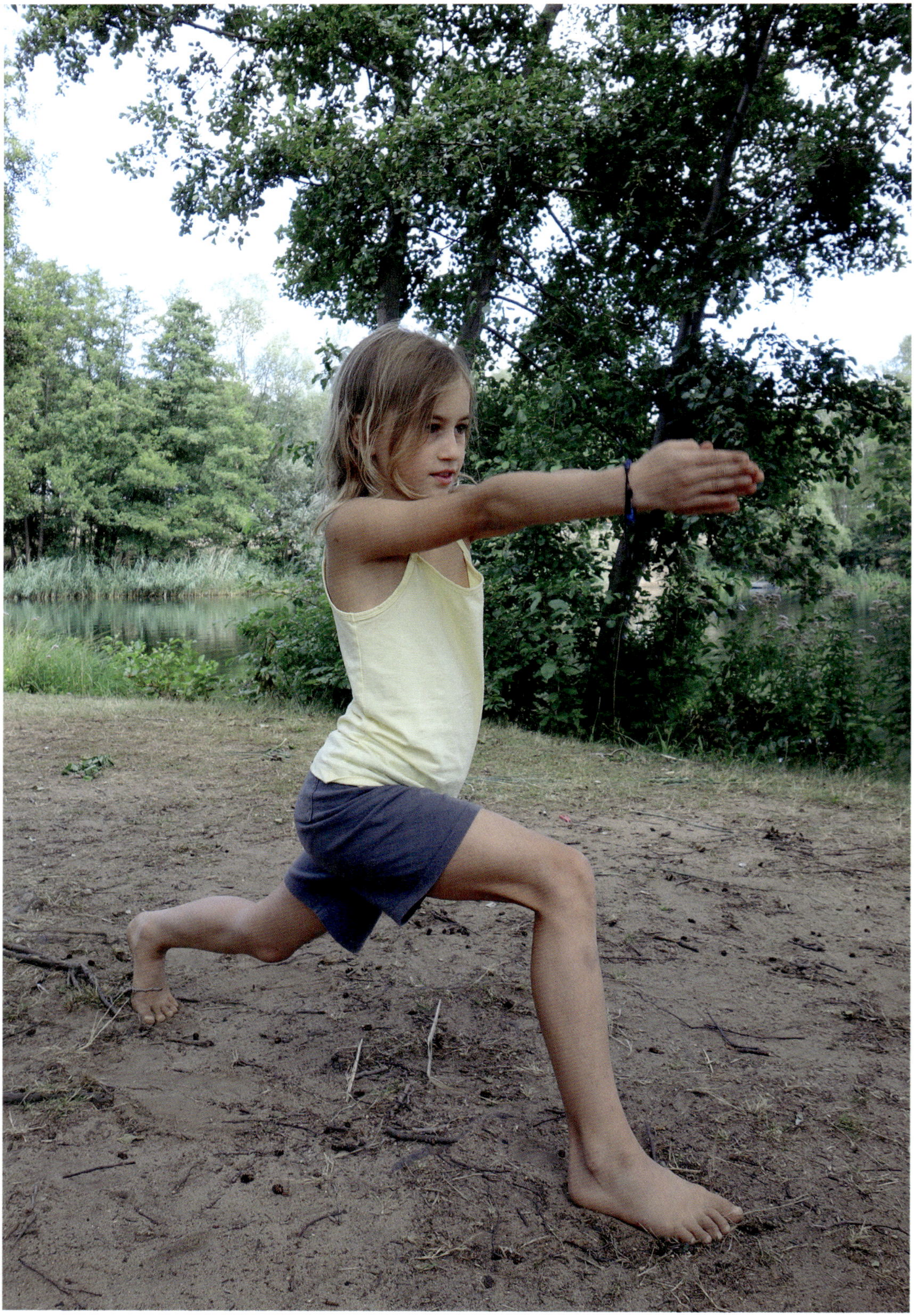

Vorschulkinder

1 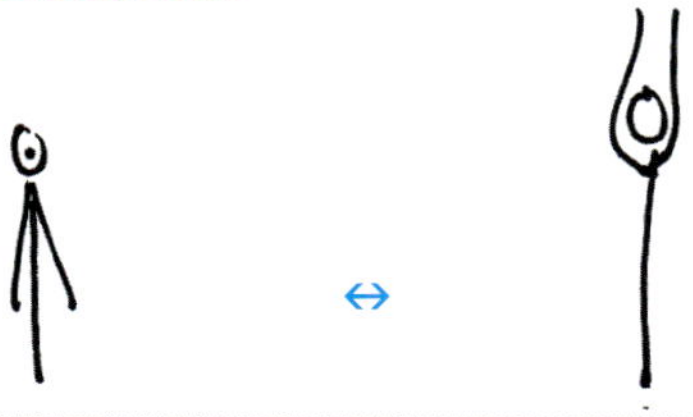

Langsam und laut in einem Ausatem von 1 – 10 zählen.

2 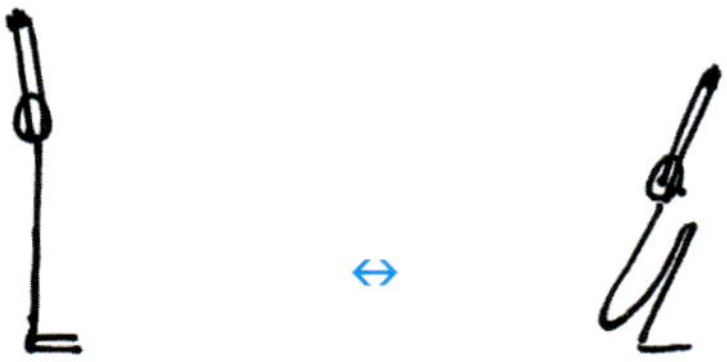

Langsam beim Heruntergehen in die Hocke einen Vers aufsagen.

3 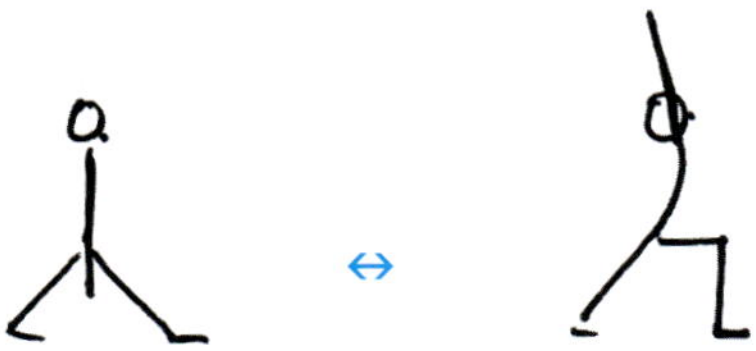

In der Haltung bleibend hintereinander in einem Ausatem alle 5 Vokale (i, e, a, o, u) tönen.

4 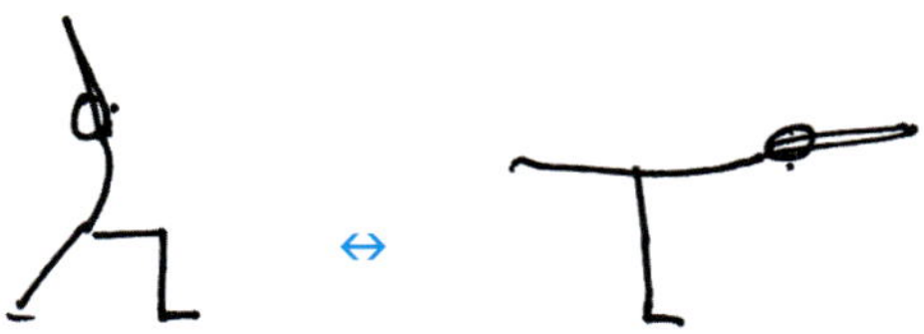

In der Haltung still und entspannt bleiben, während der Lehrer von 1 – 10 zählt.

5 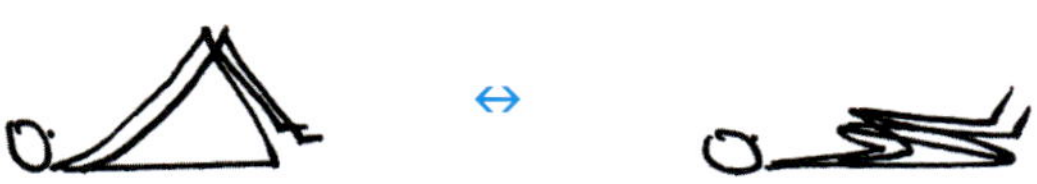

Leise, langsam und lange summen, bis die Luft ganz ausgeht.

6 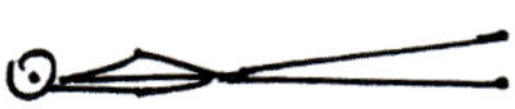

Still liegen, den Atem am Bauch spüren.

7 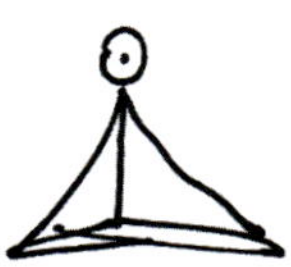

Mehrmals die 5 Vokale ausatmend tönen, bis alle eine Einheit bilden.

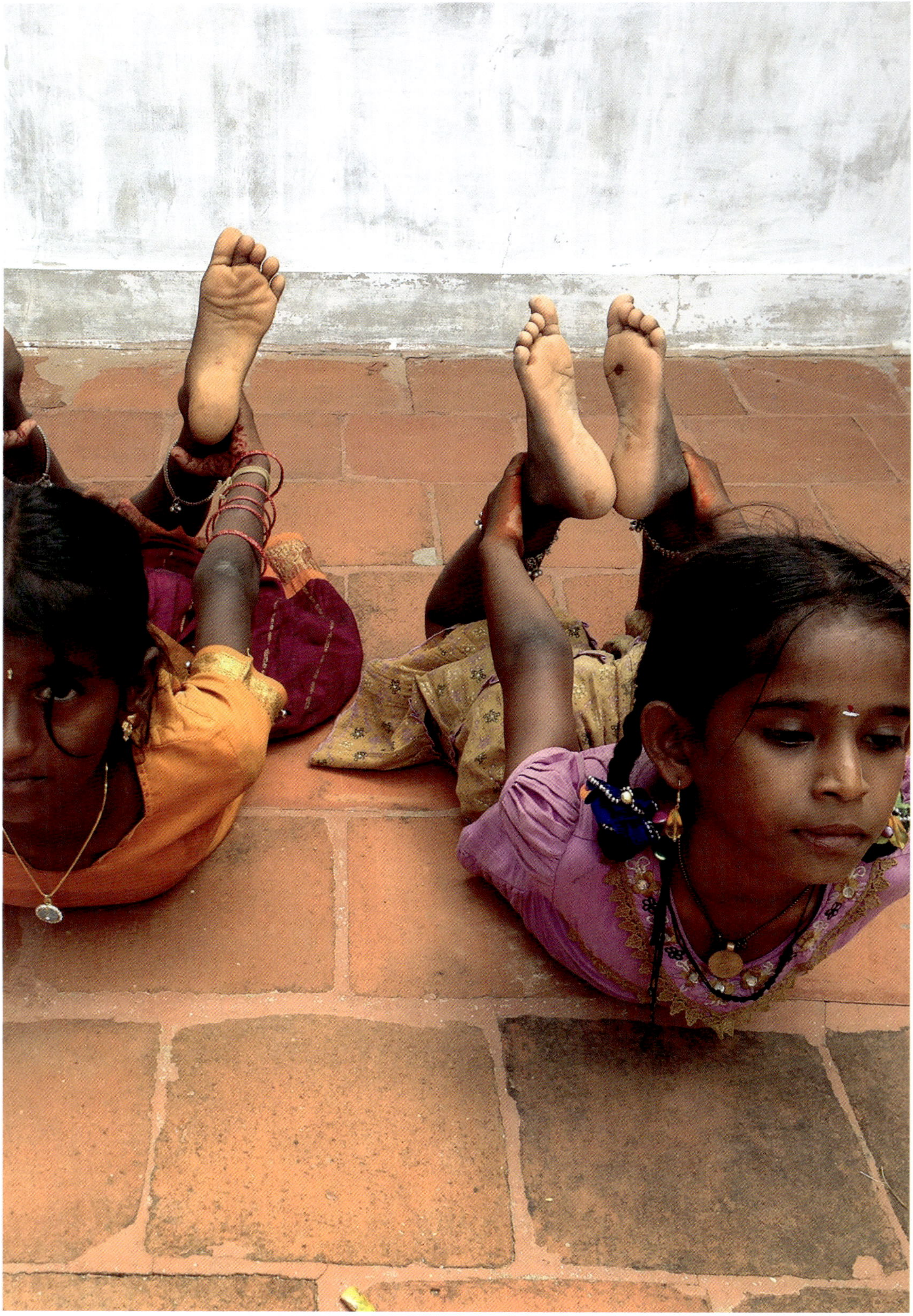

Grundschulkinder

1 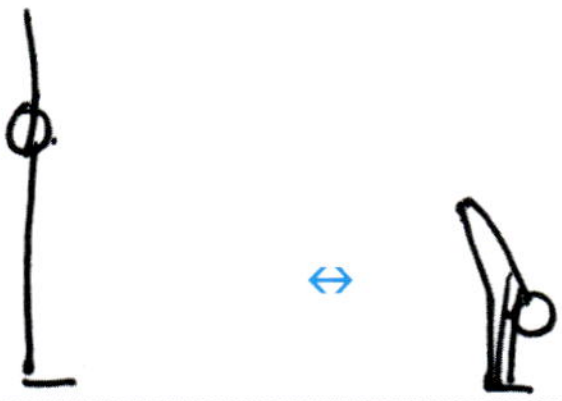

Von 1 – 10 zählend, langsam herunterbeugen.

2 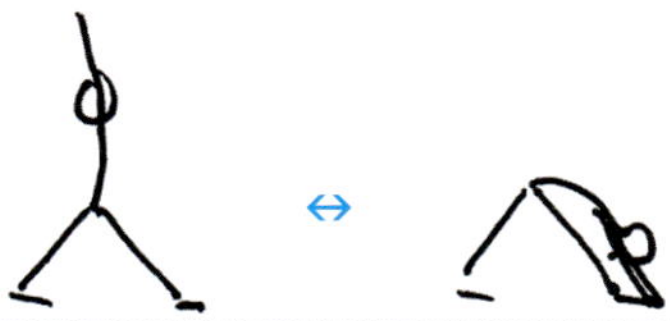

Beim Heruntergehen und beim Hochkommen langsam von 1 – 10 zählen.

3 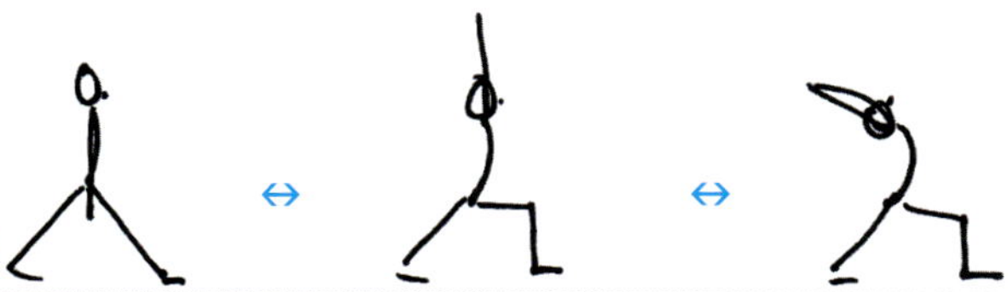

In der Haltung bleiben und langsam summend ausatmen und bei jeder Wiederholung die Rückbeuge verstärken.

4 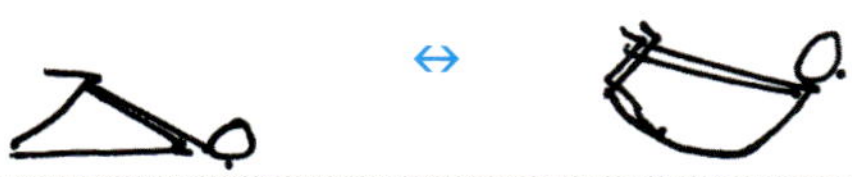

Mit geschlossenen Augen langsam summen.

5 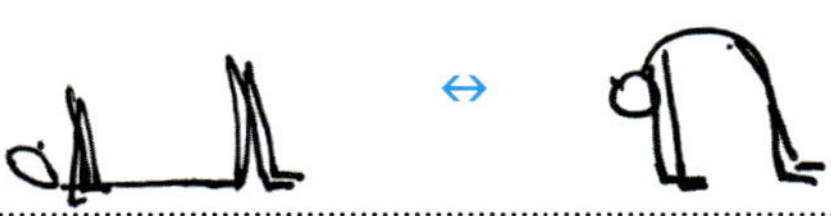

In der Haltung bleiben und den Atem ruhig werden lassen.

6 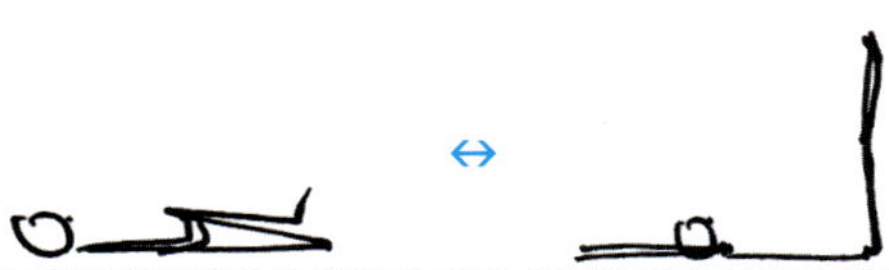

Langsam beim Absenken der Beine von 1 – 10 zählen.

7 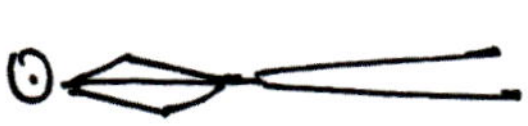

Wen oder was magst du am liebsten? Stell dir das kurz vor dem Ende jeder Ausatmung vor.

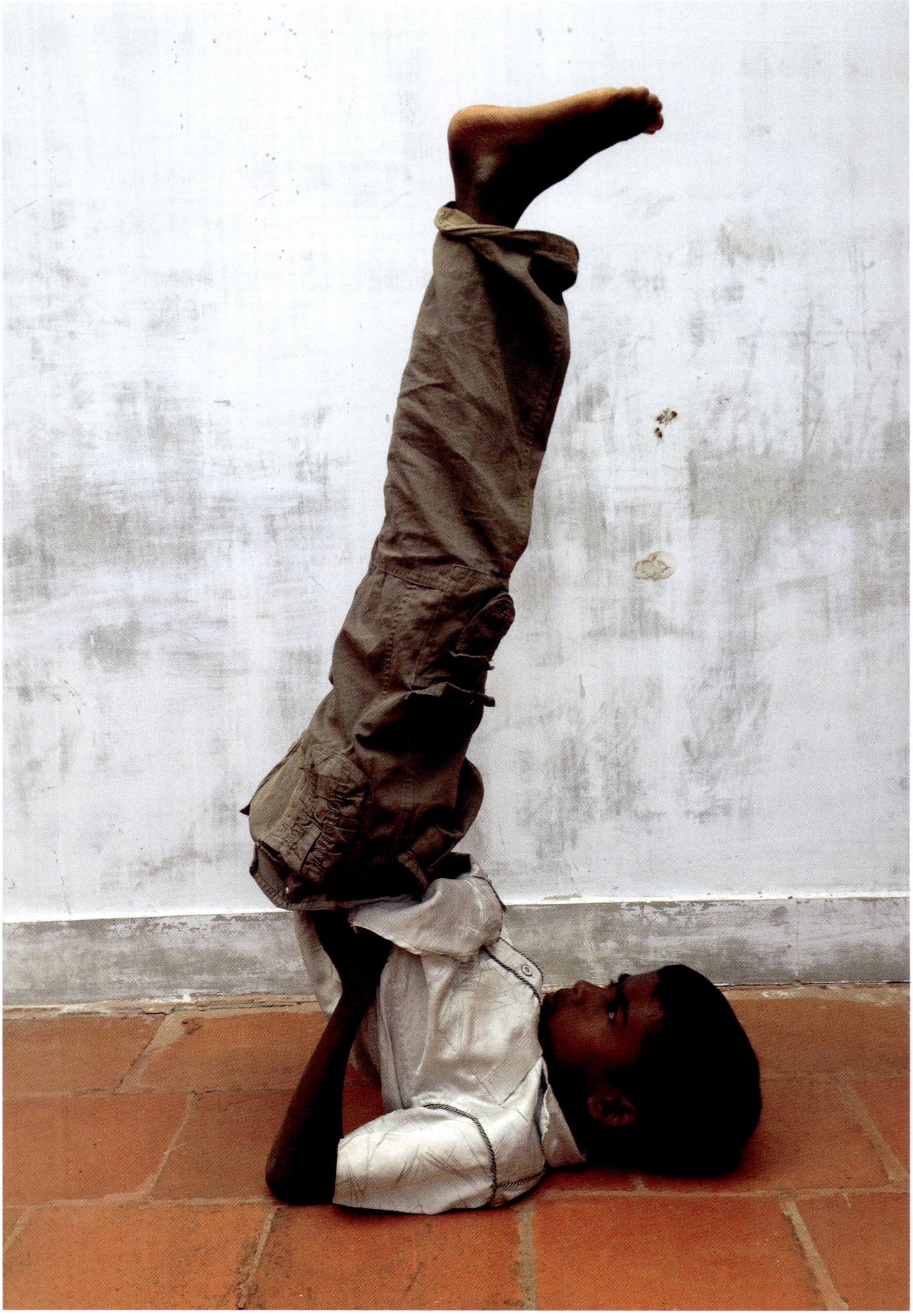

1 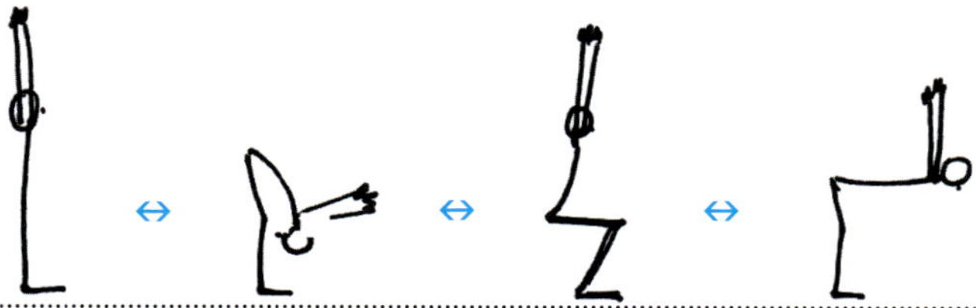

In jeder Position
langsam „Haa …“ tönen.

2 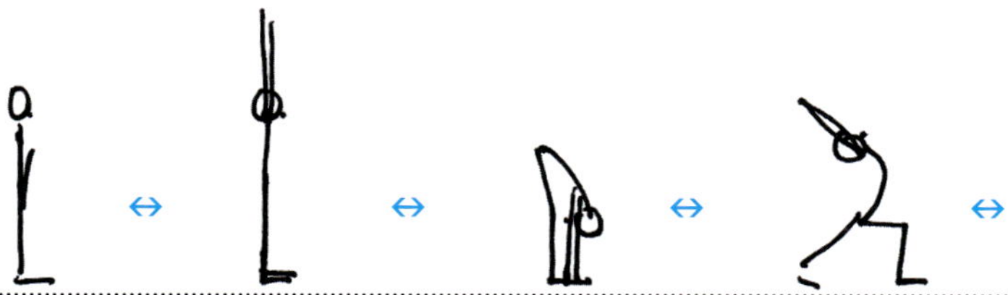

Bei jeder Bewegung langsam
mental „Haa …“ tönen und
dabei langsam ausatmen

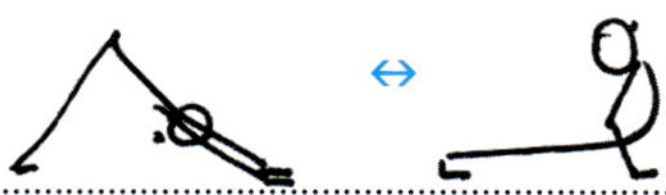

3 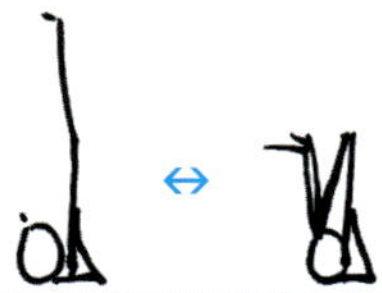

Jeweils 6-mal langsam
durch die Nase ausatmen.

4 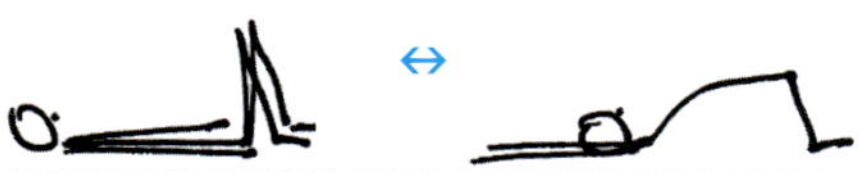

einatmen, langsam ausatmen

5 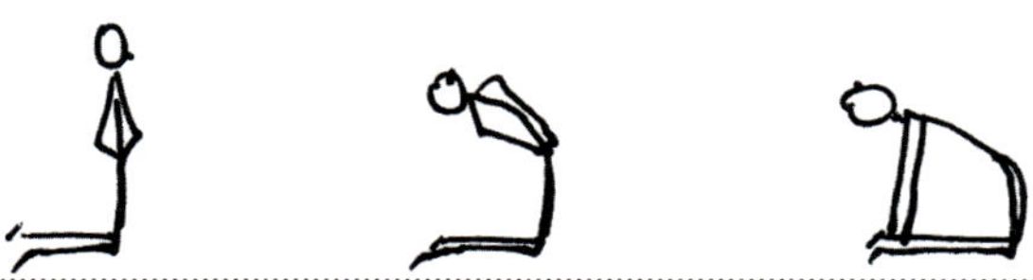

6-mal ruhig und langsam in der
Haltung atmen.

6 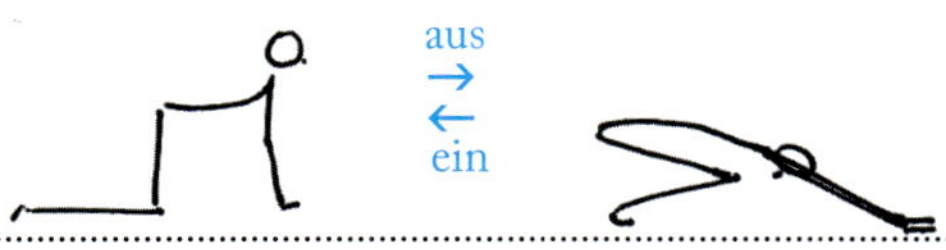

ausatmen, einatmen

7 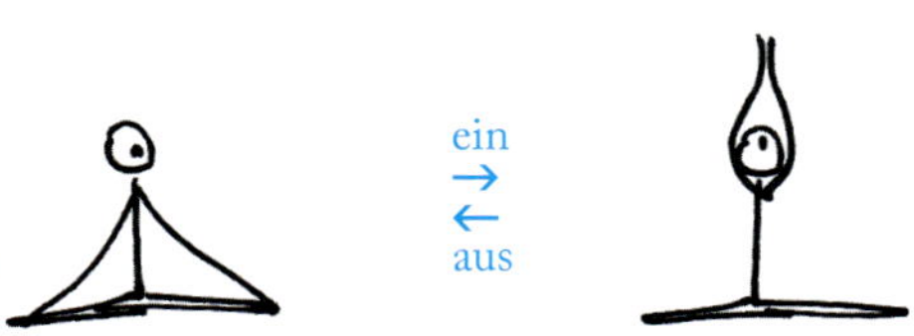

Beim Heben und Senken der Arme
versuchen, jeweils langsam und gleich lang
ein- und auszuatmen.

„Erziehung ist ein natürlicher Vorgang, den der einzelne Mensch von selbst vollzieht, nicht durch Hinhören auf Worte, sondern durch Erfahrungen mit der Umwelt."

Maria Montessori

Aus den vorangegangenen Überlegungen ergibt sich, dass Kinder ihre Welt zunächst körperlich handelnd erkunden und dabei die Fähigkeit entwickeln, alle Handlungen als Vorstellungen zu speichern und miteinander abzugleichen. Langsam werden daraus innere Handlungsmuster für zukünftiges Tun abgeleitet. „Das Lernen wollen" und „die Lust auf Neues" wird von den Handlungsmustern entsprechend der gemachten Erfahrungen unterstützt oder behindert.

Positive Handlungsmuster

Kraftvolle und angemessene Wahrnehmungs- und Denkmuster entwickeln sich, wenn das Kind sichere und befriedigende Beziehungen erfahren darf und ihm viele Herausforderungen begegnen, die es bewältigen kann. Solches erlebbar zu machen bedarf Herausforderungen, die derart gestaltet sind, dass das Kind immer etwas mehr gefordert wird, als es gerade zu leisten im Stande ist. So wird die Neugier des Kindes und sein Wunsch, die Herausforderung zu bewältigen, gefördert – seine Resilienz. Es lernt dabei, auf sich zu achten und sich als Person wertzuschätzen (Selbstwahrnehmung). Sowohl der **Austausch mit und die Unterstützung von Erwachsenen** und anderen Kindern als auch das gemeinsame Erreichen des Ziels beflügeln dabei das kindliche Lernen. Das Kind schult seine Fähigkeit, mit anderen menschlichen Verhaltensweisen und Kommunikationsstilen umzugehen (Fremdwahrnehmung).

Die Selbstbildung

In all den Bereichen (Gefühle, Bedürfnisse, Vertrauen in die eigene Person und in andere) bildet das Kind Strukturen aus, die seine Wahrnehmungen, seine Handlungsweisen und seine Denkmuster im späteren Leben prägen werden. In der Entwicklungspsychologie beschreibt man solche Prozesse als Selbstbildungsprozesse. Ein Kind bildet sich also selbst aufgrund der Erfahrungen, die es mit den Menschen, den Gegenständen sowie in der sozialen Umwelt, in welcher es sich bewegt, macht.

In dem Zusammenhang wird oft das Wort „Selbstbewusstsein" benutzt. Die Bedeutung, sich seiner selbst bewusst zu sein, erschließt sich aus der Zusammensetzung der darin enthaltenen Worte. Ein selbstbewusstes Kind weiß, was es im Augenblick empfindet und welche Bedürfnisse es hat. Es kann seine Anliegen angemessen äußern und hat Vertrauen in sein Handeln und in die Menschen, die es umgeben. **Es ist sich seiner selbst bewusst.** Gleichzeitig macht es eine essenzielle Erfahrung: Es spürt, dass die Erwachsenen darauf vertrauen, dass es seine Bedürfnisse wahrnehmen wird und sie angemessen äußern kann. Das Vertrauen der Erwachsenen gibt seinem Tun eine ganz neue Bedeutung. Es fühlt sich für sich und sein Handeln wirklich verantwortlich und spürt, dass ihm die Verantwortung zugetraut wird. Der Erziehungswissenschaftler Gerd Schäfer hebt die Einstellung des Erwachsenen und daraus resultierend die Art des sozialen Austausches mit dem Kind für den kindlichen Selbstbildungsprozess hervor: „Deshalb ist Selbstbildung immer nur als Selbstbildung innerhalb sozialer Bezüge denkbar. (...) Erwachsene werden also von Anfang an gebraucht, aber nicht, damit sie den Babys und kleinen Kindern etwas „beibringen", sondern damit sie die Lebensbedingungen und Alltagszusammenhänge, in denen kleine Kinder leben, so gestalten, dass die Kinder die Kräfte, die sie haben, neugierig forschend einsetzen können." (9).

Die Eigenschaften eines Kindes

Jedes Kind kommt als eine eigene Persönlichkeit auf die Welt und bringt gewisse Eigenschaften – z.B. sein Temperament als unverwechselbare emotionale Anlage – mit in sein Leben. Psychologen definieren vor allem vier Eigenschaften:

1. **Aktivität:** wie Kraft, Stärke und Geschwindigkeit der Bewegungen, des Denkens und Sprechens;
2. **Emotionalität:** wie die Häufigkeit und Stärke, mit der das Kind Gefühle äußert und seine Stimmung wechselt;
3. **Reaktivität:** wie Tempo und Stärke, mit der es auf äußere Reize reagiert;
4. **Soziabilität:** wie der Wunsch, die Nähe anderer zu suchen, und die Art und Weise, mit ihnen umzugehen.

Die eigene Anlage

Die oben beschriebenen Eigenschaften sind für das Kind weitestgehend über Körperreaktionen erfahrbar und färben sein Handeln und seine Gefühlswahrnehmung wie ein persönlicher Fingerabdruck. Erwachsene spüren bereits bei Säuglingen, dass das, was das eine Kind antreibt, bei dem anderen etwas ganz Gegensätzliches bewirken kann. Ging man früher davon aus, dass die angeborenen Grundlagen nicht beeinflussbar sind, so weiß man heute, dass im Laufe der kindlichen Biografie diese Anlage von vielen Umweltfaktoren, wie den Eltern und Geschwistern, beeinflusst wird. Die einmalige Mischung von **kindlicher Anlage und Umwelt etabliert und strukturiert** im Entwicklungsverlauf **die kindliche Persönlichkeit.**

Eine wichtige Säule der Erziehung – Emotionen

Hier besteht eine weitere, von uns noch nicht beleuchtete Entwicklungsaufgabe des Kindes: Es muss den Umgang mit den eigenen und den Gefühlen anderer lernen. In den ersten Lebensjahren beginnt das Kind sowohl den Umgang mit seinen Gefühlen, seine eigene Gestik und Mimik als auch, die der anderen Menschen zu entziffern. Es lernt, Gefühle sprachlich auszudrücken und zu steuern. Für die Lernaufgabe benötigt es das erwachsene **Gegenüber als Vorbild**. Frau Prof. Tschöpe-Scheffler benennt in ihrem Buch „Fünf Säulen der Erziehung" die emotionale Wärme der Erwachsenen als zentrale Grundlage zur Entwicklung der kindlichen Stärke: „Gefühle werden gezeigt und sind zärtlich, innig, fürsorglich, mitleidend, mitsorgend, herzlich, gütig, einfühlsam. Sie können sich äußern durch Körperkontakt, Lächeln, eine zugewandte Haltung, Blickkontakt und Trost. Kinder, die emotionale Wärme erfahren, fühlen sich geborgen, entwickeln Urvertrauen, können sich selbst annehmen und sind fähig, wahrnehmende Liebe anderen zu vermitteln. Eine wunderbare, das Leben allseitig bereichernde Fähigkeit, der eine hohe soziale Kraft innewohnt"(10).

Die Auseinandersetzung mit Gefühlen

Eine **erfolgreiche emotionale Selbstregulation** setzt voraus, dass Kinder bereits ab dem Säuglings- und Kindergartenalter eine Reihe von Strategien zur Regulierung ihrer Gefühle erleben. Sie brauchen Erwachsene, bei denen sie Kommunikations- und Verhaltensstrategien kennen lernen und erproben können. Bereits der Säugling und das Kleinkind versuchen ihre Gefühle zu regulieren. Das tun sie beispielsweise durch Saugen oder Schaukeln und, mit zunehmenden motorischen Fähigkeiten, durch Verlassen der sie belastenden Situation, z. B., indem das Kind den Raum verlässt. Je älter das Kind wird, umso wichtiger wird die kommunikative Auseinandersetzung mit der eigenen Gefühlswelt. Es hat zu lernen, wie sich Gefühle bei ihm anfühlen, dass all seine Gefühle wichtig sind und wie es mit unangemessenen Gefühlen umgehen kann, sie reguliert und sie vielleicht ansprechen kann, ohne beispielsweise die Situation verlassen zu müssen.

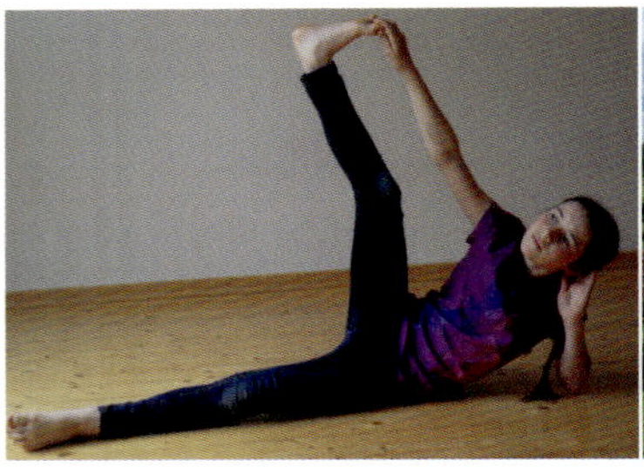
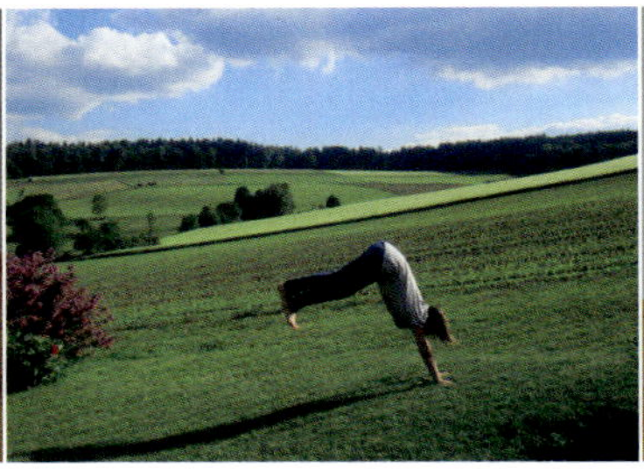
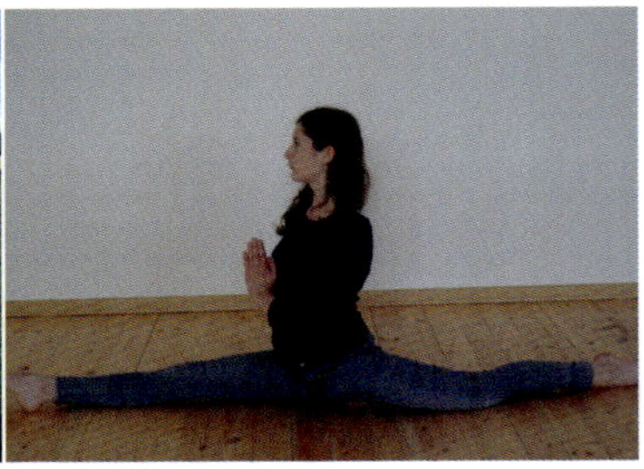

Ein Kind, das seine Gefühle erkennen gelernt hat

Ein Kind, das sein empfundenes Gefühl, seine Wünsche und Gedanken in seiner es umgebenden Welt äußern darf und gelernt hat, sie zu artikulieren, lernt, sich selbst zu vertrauen und sich immer besser zu verstehen. Damit kann es seine Stärken, Fähigkeiten und die eigenen Schwächen kennenlernen und mit wachsender Übung gut einschätzen. „Ich schaffe das schon!“, „Schau mal, wie ich das kann!“, „Das klappt bestimmt beim nächsten Mal!“, „Ich gehe und frage, ob er mit mir spielen will!“, sind typische Aussagen eines selbstbewussten Kindes. Das Kind hat gelernt, seine Wahrnehmung zu schärfen und offen und sensibel für Neues und Vertrautes zu sein. Es erlaubt sich, Fehler zu machen, und weiß, dass es aus Fehlern lernt. Es spricht und handelt mit der grundlegenden Überzeugung, seine Lebensaufgaben bewältigen und auftauchende Konflikte lösen zu können. So kann es immer weitere Nuancen und Veränderungen wahrnehmen und lernt, **angemessen** zu reagieren – die Kunst des feinen Unterschieds zu beherrschen.

Ein Polster für die Pubertät

Aus dem Wissen der Achtsamkeit sich selbst gegenüber entsteht ein Vertrauen in die eigene Kraft (sicher, stark und frei) und in die Stimmigkeit des eigenen Fühlens und Handelns. Hier wirken sich Aufgaben, an denen es wachsen kann, und Herausforderungen, die es meistern kann, positiv aus. So wächst das Gefühl, Verantwortung zu tragen, Entscheidungen zu treffen, sich Schwächen und Fehler erlauben zu dürfen, Geduld zu üben und echte Erfolge feiern zu können. Davon profitieren sein Wohlbefinden, seine Leistungsbereitschaft und seine Leistungsfähigkeit. Können diese Qualitäten weiter reifen, stellen sie ein gutes „Polster" für die Zeit der Pubertät bereit. Der Jugendliche kann sowohl in äußeren wie in inneren Belastungs- und Konfliktsituationen **sein Gleichgewicht aufrechterhalten** und weiß, wie er es wieder herstellt.

Das emotionale Grundwissen

Ein weiterer positiver Effekt zeigt sich in der Fähigkeit, Beziehungen zu anderen einzugehen und zu gestalten. Das Kind hat gelernt, sich einzubringen, sich mit anderen auseinanderzusetzen und zuzuhören, Wünsche anderer zu berücksichtigen, sich verständlich zu machen, zu kooperieren, zu streiten, mit anderen gemeinsam etwas zu entwickeln und zu teilen. Im Laufe der Entwicklung hin zum Erwachsenen zeigt sich **ein hilfreicher Umgang mit den eigenen und mit den Gefühlen anderer** darin, dass ein Bewusstsein dafür entwickelt wurde, dass das eigene emotionale Verhalten die Reaktion anderer Menschen beeinflusst und eigene Gefühle strategisch gesteuert werden können, um gewünschte Reaktionen hervorzurufen oder abzuwenden. Das gesamte emotionale Grundwissen stellt eine notwendige Voraussetzung für die Entwicklung von angemessenem Sozialverhalten dar.

> „Jeder Mensch wird als Original geboren,
> aber die meisten sterben als Kopie."
>
> Max Stirner

Achtsamkeit, emotionale Selbstreflektion oder die Ausbildung individueller Eigenschaften sind nur einige von vielen weiteren Entwicklungsaufgaben, in denen der Yoga das Kind unterstützen kann, wie der folgende Dialog aufzeigt.

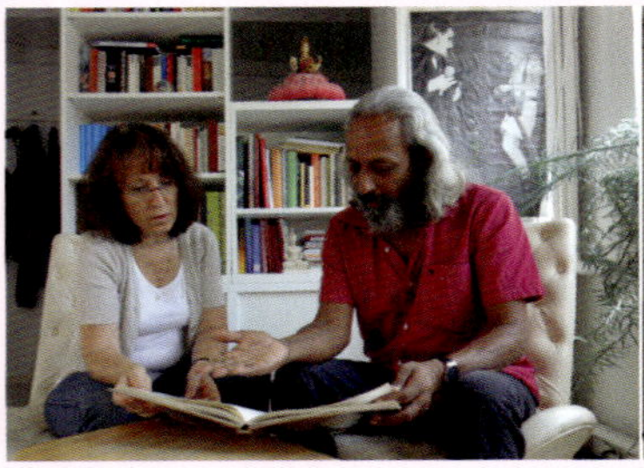
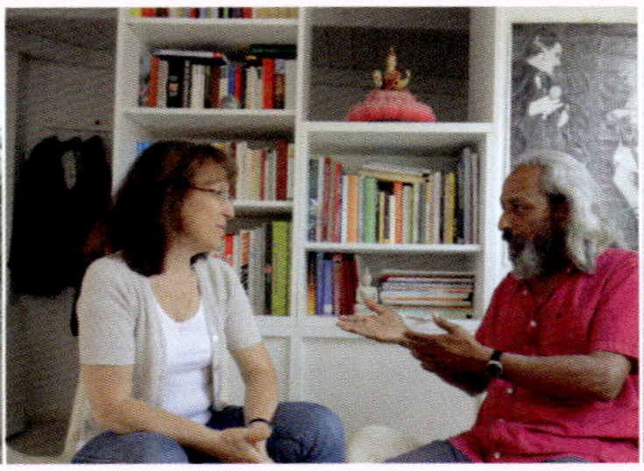
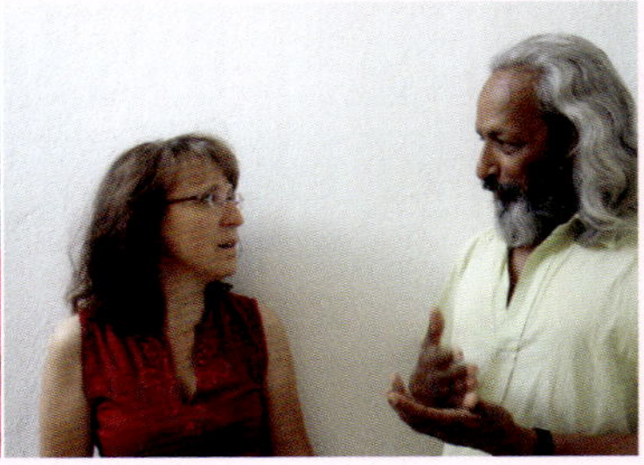

„Sich selbst sein“

Kornelia: Gibt man den Begriff „Selbstbewusstsein bei Kindern“ im Internet ein, so erhält man über 600.000 Suchergebnisse. Das spiegelt die Wichtigkeit dieser Qualitäten wider. Werden im Yoga das kindliche Selbstbewusstsein und seine Selbstachtung bewusst als erzieherische Qualität beachtet?

Sriram: Ja, und zwar zunächst über den Körper. Die Asanas, die Körperstellungen, sind im Gesamtkonzept des Yoga deshalb wichtig, weil wir über den Körper mehr zur eigenen Mitte, sprich zum eigenen Selbst, kommen können. Wir erinnern und besinnen uns beim Üben auf die Rolle, die der Körper bei der Bildung des Selbstbewusstseins spielt. Üben wir Asanas, sprechen wir unbewusst **wesentliche Körperpunkte** an: Körperpunkte, die wir mit wichtigen Erlebnissen speziell in Verbindung bringen. Geraten wir aus dem Gleichgewicht, sind es immer wieder diese Punkte, die agieren, um uns über den Körper in die Mitte zu führen. Wir stärken mit Asana-Übungen unser Selbstbild anders, als wenn wir vor einem Spiegel stehen und uns verschönern. Aber auch anders, als wenn wir uns kräftigen, um uns einem kräftigen Gegenüber gleichwertig zu fühlen. Deshalb ist es wichtig, bei Kindern diese Art von Körpererfahrung zu unterstützen. Der Yoga-Lehrer sollte empfindsam einen Raum schaffen, in dem die Kinder auf eine solche Weise ihren Körper kennen lernen können.

Kornelia: Das kooperative Lernen, also das Lernen im Austausch mit Erwachsenen und Kindern sowie das gemeinsame Erreichen gestellter Herausforderungen, ist ein aktuell viel benutzter Begriff im Bereich von Lernen und Lehren. Gibt es so eine Idee im Yoga mit Kindern?

Sriram: Das kooperative Lernen ist bei Kindern und Jugendlichen im Yoga ein Muss. Es ist schwierig, einen jungen Mensch vom tieferen Nutzen des Yoga zu überzeugen. Auch können wir im Yoga keine direkte Motivation liefern wie beim Sport, wo der Wettkampf einen großen Reiz darstellt. Die Kinder probieren die Position aus, beobachten, korrigieren und verbessern sich gegenseitig. Wenn der Lehrer offen fürs Lernen ist, motiviert er die Anteilnahme und Aufmerksamkeit der Kinder und lernt noch einiges für sich.

Kornelia: Die Bewusstheit, welche Bedeutung das Erlebte oder Erfahrene hat, wird als prägend für die kindliche Persönlichkeitsentwicklung verstanden. Inwieweit kann der Yoga hier stärken?

Sriram: Die Bewusstheit zu stärken ist eine Aufgabe im Yoga. Yoga lernen macht nur Sinn, wenn es einen Bezug zum Leben hat, und der Bezug wird im Yoga immer gesucht. Ein Beispiel: Ein Kind lernt im Yoga, sobald das geht, ruhig und langsam zu atmen. Einige einfache Atemtechniken sind hilfreich und das Kind macht die Erfahrung, dass die Atemübung ihm hilft, ruhig zu werden. Wenn es nachts unruhig im Bett liegt und nicht einschlafen kann oder aufgeregt vor einer schwierigen Hausaufgabe sitzt, kann es zu der erlernten Übung greifen. Der Lehrer kann den Schüler beim Transfer des Erlernten in den Alltag unterstützen.

Kornelia: Das kindliche Temperament äußert sich über Körperreaktionen wie Kraft, Stärke und Geschwindigkeit seiner Bewegungen, seines Denkens und seines Sprechens sowie über seine Reaktion auf äußere Reize und damit einhergehenden Gefühlsaktivitäten. Kann das Kind im Yoga lernen, seine Körper- und Gefühlsreaktionen positiv zu schulen und zu regulieren?

Sriram: Das geht auf keinen Fall direkt. Eine Beeinflussung der Reaktionen ist nur über die Reflexion möglich. Es wäre aber kurzsichtig zu meinen, dass Kinder nicht reflexionsfähig sind. Spätestens mit dem vierten Lebensjahr, aber ganz sicher ab dem Schulalter können sie über sich reflektieren und unterschiedliche Perspektiven einnehmen. Die Körperübungen können sie darin unterstützen, ein Gefühl für die entspannte Körperkraft zu entwickeln, und eine ruhige Atmung kann die Ruhe geben, die eine solche Reflexion unterstützt. Die ruhige Atmung – und dabei helfen die Körperstellungen – nimmt die Reaktionswucht und ermöglicht einen atemstillen Moment, der der Reflexion dienen kann. Es ist wichtig, Kinder, die Yoga lernen, auf die Möglichkeit hinzuweisen. Ein weiterer wichtiger Punkt ist, dass die Reflexion über das, was wir tun wollen, ermutigt wird. Kinder überlegen sich:

- **Was für eine Bedeutung hat es, was ich tun will?**
- **Wie wirkt es auf mein Gegenüber?**
- **Wie wirkt es mittelfristig auf mich?**

Immer wenn es Situationen gibt, bei denen darüber nachzudenken sinnvoll wäre, können zum Beispiel Eltern spontan und im gleichen Augenblick die kindliche **Selbst-Reflexion anregen**.

Kornelia: Selbstachtung hat viel mit Achtsamkeit zu tun. Wo setzt Yoga beim Kind an, um die Achtsamkeit zu entfalten?

Sriram: Die Achtsamkeit ist ein wichtiges Prinzip im Yoga. Zum einen wird das Kind in der Achtsamkeit gegenüber dem Körper und dem Atem geübt und zum anderen in der Achtung vor den anderen in der Gruppe. In der Gruppe üben Kinder den achtsamen Umgang miteinander. **Achtsamkeit ist nichts anderes als die Wertschätzung aller Dinge.** Kinder lernen schnell, dass Selbstwertschätzung davon abhängt, wie sie andere wertschätzen. Um das bei Kindern zu inspirieren, spielen Erwachsene eine wichtige Rolle – die des Vorbildes! Erwachsene üben selbst die Achtsamkeit gegenüber Kindern, denen sie sie beibringen wollen.

Kornelia: Welche Achtsamkeitsübungen sind für welche Altersgruppe relevant?

Sriram: Respekt vor anderen, Wertschätzung aller Objekte, ein Sinn für Ästhetik und Etikette (gute Umgangsformen) fördern die Achtsamkeit, solange sie nicht zu einem Zwang werden. Dabei handelt es sich um Werte, die zu jeder Erziehung gehören. Sind die Werte für Eltern oder Bezugspersonen des Kindes bedeutsam und müssen nicht nur, weil die Gesellschaft das verlangt, gepflegt werden, hat das Kind eine solide Grundlage für die Entwicklung von Achtsamkeit. Während der Yogastunde kann diese Einstellung altersentsprechend gefördert werden. **Langsamkeit, eine gute Aufrichtung des Rumpfes, ein wacher Blick und das Fließenlassen des Atems sind wichtige Aspekte im Yoga**. Sie alle unterstützen die **Achtsamkeit**, weil sie ein Bild der Körperästhetik vermitteln.

Jugendliche sind imstande, das zu verstehen und umzusetzen sowie zu lernen, die Vorgaben während der gesamten Übungszeit zu wahren. Einfache Rituale, die im Unterricht wiederholt werden können, sind für kleinere Kinder reizvoller. Für die Kleinsten ist ein achtsamer verständnisvoller Umgang seitens des Lehrers die wichtigste Motivation, selbst achtsam zu werden.

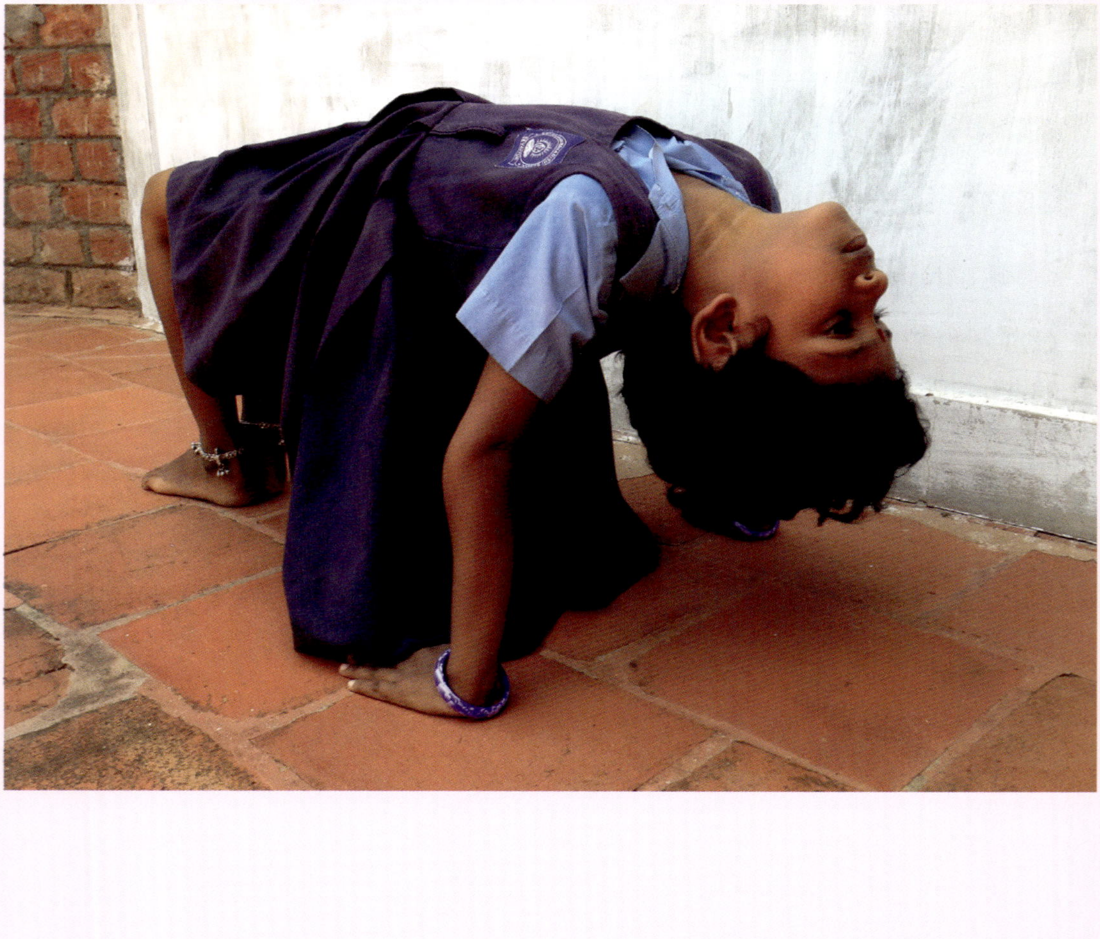

Umsetzung und Übung

Vorschulkinder 5 – 7 Jahre

Der Atem wird zunächst nicht direkt angesprochen. Er wird aber beispielsweise mit Hilfe von Tönen, kleinen Versen, Lauten, dem Aufsagen der Sanskritnamen der Asanas, während des Übens bedacht. Eine solche Form der Atemachtsamkeit stärkt spielerisch die Konzentrationsfähigkeit und lässt eine gute Bauchatmung entstehen.

Grundschulkinder 8 – 11 Jahre

Durch die Ansage in unterschiedlichen Geschwindigkeiten wird die Fähigkeit zur Selbstregulation bei den unterschiedlichen Asana-Reihen geschult. Das kann helfen, impulsives Verhalten zu reduzieren und den inneren Takt zu finden. Die stimmliche Begleitung beim Tun trainiert die Atmung und lässt so eine Vertiefung des Atems zu. In kurzen Momenten des Nachspürens oder Innehaltens beobachten die Kinder, wie sich ihr Atemraum verhält. Sie entdecken ihren Atem. Es können konkrete Aufgaben gestellt werden: den Atem zu Beginn und nach mehreren Asanareihen zu erspüren. Wie verändert sich der Atem?

Jugendliche ab 12 Jahre

Bei größeren Kindern lassen sich die yogaspezifischen Atemtechniken schrittweise einführen. Dabei wird der Fokus zunächst auf die Entwicklung einer guten Bauchatmung gesetzt, um darauf aufbauend weitere Atemtechniken zu nutzen. Der Atem wird zuerst bei den Asanas langsam geführt. Dann bleiben die Kinder in einer Position still und üben mehrere langsame Atemzüge, bei denen sie den Atem an einem vorgegebenen Atempunkt des Körpers spüren. Damit wird für sie das Erleben der Stille direkt eingeführt.

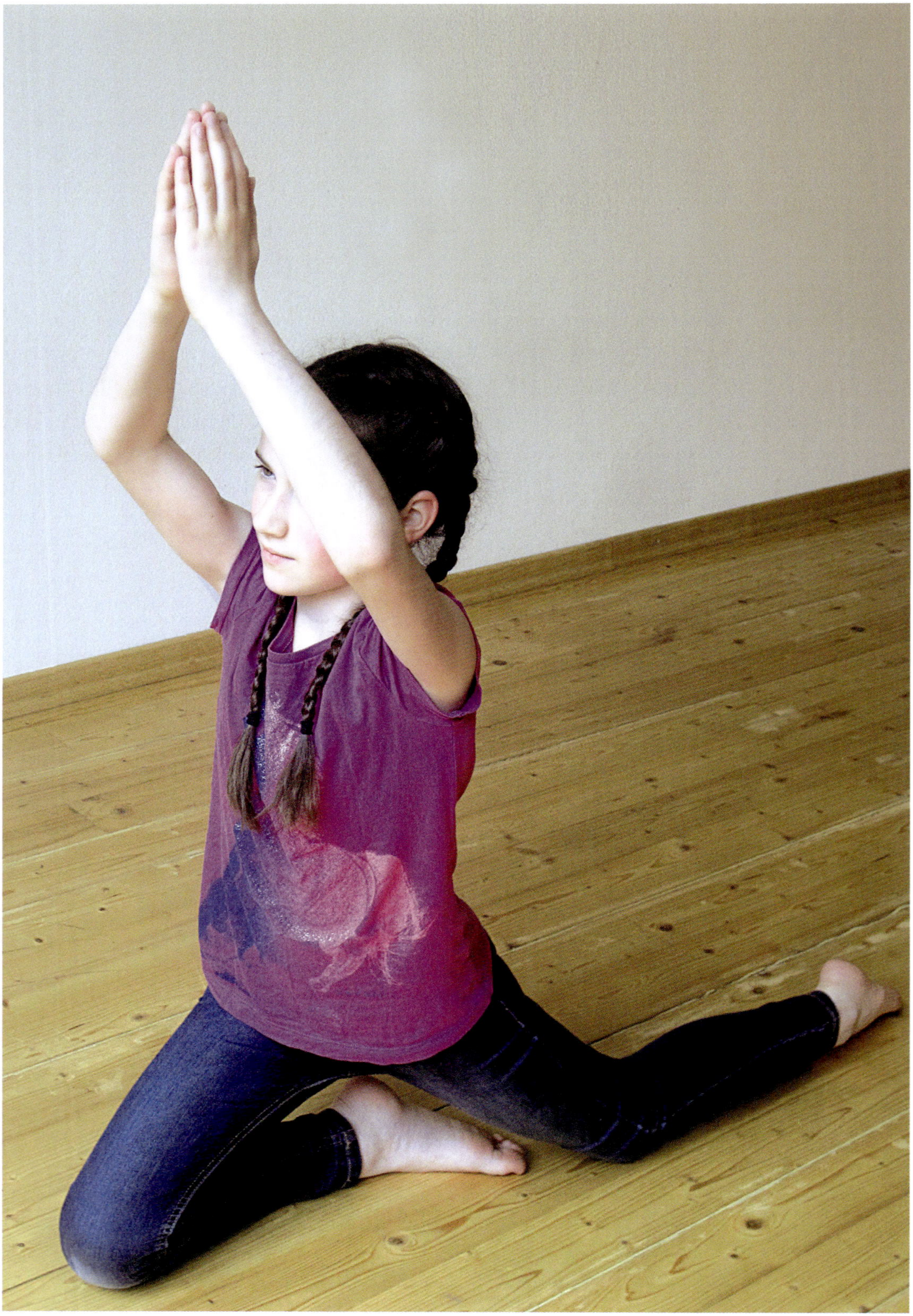

1
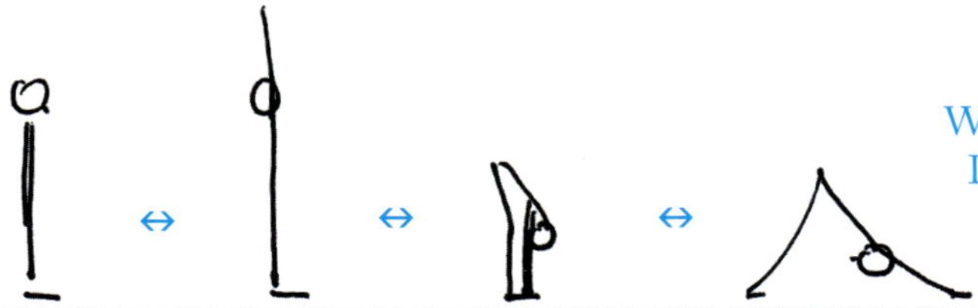

Während des Ablaufs einen Vers sagen.
Den Ablauf 5-mal wiederholen, dabei
jedes Mal etwas weiter nach
hinten springen.

2
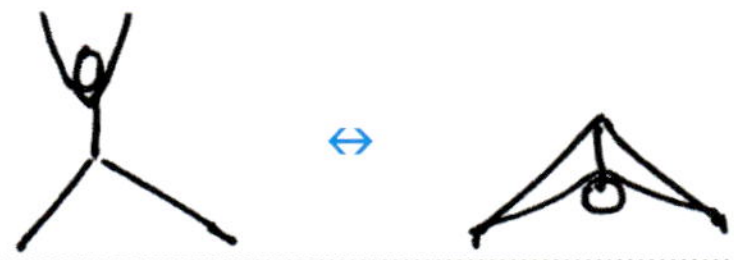

Während der Bewegung
– in einem Ausatmen – von 1 – 10 zählen.

3
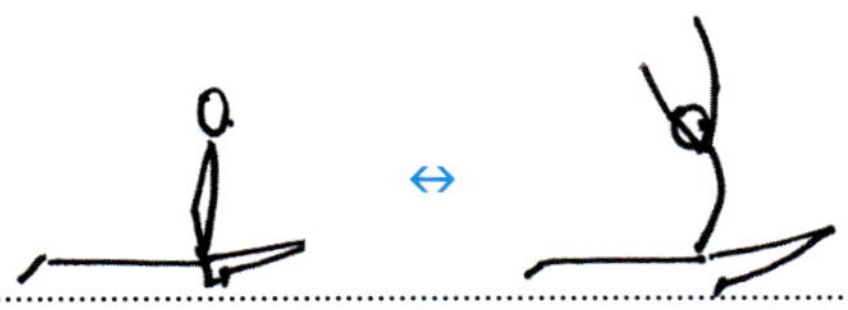

Augen offen halten. Zum Bauch hin spüren
und für 10 Sekunden still bleiben.

4
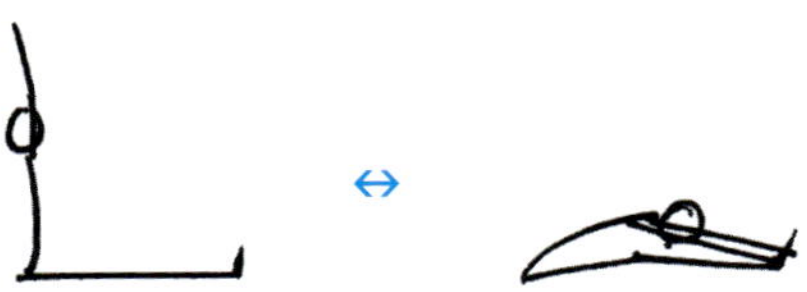

Während der Bewegung langsam
alle 5 Vokale in einem Ausatem tönen.

5
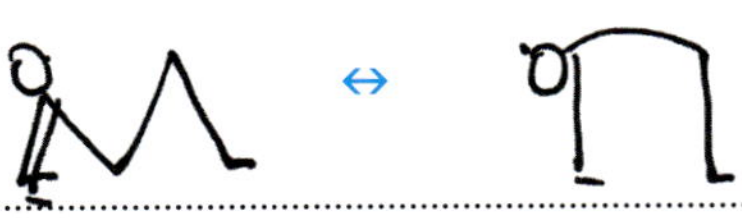

Langsam und laut in einem Ausatem bis 10 zählen.

6
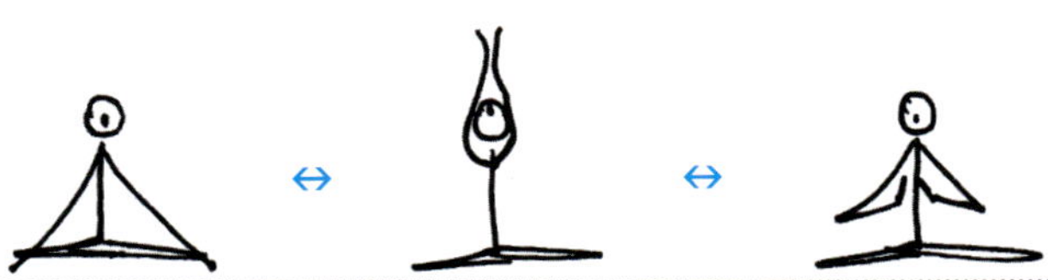

Langsam bei jeder Bewegung
die Vokale tönen.

7
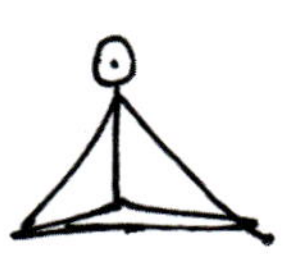

Augen offen und still halten
a) Zum Bauch hin spüren, während der Lehrer bis 30 zählt
b)Zur Brustgegend hin spüren, während der Lehrer bis 30 zählt

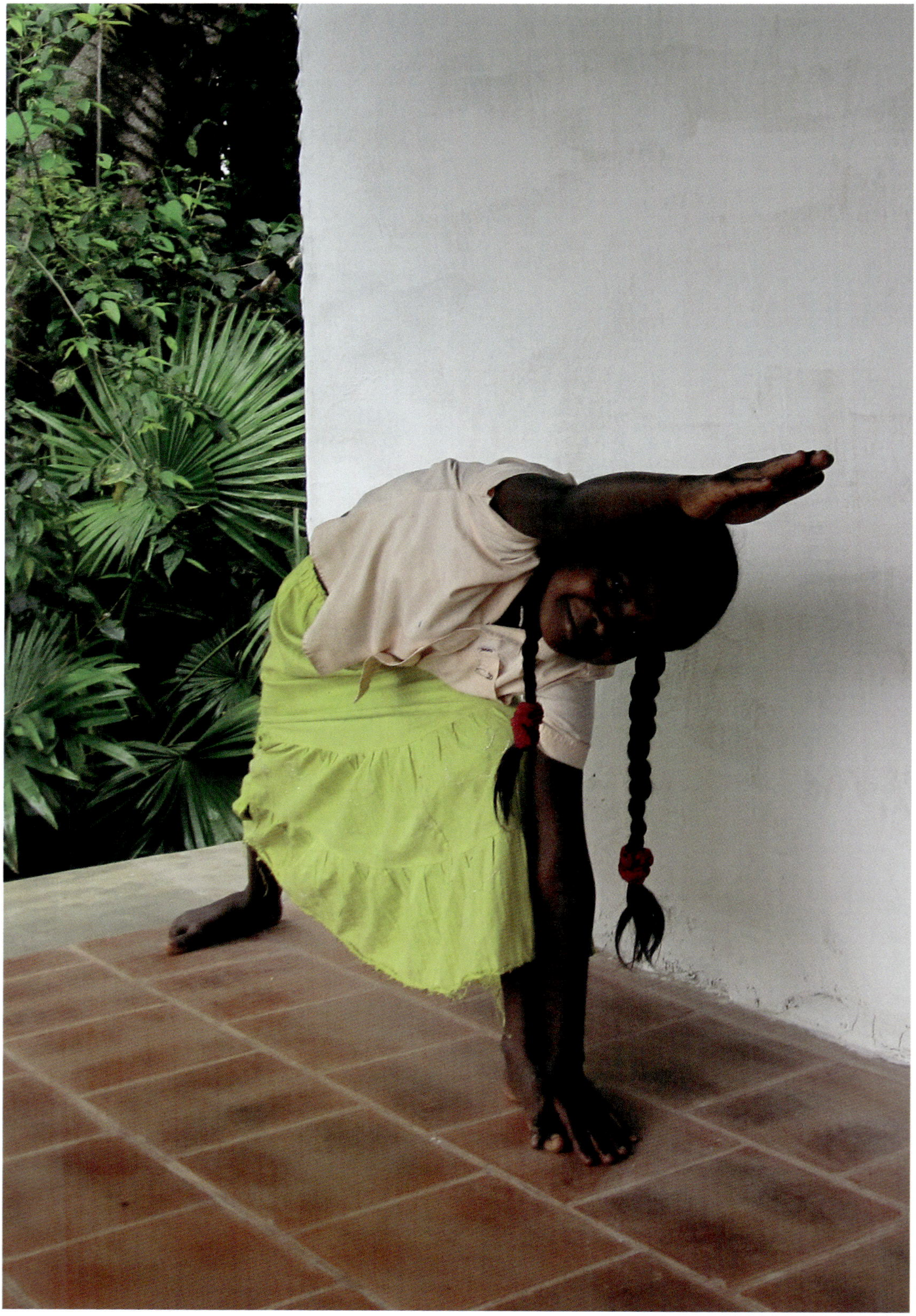

Grundschulkinder

1 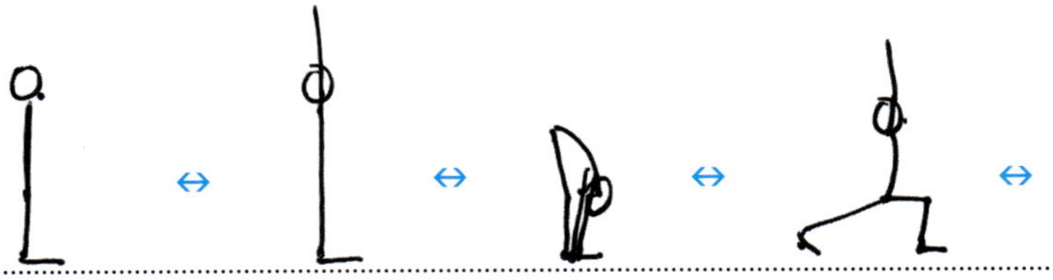

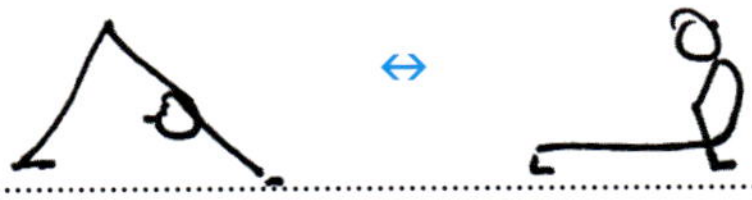

Langsam und ruhig bei jeder Bewegung „Haa …“ tönen.

2 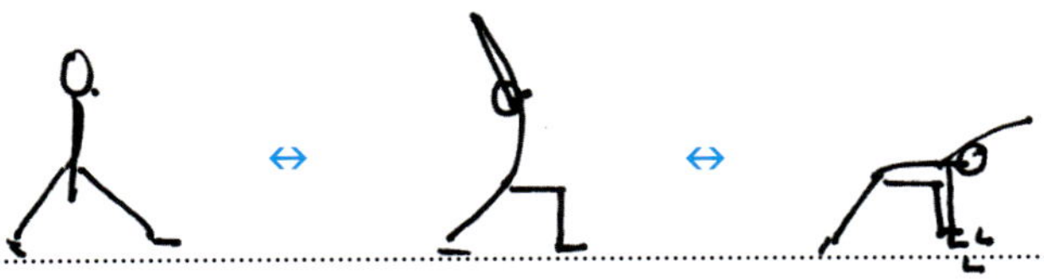

Geradeaus schauen, die Pupillen ruhig halten und ganz ruhig atmen.

3 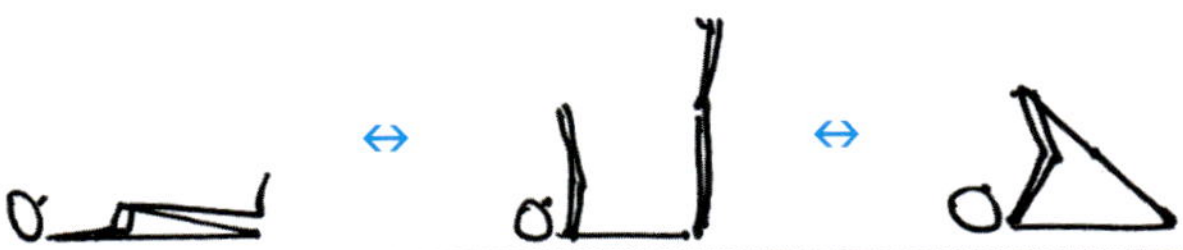

Die Aufmerksamkeit den Rücken hinunter und hinauf lenken und dabei ruhig atmen.

4 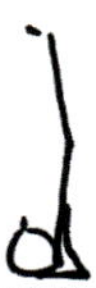

Bewegungslos, mit geschlossenen Augen bleiben – den Atem fließen lassen.

5 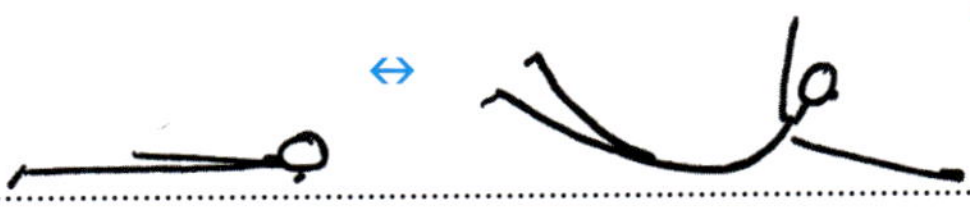

Die Aufmerksamkeit in den Bauch lenken und dabei ruhig atmen.

6 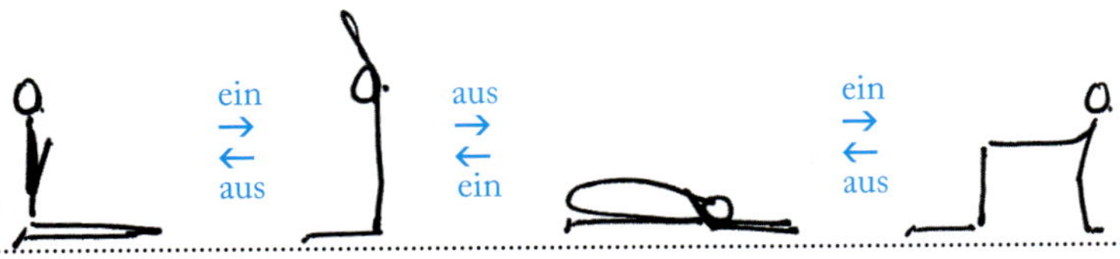

7 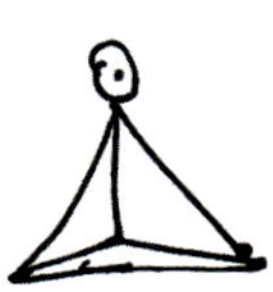

Mit einem tiefen Ton summen. Jeweils 5-mal wiederholen mit Fokus auf Becken-, Bauch-, Brust- und Halsgegend.

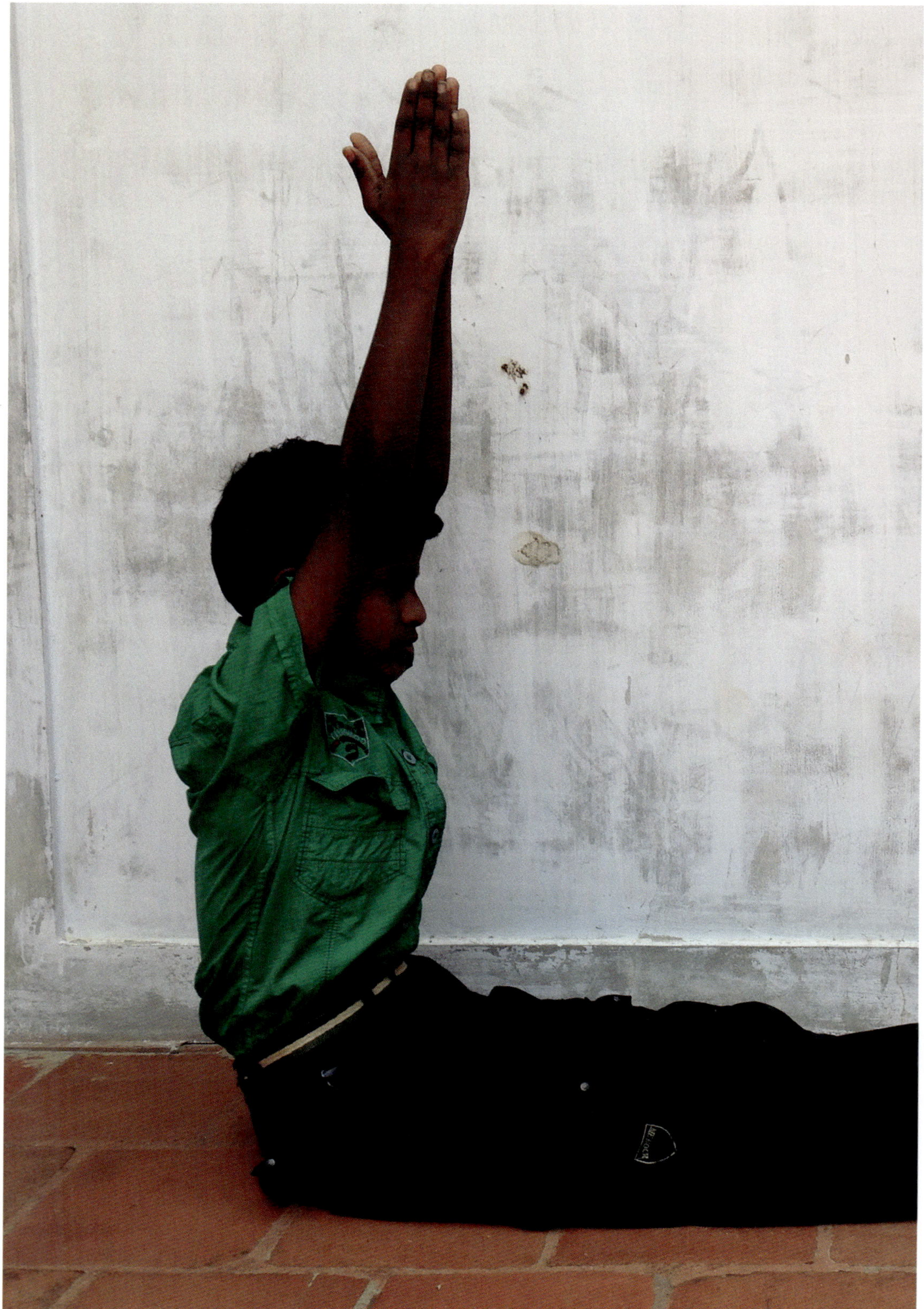

1
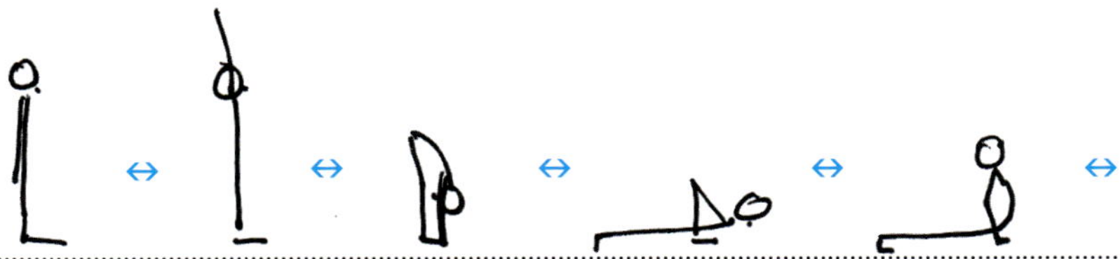

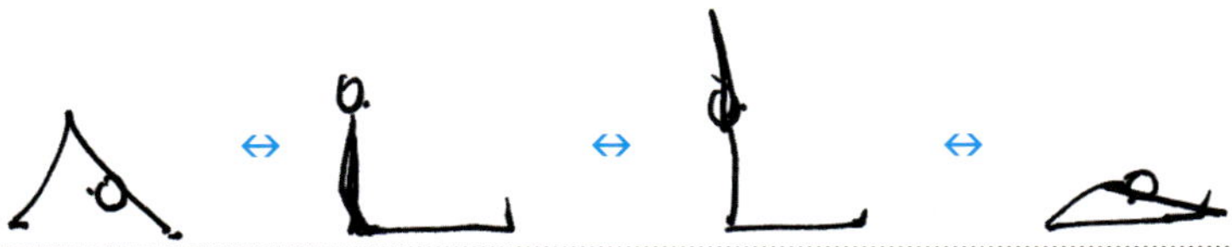

In jeder Position einatmen, langsam von 1 – 10 zählen und sich von einer Position in die andere bewegen.

2
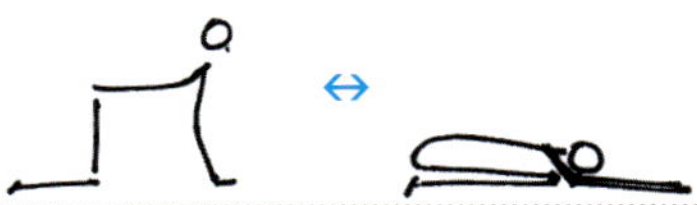

Mit ruhigem Ujjayi langsam ausatmen.

3
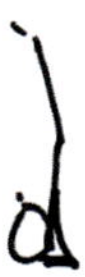

4
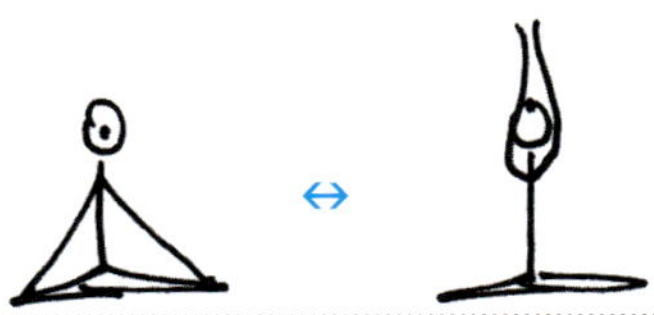

3 Langsam ausatmen, dabei den Fokus im Halsbereich halten.

4 Langsam mit Ujjayi atmen.

5
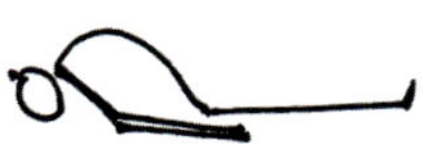

Augen geschlossen, den Atem geschehen lassen und in den Bauchbereich spüren.

6
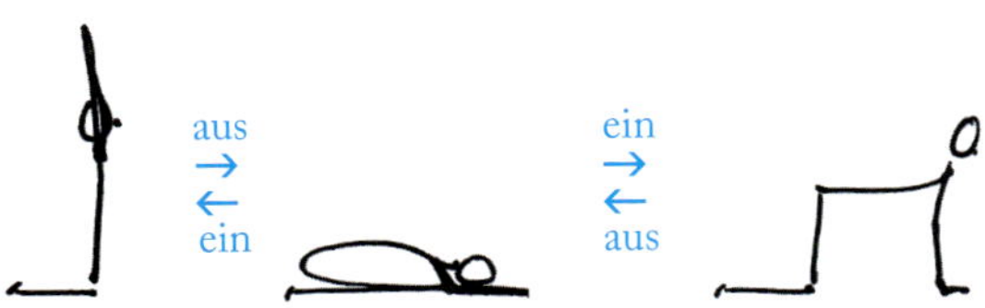

7
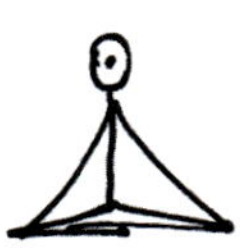

Langsam einen Ton summen und dabei auf den Brustraum fokussieren.

„Von allem, was Weisheit zur Glückseligkeit des ganzen Lebens bereitstellt, ist weitaus das Größte die Erwerbung der Freundschaft." Epikur

Die vier wichtigsten Fähigkeiten

Wie sich das Kind mit und zu anderen Menschen verhält, welche sozialen Konventionen und ethischen Werte in der jeweiligen Kultur gelten, das erschließt sich ihm Schritt für Schritt. Es lernt durch ihm aufgezeigte Grenzen, dass zum Beispiel der Freund zur Begrüßung nicht an den Haaren gezogen werden möchte, ein kräftiger Biss in die Schulter der Mama nicht zur gewünschten Reaktion führt und das Bewerfen mit Sand den Spielgefährten nicht freut. Sowohl der Kognitionspsychologe Howard Gardner wie der US-amerikanische Psychologe und Wissenschaftsjournalist Daniel Goleman sprechen in diesem Zusammenhang von vier Fähigkeiten als Grundlage für den positiven Umgang mit anderen:

1. **Konfliktfähigkeit, indem Lösungen ausgehandelt werden können;**
2. **soziales Empfinden, indem Gefühle, Motive und Anliegen von anderen entdeckt, verstanden und respektiert werden;**
3. **zwischenmenschliche Beziehungen gestalten und aufrecht erhalten;**
4. **Organisation von Gruppen, indem beispielsweise Spielführer gewählt werden, die bestimmen, was und wer spielen darf.**

Der soziale Raum

Damit das Kind die Fähigkeiten ausbilden kann, benötigt es ausgedehnte Selbst- und zwischenmenschliche Erfahrungen. Der Austausch in gleichaltrigen Gruppen sowie das Finden von Freunden sind hilfreiche Lernfelder. Das ist aber heute außerhalb von Kindergarten und Schule nicht so einfach. Warum? Kinder wollen ihre eigenen Erfahrungen machen, ihre Phantasie spielen lassen, Kreativität ausleben und vor allem nicht immer unter Aufsicht der Erwachsenen stehen. Kinder können aber in der Regel nicht einfach nach draußen laufen, um zu spielen, sich Freunde suchen und ihre Welt erkunden. Das bis vor wenigen Jahren noch **übliche kreisförmige Ausdehnen des eigenen sozialen Lebensraumes** wurde abgelöst von einzelnen, voneinander getrennten Lebensräumen, die ähnlich Puzzleteilen, separat von den Eltern zusammengesetzt werden müssen. Die sogenannten „Inseln", wie z. B. Krabbelgruppen, Spielplatz, Kindergarten, Schule, Vereine oder Sportplatz, liegen in einem größer gewordenen, unbekannten Gesamtraum verstreut. Die Größe des kindlichen Lebensraums und damit die Beziehungsgestaltung ist nicht mehr von der Fähigkeit selbständiger Aneignung abhängig, sondern von der aktiven Mitwirkung der Eltern. Das hat Folgen.

Der Kinderalltag ist durch klare Strukturen, Absprachen und organisierte institutionelle Freizeitaktivitäten gekennzeichnet. Kinder verlernen das eigenständige Spiel oder die selbstständige Beschäftigung, Dinge nach Lust und Laune zu tun, mangels eigener freier Zeit. Spontane Raumaneignung gestaltet sich schwieriger, da Wiesen, Parks, offenes Gelände oder Wald nur schwer zu erreichen sind und als zumindest subjektiv gefährlich gelten. Ein Kreislauf entsteht: Je schlechter sich das Kind seine Umwelt eigenständig erschließen kann, umso aktiver bemühen sich die Eltern, die sozialen Brücken zu Inseln seiner außerfamiliären Umwelt aufzubauen. Kinder verlagern gleichzeitig ihre freie Zeit von Straße, Hof und Nachbarschaft in den häuslichen Rahmen. Aufgrund des Geburtenrückganges sind Kinder in der direkten Nachbarschaft seltener anzutreffen und das Finden einer Gemeinschaft in unmittelbarer Nähe des Elternhauses ist daher schwierig. Der zeitlich expandierende Aufenthalt von Kindern in Kinderzimmern oder Wohnräumen macht höhere disziplinierende Erziehungsmaßnahmen der Eltern notwendig. „Die Erziehung ist aufgerufen, auf eine möglichst frühzeitige Verfeinerung der Körpermotorik sowie auf die selbstdisziplinierte Kontrolle des Affekt- und Gefühlshaushalts der Kinder zu drängen." (11).

Die überproportional starke Rolle der Erwachsenen

Verstärkt durch die geringe Geschwisterzahl sind Eltern häufig die wichtigsten Begleit- und Spielpartner und es fehlt immer mehr an frei gewählten und selbst erschlossenen Kontakten. Die Eltern fördern ihre Kinder in deren sozial-emotionalen und kognitiven Entwicklung mit dem Ziel der Selbstständigkeit und sozialen Kompetenz, bewirken jedoch oft genau das Gegenteil. Durch die ständige Verfügbarkeit des Erwachsenen sind Kinder ab der Säuglingsphase oft nicht gewohnt, sich alleine zu beschäftigen (12). Minutiös verplante Freizeit, um die vielfältigen Angebote zu nutzen, lassen bereits bei Kindern Leistungsdruck und -denken entstehen. Dabei orientieren sich die Kinder oft an den Erwachsenen, deren Alltag von Zeitdruck, perfektem Timing und Hektik geprägt ist. Vorgegebene Programme lassen **Kinder mehr und mehr in Erwartungspose** fallen und verhindern die Eigeninitiative des Nachwuchses. Der Erwachsene wird zum Animateur des Kindes, Zeitplan und Rhythmus werden von den Erwachsenen vorgegeben. Ist dem einmal nicht so, entsteht schnell Langeweile, da das Kind es nicht mehr gewöhnt ist, seine freie Zeit selbst zu gestalten.

Die einsame Unterhaltung

Parallel zu diesem Trend entwickelte sich für Kinder eine eigene Medienindustrie, die ebenfalls auf passives Konsumieren ausgerichtet ist. Da die Einengung der kindlichen selbstentdeckten Freiräume die Entwicklung eigener Phantasie und Abenteuerlust kaum noch zulässt, kommt es immer häufiger zu fehlenden selbsterfahrenen Sinneseindrücken und Körpererfahrungen. Das Kind muss sich eine **Ersatzwelt** suchen, um die Spannung zu erleben, die ihm die Realität nicht mehr bieten kann. Fernseher, Spielkonsole und Computer mit ihrem hohen Erlebnischarakter drängen sich förmlich auf. Eine Studie der Arbeitsgemeinschaft Fernsehforschung (AGF) aus dem Jahre 2013 zeigt auf, dass Kinder zwischen drei und dreizehn Jahren täglich bis zu 89 Minuten Fernsehen schauen. An Wochenenden steigt die Zeitspanne auf durchschnittlich 118 Minuten an. Kinder sehen häufig sogar Erwachsenen-Sendungen und bekommen die Welt ohne Rücksicht auf ihre Entwicklungsstufe präsentiert. Eltern haben meist schon lange die Kontrolle über die Informationsumwelt ihrer Kinder verloren, Kinder sind die Experten. Elektronische Medien verlangen jedoch kein eigenes Zugreifen und Begreifen, keinen Umgang mit sich oder mit anderen. „Kein Kind und kein Erwachsener wird durch mehr Fernsehen zu einem besseren Fernsehzuschauer. Die erforderlichen Fähigkeiten sind so elementar, dass uns von einem Fall von Fernsehschwäche bisher noch nichts zu Ohren gekommen ist“ (13).

Die Notwendigkeit realer Freundschaften

Der Psychiater, Psychologe und Hochschullehrer Manfred Spitzer sieht in dieser Entwicklung eine große Gefahr für Kinder und Jugendliche, da soziales Miteinander und soziale Kompetenz so nicht erlernbar seien: „Genauso wie man Sprechen nur in einer Sprachgemeinschaft durch Sprechen und Verstehen lernt, lernt man Sozialverhalten nur in einer Gemeinschaft, in und mit der man handeln darf und kann. Kooperation wird spielerisch gelernt, aber das Spiel heißt nicht „Mensch ärgere dich nicht“ und auch nicht „Monopoly.“ Es heißt: miteinander leben! Und es ist kein Spiel.“ (14). Wir haben ein „soziales Gehirn“, deshalb fördert das Miteinander in einer Gruppe das Wachsen der entsprechenden Gehirnregionen für soziale Kompetenz!“ (15).

Reale Freundschaften unter Kindern ermöglichen es dem Kind, zu erkennen, wer es ist und wohin es gehört, sowie zu lernen, sich von anderen abzugrenzen und doch dazuzugehören. Freunde helfen, eine realistische Einstellung von sich zu gewinnen und sich anerkannt zu fühlen. Gleichzeitig wird der soziale Umgang mit anderen und mit dem Erleben der eigenen Person in Gruppen trainiert. Je nach Alter werden Freunde aus unterschiedlichen Beweggründen ausgewählt. Fürchtet sich der Erst- oder Zweitklässler (fünf bis acht Jahre) noch vor Streitereien mit anderen und sucht sich daher Freunde, die ihn nicht verletzen, wollen die Neun- bis Zwölfjährigen Verbündete als Freunde. Sie schützen sie vor Beleidigungen und Hänseleien und verraten sie nicht. Der Jugendliche hingegen legt seine Priorität auf das Wahren von Geheimnissen. Dabei steht das Anvertrauendürfen von vermeintlichen Schwächen ohne Angst vor Bloßstellung ganz oben auf der Werteskala.

> „Es gibt nur eine wahrhafte Freude:
> den Umgang mit Menschen.“
>
> Antoine de Saint-Exupery

Yoga für Kinder und Jugendliche wird in der Regel in Gruppen geübt, eine ideale Möglichkeit, viele kulturelle Grundlagen und das soziale Miteinander zu entwickeln.

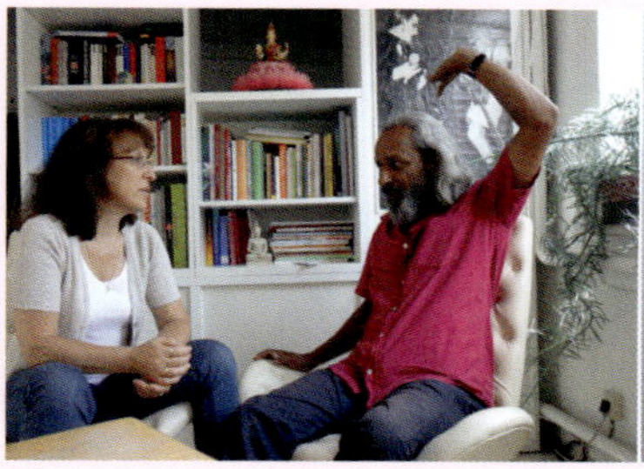
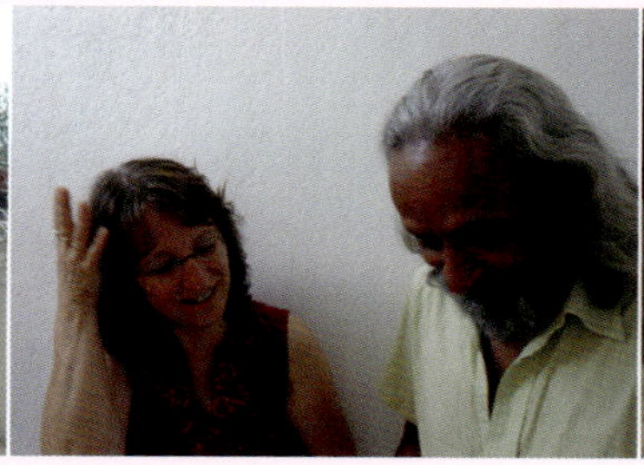
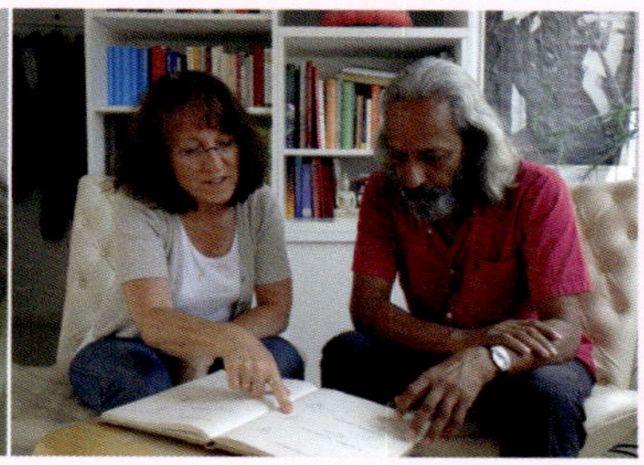

„Frei sein vom Konkurrenzdenken“

Kornelia: Zum Umgang mit anderen gehört, einem Kind die bestehenden sozialen Konventionen und ethischen Werte unserer Kultur zu vermitteln. Inwieweit kann Yoga Kinder dabei unterstützen, die jeweils eigene kulturelle Zugehörigkeit zu stärken und Werte zu entfalten?

Sriram: Es ist wichtig, auf dem Weg zur Selbstfindung den eigenen kulturellen Hintergrund kennenzulernen (vgl. YS 2.44). Die auf uns wirkenden Einflüsse sollen wir kennen, denn nur so können wir in der Gesellschaft Position beziehen. Jede Gesellschaft ist nur deshalb eine Einheit für sich, weil sie gewisse kulturelle Werte oder Traditionen pflegt. Kinder haben das Bedürfnis, dabei zu sein und mitzuwirken. Das gibt ihnen nicht nur das notwendige Zugehörigkeitsgefühl, um ihr Selbstwertgefühl zu stärken, sondern hilft ihnen, sich selbstständige Meinungen zu bilden. Deshalb sollte es bei einem ganzheitlichen Yogaunterricht Pflicht sein, eigene kulturelle Geschichten und Mythen kennenzulernen. Das starre Denken in Kategorien von Gut/Böse, Erster/Letzter, Eigenes/Fremdes ist ein weltweites Phänomen. Dazu kommt noch der Irrglaube, dass wir solch polares Denken überwinden werden, wenn wir uns von den eigenen kulturellen Geschichten, die uns beeinflusst haben, abwenden. Aber das Gegenteil stimmt. Nur indem wir diese kennenlernen, unsere eigenen Erkenntnisse aus ihnen gewinnen und ihre Einflüsse in unserem Verhalten und in unserem Wesen durchschauen, werden wir uns in unserer gesellschaftlichen Umgebung wohlfühlen. Kinder fordern Geschichten ein, die wir im Yogaunterricht aus dem eigenen kulturellen Fundus auswählen und altersentsprechend in die Stunde einbauen sollten. Einige Geschichten sind deshalb im Buch erwähnt. Eine solche Geschichte kann zu Beginn oder auch abschließend in der Stunde vorgelesen und dann mit den Kindern einige Minuten über den Inhalt philosophiert werden. Dabei ist wichtig, dass wir uns als Erwachsene in unserer Deutung zurückhalten.

Kornelia: Goleman und Gardner sprechen von vier Fähigkeiten: Konfliktfähigkeit, soziales Empfinden entwickeln, Beziehungen mitgestalten können und Befähigungen zur Gruppenorganisation. Kann das Kind im Yoga solche Fähigkeiten stärken?

Sriram: Im Yoga sieht man

a) **den Nabel als zentrale Achse eines agierenden Körpers;**
b) **das obere Zwerchfellende als Ausgangspunkt einer klaren ruhigen Betrachtung des Gegenübers und**
c) **die Brust als Ausgangspunkt für emotionale Stabilität.**

Die Betonung der drei Punkte ist beim Üben wichtig, um dem Kind eine gute Grundlage zur Entwicklung der vier Fähigkeiten zu bieten. Ebenso ist die Reflexion über die **Bhavana als grundlegende Tugenden** im Yoga ein wichtiger Ansatz.

Kornelia: Yoga beinhaltet ein hohes Maß an Disziplin, wie das Üben der vorgegebenen Asanas, um dem Kind die vier Fähigkeiten näher zu bringen und es eigene Erfahrungen machen zu lassen. Kindlicher Entdeckergeist, Phantasie und Kreativität wachsen auf einem solchen Nährboden. Doch gerade in der heutigen Zeit finden Kinder kaum Freiraum und Möglichkeiten, um ihre Phantasie spielen zu lassen und ihre Kreativität auszuleben. Gibt es einen Zugang zu diesen Erfahrungsräumen und kann das Kind sich mit Hilfe des Yoga hier eigene Freiräume erschließen?

Sriram: Der Yogaunterricht soll meines Erachtens den Kindern ein Gefühl von **„In-Ruhe-gelassen-Sein" vermitteln** und trotzdem klare Gemeinschaftsregeln enthalten, sodass einzelne Kinder den Unterrichtsablauf nicht verhindern. Die Lehrer dürfen aber von den Kindern ihre Anteilnahme verlangen. Die Beschäftigung mit dem eigenen Körper, dem Atem und den Fähigkeiten, ohne die Notwendigkeit eines Vergleiches oder einer Bewertung, ist **ein freier Lernprozess.** Der kann den Kindern helfen, ihre Phantasie und Kreativität zu entfalten. Deshalb ist es nicht empfehlenswert, im Rahmen des Yogaunterrichtes die Übungen mit Phantasiereisen und -geschichten zu füllen. Das lenkt vom Wesen des Yoga ab und unterbindet systematisch die selbstständige Entdeckungsfähigkeit des Kindes. Wenn wir hingegen in einem Ambiente, in dem davor mittels Körperübungen gewisse Selbsterfahrungen angestrebt wurden, im Anschluss werteorientierte Geschichten erzählen, beflügeln wir die Verknüpfung der Bilder mit dem Selbst und fördern so die Kreativität.

Kornelia: Auch zum Yoga muss das Kind in der Regel von den Eltern gebracht werden und daher gehört der Yoga-Kurs ebenfalls zu den beschriebenen „Inseln" und nicht zur spontanen Raumaneignung. Was macht Yoga anders als die üblichen Freizeit-Angebote für Kinder und Jugendliche?

Sriram: Anders ist vor allem, dass sich die Kinder im Yogaunterricht ohne Konkurrenzgefühl begegnen. Es geht in jeder Stunde um das achtsame Üben mit sich selbst und die Selbst-Reflexion ohne den Vergleich mit den anderen Kindern im Raum. Nur so können sie sich gegenseitig als vollständige

Menschen kennenlernen. Wir reduzieren Yoga nicht für Kinder, **wir bringen Menschen Yoga bei und bedenken dabei, dass sie Kinder sind** (deshalb finde ich die Bezeichnung „Kinderyoga" falsch). Somit führen wir sie in eine Welt der Reflexion ein, die anders ist als bei anderen Freizeitangeboten.

Kornelia: Aufgrund räumlicher Enge wird Kindern immer öfter eine frühzeitige Verfeinerung der Körpermotorik und eine selbstdisziplinierte Kontrolle der eigenen Gefühlsäußerungen abverlangt. Wie kann Yoga dem Kind Unterstützung bieten?

Sriram: Die Folgen der urbanen Entwicklung der Gesellschaft kann der Yogaunterricht nicht kompensieren. Aber Yogaerkenntnisse helfen dem Kind zu reflektieren, wie sich schwierige Situationen am besten gestalten lassen. Im Yoga gelten bei emotionalen, zwischenmenschlichen Situationen vier wichtige Betrachtungen (Bhavana):

1. **mitfühlend gegenüber einem Leidenden,**
2. **verständnisvoll gegenüber einem, der Fehler macht,**
3. **lobend zu jemandem, der etwas Positives vollbracht hat,**
4. **freundlich (und nicht etwa neidisch) gegenüber einem Glücklichen. (YS 1.33)**

Eine solche Betrachtungsfähigkeit entwickelt sich laut Yoga durch das **Kultivieren des „Sich- hinein-Versetzens in den anderen"**. Wenn Erwachsene die vier Tugenden entwickeln, vermitteln sie – ohne es verbalisieren zu müssen – den Kindern die Fähigkeit, sie gleichfalls zu entwickeln. Aber nicht nur in der modernen Wohlstandsgesellschaft sind Kinder oft gefordert, früh erwachsen zu werden. Auch in sozialen Notsituationen wie Armut, Krankheit oder Krieg ist das so. Ganz gleich, aus welchem Grund es dazu kommt, immer sind es die Erwachsenen, die als Rollenmodell eine positive Entwicklung des Kindes fördern können.

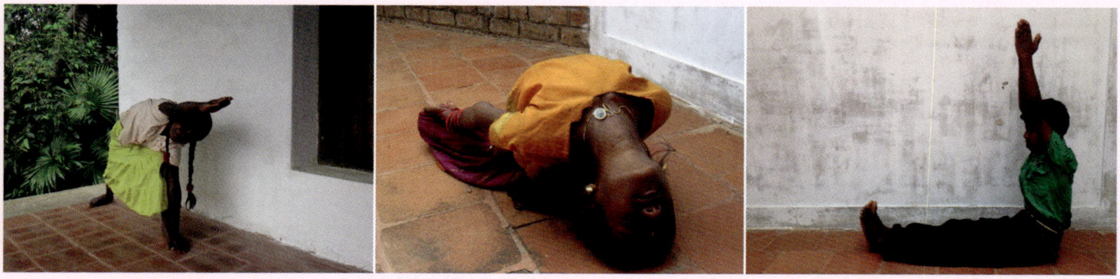

Kornelia: Viele Kinder sind es nicht mehr gewohnt, sich alleine zu beschäftigen. Wie kann der Yogalehrer verhindern, dass seine Yogastunde nicht eine von vielen Animationsstunden für das Kind wird?

Sriram: Er kann eine Stunde planen, welche die Kinder aktiv mitgestalten (kooperativ) und wo sie nicht geleitet werden! Der Lehrer zeigt, korrigiert, lässt Kinder, die eine Übung verstanden haben, vormachen und benutzt Worte, um zu korrigieren. Phasen von Stille, wo der Lehrer nicht spricht, oder etwas zeigt oder korrigiert, sind im Unterricht wichtig, selbst wenn diese Phasen jeweils nur kurz sind.

Kornelia: Die vielen Freizeitangebote lassen bereits bei kleinen Kindern Leistungsdruck, Leistungsdenken und Perfektionismus entstehen. Kann Yoga einen Gegenpol darstellen?

Sriram:. Wichtig ist im Yoga nie, wie eine Übung oder eine Antwort von einem Kind im Vergleich zu einem anderen aussieht oder wirkt, sondern ob das Kind Anteil nimmt und damit eine Erfahrung macht. Die kann bei zehn Kindern, die ein und dieselbe Haltung ausführen, vollkommen unterschiedlich sein. Die jeweilige Erfahrung ist real und nicht mit den Erfahrungen der anderen Kinder abzuwägen in bessere oder schlechtere Erfahrung. Im Yoga zählen die gemachte Erfahrung und die Stärkung der Fähigkeit, diese Erfahrung mit früheren Erfahrungen abzugleichen, um sich mit sich selbst vergleichen zu lernen.

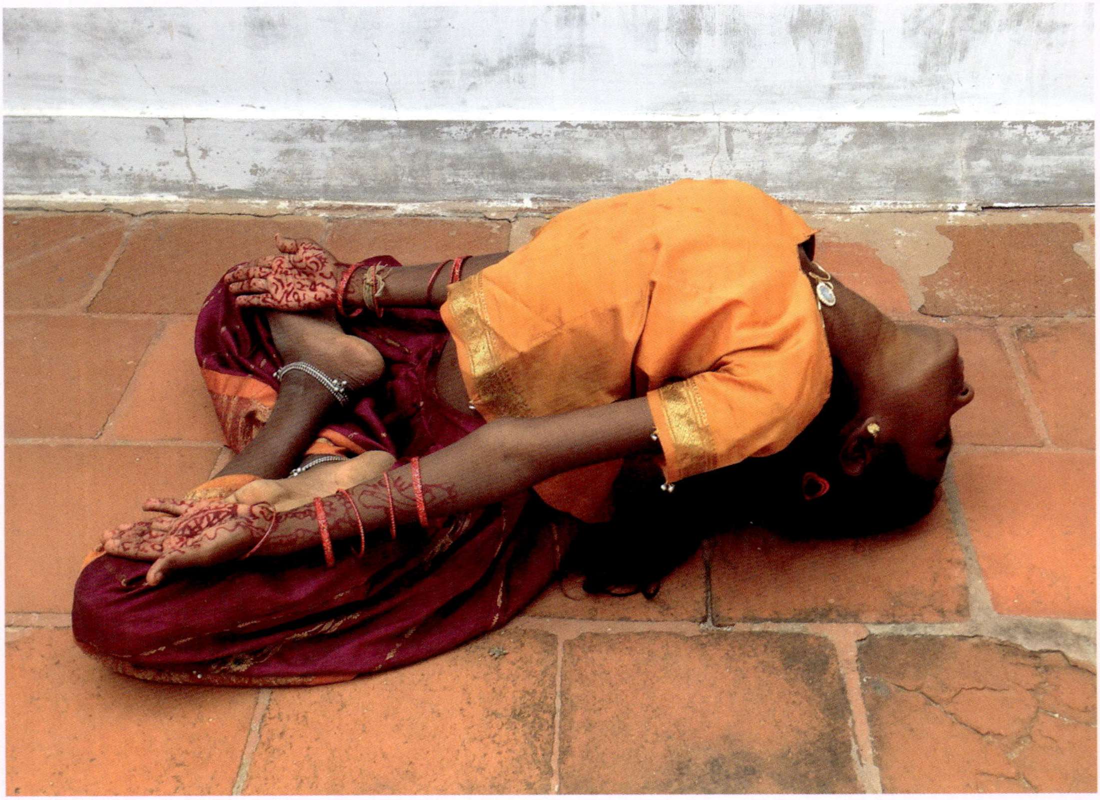

Umsetzung und Übung

In den Stunden geht es u.a. um die Vermittlung von sozialen Kompetenzen und Werten, welche in Form von Geschichten in Bezug auf die Yama und Bhavana geschehen kann. Bei den Yama handelt es sich um grundlegende Verhaltensweisen gegenüber anderen Menschen:

Ahimsa – Gewaltlosigkeit:
Sich der eigenen Worte und Taten bewusst sein und ein friedliches Miteinander suchen.
Das fördert die friedliche Einstellung der Mitmenschen (16).

Satya – Wahrhaftigkeit:
Üben, immer selbst bei der Wahrheit zu bleiben, zu den eigenen Worten und Taten mutig zu stehen (17).

Asteya – nicht stehlen:
Keine Mitmenschen um deren Besitz, Wissen, Werte oder Chancen beneiden, sich mit den anderen freuen (18).

Brahmacarya – im Bewusstsein des Höchsten weilen:
Sich im eigenen Glauben festigen und darin Kraft gewinnen. Zugleich das Verständnis, sich in allem, was wir tun, in Mäßigung zu üben. (19).

Aparigraha – nicht horten:
Anspruchslosigkeit, d. h. keine übermäßigen Güter anschaffen, sich beschränken auf das, was wirklich notwendig ist. Den Kopf frei behalten für die Eigenreflektion, über sich und sein Handeln und Tun nachdenken zu können, um so den eigenen Lebensweg immer wieder neu auszurichten (20)

Hier jeweils ein Beispiel zu den unterschiedlichen Altersgruppen:

Vorschulkinder (5- bis 7-jährige)

Vorschulkinder befinden sich im „Erzählalter". Sie sind gewohnt, ihre Wünsche, Probleme und Konflikte in stellvertretenden Geschichten auszuagieren. Sie lieben es, Erzählungen Erwachsener zuzuhören, und auch die Welt um sie herum erklären sie sich über eigene Geschichten. Einfache und kurze Märchen oder Fabeln eignen sich zur ersten Auseinandersetzung mit ethischen Werten und grundlegenden Verhaltensweisen. Die Kinder geben der Geschichte ihre eigene Deutung. In der Yogastunde sollte für jedes Kind ein zeitlicher Rahmen (1-2 Minuten) zur Verfügung gestellt werden, in dem es seine Fragen und Gedanken zu der Geschichte sagen kann. Da in diesem Alter das Reflektieren noch ungeübt ist, können manche Kinder die Geschichte am leichtesten über freies Malen „reflektieren".

Thema: Satya – Wahrhaftigkeit

„Wer stets ehrlich in seinen Äußerungen ist, wird auch die richtigen Entscheidungen für sein eigenes Handeln finden.“ YS 2.36 (21)

Der Hirtenjunge und der Wolf (für Kinder 5 – 7 Jahre)

„Es war einmal ein Hirtenjunge, der jeden Tag die Schafe hütete. Jeden Morgen holte er die Tiere von ihren Besitzern ab und trieb sie in die Berge, wo die Schafe grasen sollten. Am Abend brachte er sie gewissenhaft zurück ins Dorf. Doch manchmal langweilte sich der Hirtenjunge, schließlich sah er den ganzen Tag nur Schafe. So wollte er sich einmal einen Spaß erlauben und rief: „Der Wolf! Der Wolf! Der Wolf will sich ein Schaf holen!“ Da kamen alle Leute mit ihren Mistgabeln und Dreschflegeln aus dem Dorf gelaufen, um den Wolf zu verjagen. Doch da war kein Wolf!
Der Hirtenjunge lachte Tränen über die verdutzten Gesichter der Bauern. Dem Jungen gefiel der Spaß so gut, dass er ihn nach einigen Tagen wiederholte. Und wieder rief er: „Der Wolf! Der Wolf will sich ein Schaf holen!“ Und wieder kamen alle Bewohner des Dorfes angerannt, um den Wolf zu verscheuchen, doch es war kein Wolf zu sehen. Eines Herbstabends, als sich der Hirtenjunge mit den Schafen auf den Heimweg machen wollte, kam wirklich ein Wolf. Der Bursche schrie voller Angst: „Der Wolf! Der Wolf will eines der Schafe holen!“ Doch diesmal kam nicht ein einziger Bauer. Und so trieb der Wolf die Schafe in die Berge und fraß sie alle auf“. (Frei nach Aesop)

Grundschulkinder (8- bis 11-jährige)

Grundschulkinder sind durchaus in der Lage, sich über die Aussage in einer Geschichte auszutauschen. Wie bei den Yogahaltungen gilt auch hier, dass es kein Richtig oder Falsch bei der Interpretation einer Geschichte gibt. Wichtig ist eher, wie die individuelle Interpretation in das soziale Umfeld des Kindes passt und mit welchen Ideen das Kind sich danach beschäftigt. Die radikalsten Fragen stellen nicht Philosophen, sondern Kinder (nach Hellmut Walters).

Thema: Asteya – Nichtstehlen und Aparigraha – nicht Besitz ergreifen:

„Wer die Rechte anderer Menschen nie verletzt, wird reichlich belohnt.“ (YS 2.37) und **„Wer sich konsequent der Anhäufung von Besitz jeglicher Art widersetzt, bleibt sich selbst treu.“** (YS 2.39)

Die Gans, die goldene Eier legte

„Es war einmal ein Mann, ein rechter Glückspilz, der eine Gans besaß, die ihm jeden Tag ein goldenes Ei legte. Das gefiel dem Mann, aber nachdem eine Zeit vergangen war, begann er darüber nachzudenken, woher das Gold der Eier wohl käme. „Es kann nur so sein“, dachte er, „dass in ihrem Bauch ein ganzer Goldklumpen steckt!“ Und weil er nie von allem genug kriegte, packte ihn die Gier. Er beschloss, die Wundergans zu schlachten, um das ganze Gold auf einmal zu bekommen. Gesagt, getan. Doch als der Mann seine Gans aufschnitt, stieß er nur auf das, was alle Gänse in ihrem Bauch haben. So brachte ihn seine Habsucht um den vermeintlichen Reichtum, aber auch um das tägliche goldene Ei, das ihm seine Gans getreulich weiter gelegt hätte, bis sie von selber gestorben wäre“ (22).

Jugendliche (12- bis 16-jährige)

Für Jugendliche ist das Üben der Selbstreflexion – Svadhyaya – ein wichtiges Lernfeld, das im Unterricht vermittelt werden sollte. In der geistigen Auseinandersetzung werden die kognitiven Fähigkeiten des Heranwachsenden gefördert, z.B. durch Fragen: „Wie finde ich heraus, was ich werden will?“ oder: „Wie komme ich zu Antworten – durch Befragung anderer, rationalem Denken oder Meditation?“. In jedem Fall wird er so eigene Erkenntnisse erlangen. So kann die Reflektion über Wut: „Wann bin ich wütend? Was fühle ich, wenn ich wütend bin? Welche Gedanken gehören zu meiner Wut?“ zum Aktivieren des so genannten Karuna Bhavana führen, dem Zustand des Mitempfindens. Auslöser ist die Kenntnis von Schmerz und das Ziel, ein spürbares Gefühl von Frieden, von innerer Kraft und Vertrauen zu empfinden. Ein solcher Zustand ist ein guter Nährboden für Konzentration, soziale Kompetenzen und abstrakten Lernvorgängen folgen zu können. Eine passende Geschichte für Jugendliche ist die des Narziss. Wir betrachten den Selbstreflexionsprozess, den Narziss macht, der schließlich in seinem Tod endet. Welche Illusionen sind notwendig, um in die Selbstsuche zu kommen? Ab wann führen sie uns in die Irre? Wie können wir zu einer wahrhaftigen Selbstfindung kommen?

Thema: Svadhyaya (eine der fünf Niyama) – Selbstreflexion

„Beginnt man zu verstehen, wie die persönliche Sichtweise die Wahrnehmung beeinflusst, kommen die mentalen Regungen ins Gleichgewicht.“ (YS 1.35)

Die Sage von Narkissos

„Narkissos, der auch die Bezeichnungen Narziss oder Narcissus trägt, war in einer Legende aus dem alten Griechenland der schöne Sohn der Nymphe Leiriope und des Flussgottes Kephissos. Indem er die Wassernymphe Leiriope mit seinen Flussschlingen umhüllte, schwängerte Kephissos diese. Schließlich gebar sie ihren Sohn Narkissos. Der Seher Teiresias sagte Narkissos voraus, dass er ein langes Leben führen würde, sofern er sich nicht selbst erkannte. In seiner Jugend begehrten sowohl Mädchen als auch Jünglinge den schönen Narkissos. Er war jedoch so sehr von seiner Schönheit eingenommen, dass er all seine Verehrerinnen und Verehrer barsch zurückwies. Dazu gehörte auch die Nymphe Echo, die ihre Sprache verloren hatte und immer nur die Worte wiederholte, die andere sagten. Durch die unfreundliche Zurückweisung des Narkissos verkümmerte Echo, sodass nur noch die Stimme von ihr blieb. Eines Tages trieb es Narkissos jedoch zu weit. So sandte er seinem aufdringlichen Verehrer Ameinios ein Schwert, damit dieser sich damit umbrachte, was er dann auch tat. Vor seinem Tode rief Ameinios noch die Götter an, damit sie ihn rächen. Die Bitte des Sterbenden wurde von der Göttin Nemesis erhört. Sie bestrafte Narkissos, indem sie ihm mit unstillbarer Selbstliebe erfüllte. So kam es, dass sich Narziss bald darauf in sein eigenes Spiegelbild verliebte, als er es in einer Wasserquelle entdeckte. Zunächst versuchte der schöne Jüngling das Spiegelbild zu umarmen und zu liebkosen, was jedoch nicht möglich war. Schließlich erkannte Narkissos, dass sich seine Liebe niemals erfüllen würde. Unter großem Wehklagen ergriff er einen Dolch und tötete sich damit. Vom Blut des Narkissos wurde die Erde getränkt. Später wuchs an dieser Stelle eine Narzisse“ (23).

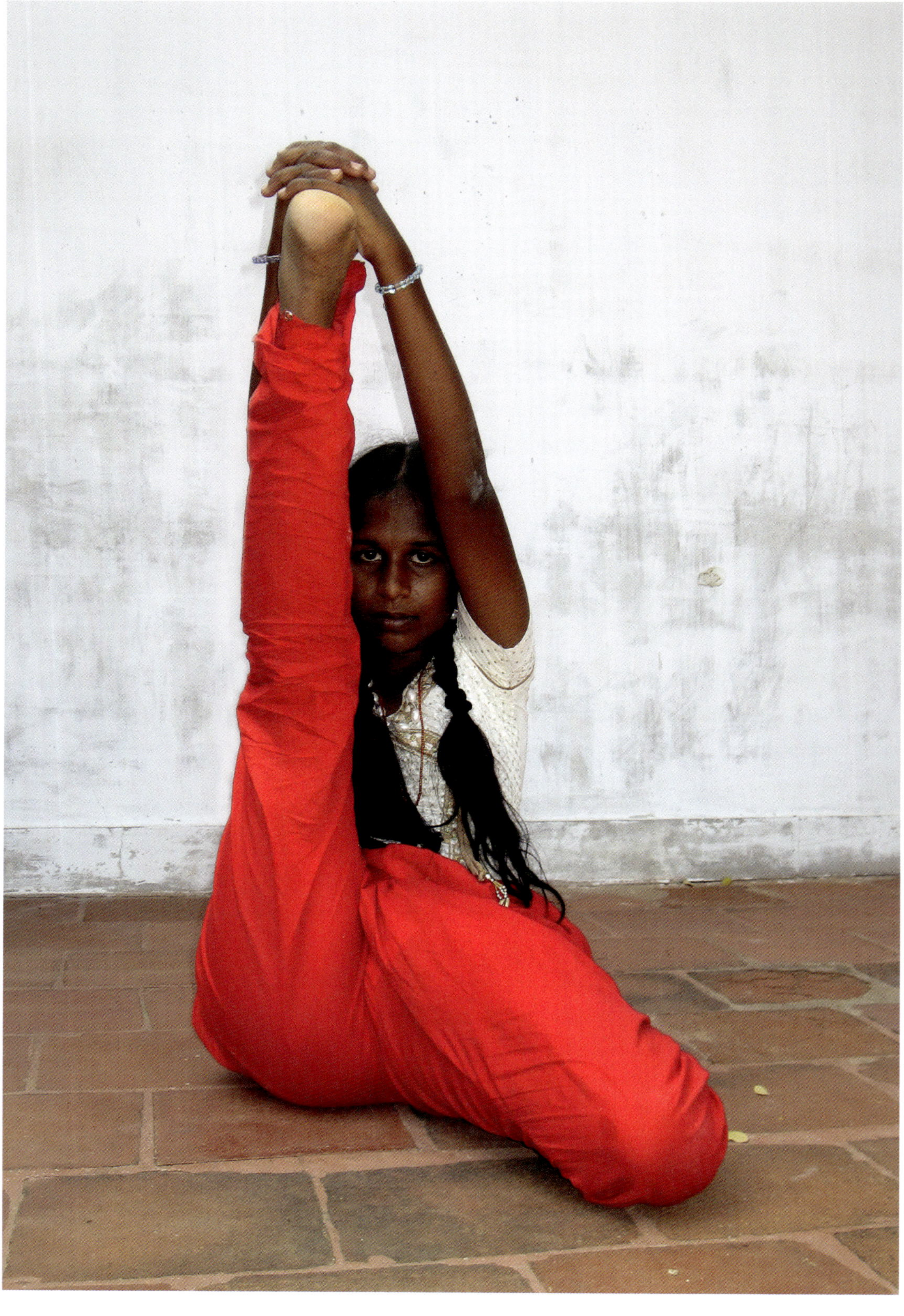

1 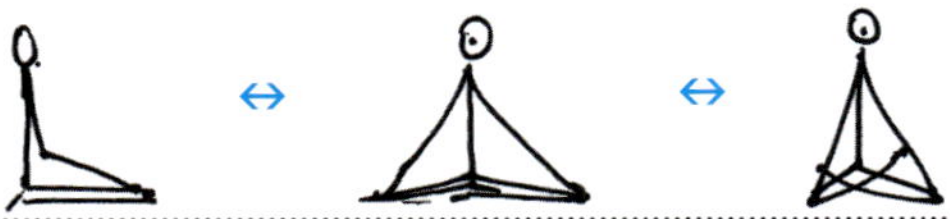

An eine Person denken, die man gerne hat. Danach eine passende Sitzposition einnehmen und mit geschlossenen Augen still sitzen bleiben, den Atem am Bauch spüren, während der Lehrer von 1 – 50 zählt.

2 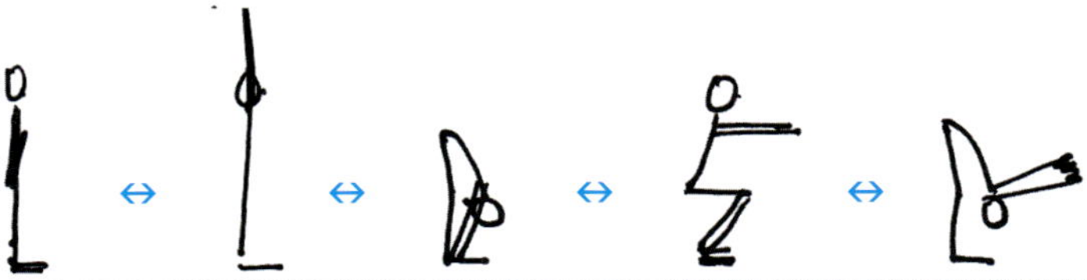

In jeder Position einen zum Thema passenden Vers / Leitsatz aufsagen.

3 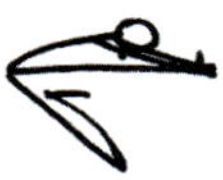

Mit lauter, ruhiger Stimme bis 10, 20, oder 50 zählen.

4 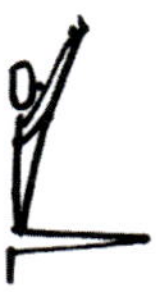

Still bleiben und an die Person denken.

5 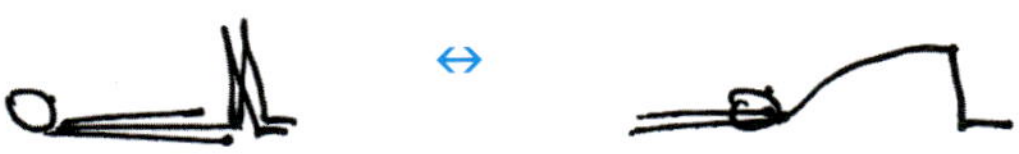

Beim Absenken des Körpers langsam „Haa …“ tönen.

6 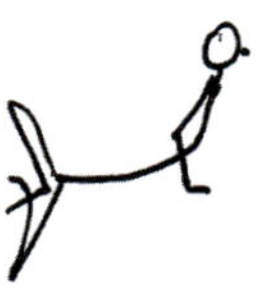

Mit ausgestreckter Zunge und offenen Augen langsam „Haa …“ tönen und die Luft komplett aushauchen.

7 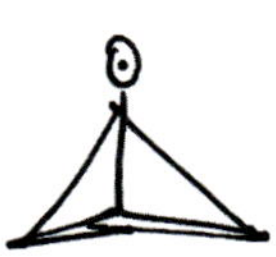

Mit offenen Augen still sitzen, dem Lehrer zuhören, während er eine Geschichte zum Thema vorliest. Dann still sitzen bleiben und an die Person denken, die man gerne hat.

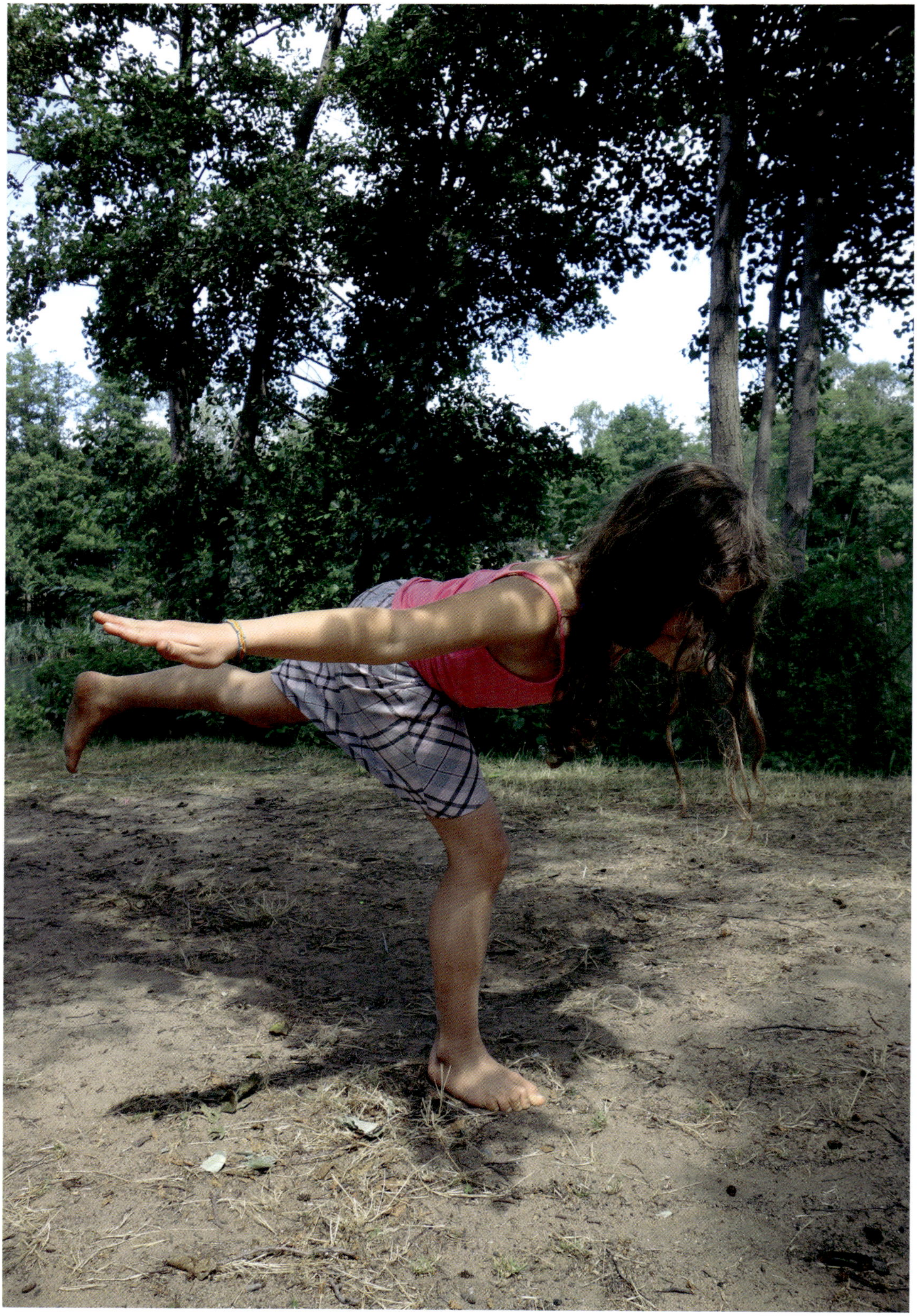

1 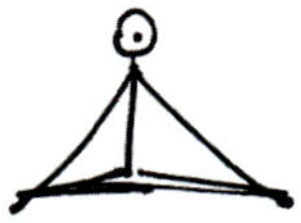

An das denken, was du gerne haben willst, aber nicht so einfach bekommst.

2 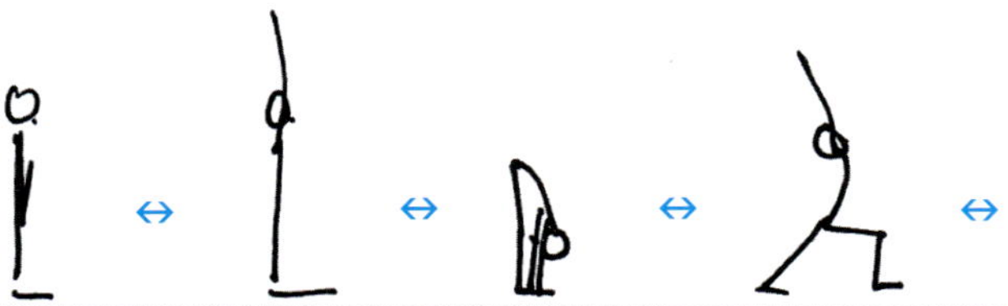

Bei jeder Bewegung „Haa …“ tönen.

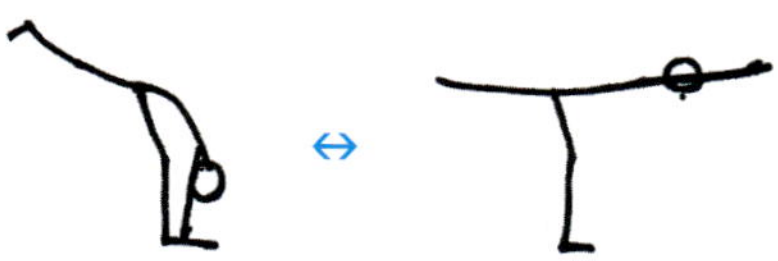

3 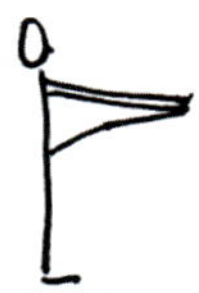

Still stehen, während der Lehrer von 1 – 20 zählt.

4 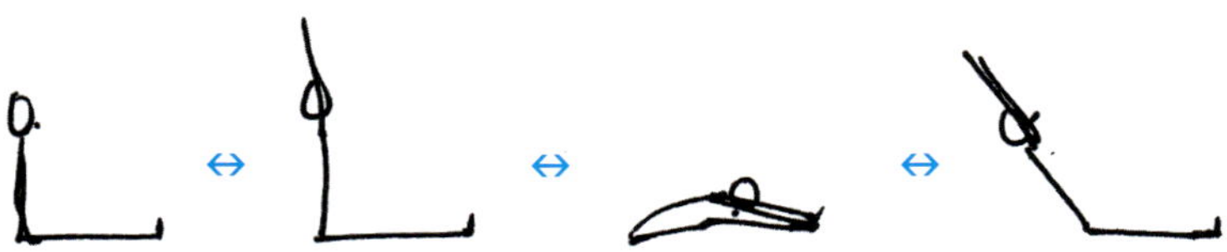

Langsam bei jeder Bewegung ausatmen und in der Endhaltung über das Thema nachdenken.

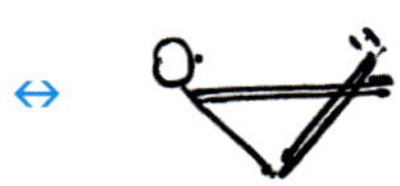

5 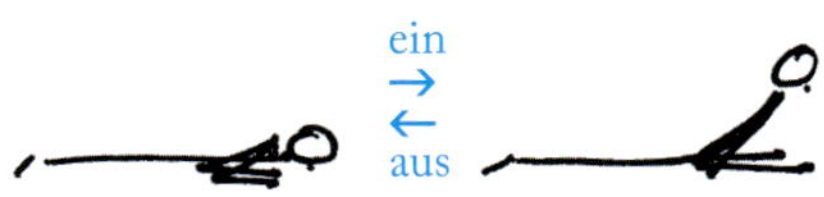

5-mal langsam ein- und ausatmen.

6 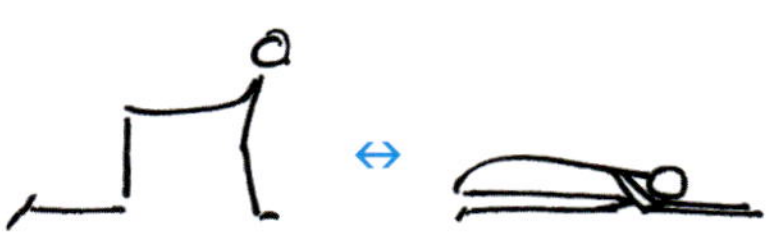

Langsam bei jeder Bewegung summen.

7 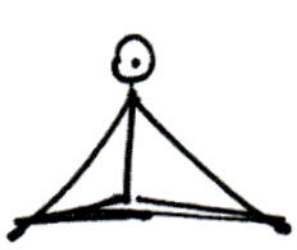

Den Oberkörper im Sitz aufrichten, die Pupillen still halten und dem Lehrer zuhören. Weiter still sitzen bleiben und über das eigene Thema nachdenken.

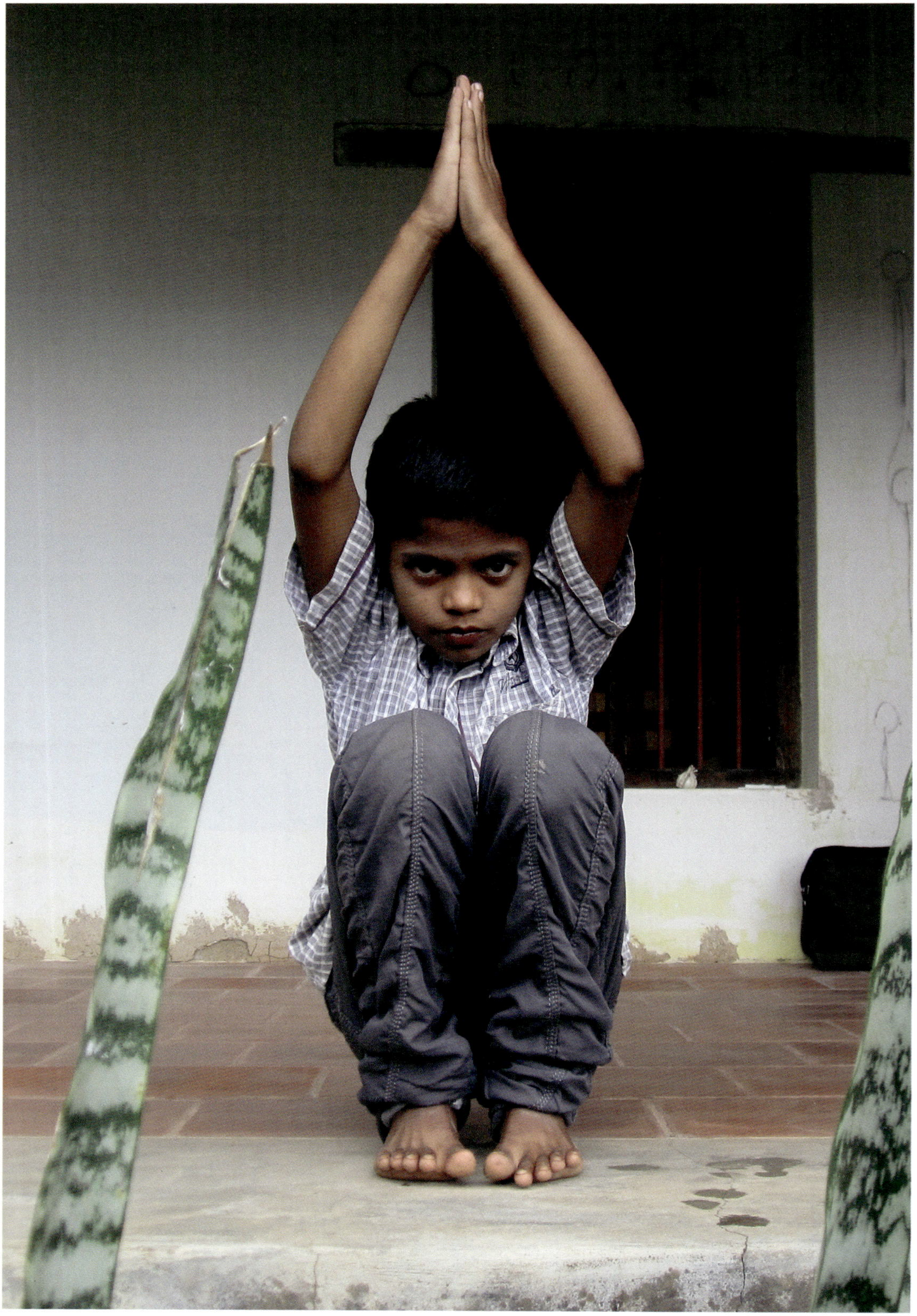

1 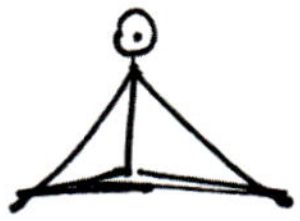

An eine Situation denken, in der du große Selbstzweifel gehabt hast.

2 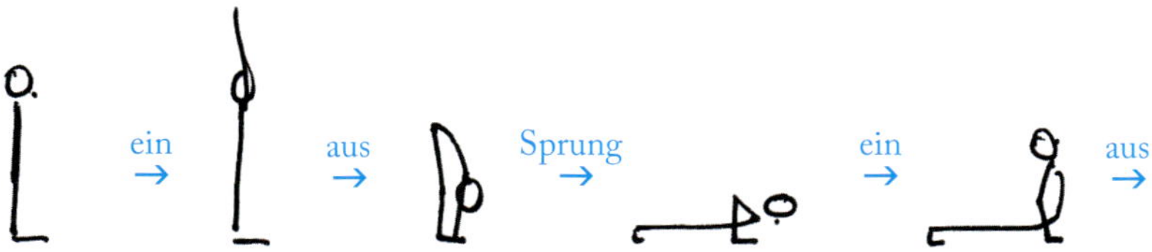

In jeder Position so ankommen, dass der Atem und der Körper einen Moment lang still sind.

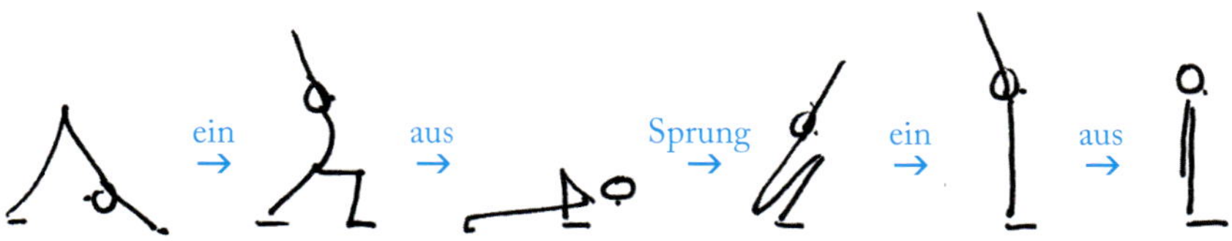

3 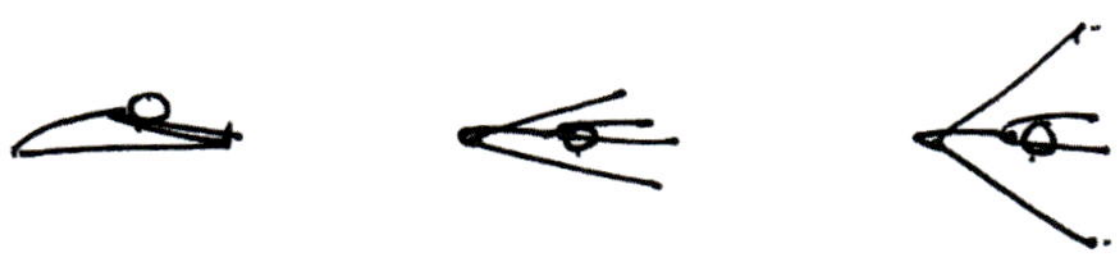

Mit ruhigem Ujjayi langsam ausatmen – jeweils 4 Atemzüge in jeder Haltung bleiben.

4 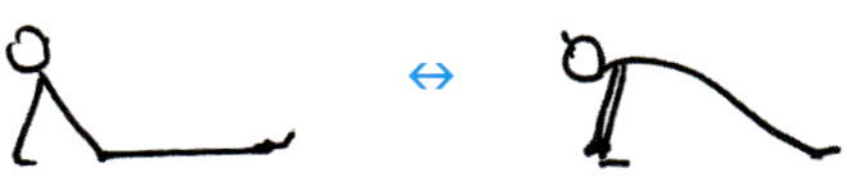

Nach jeder Aus- und Einatmung den Atem 5 Sekunden anhalten.

5 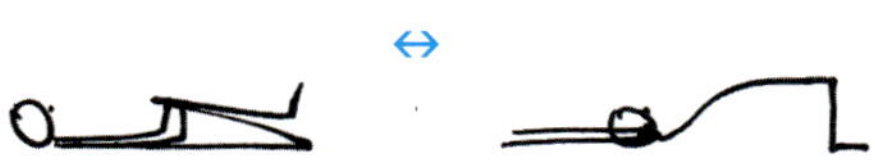

Mit Fokus auf die Brustbeingegend langsam summend ausatmen und langsam einatmen.

6 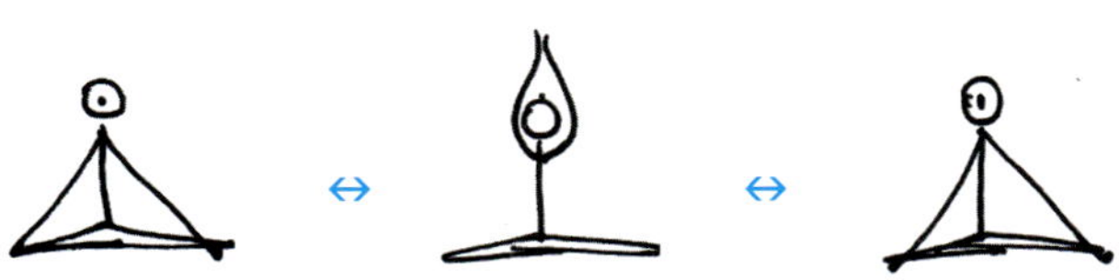

Dem Lehrer zuhören. Danach in der Stille über ein eigenes alternatives Verhalten reflektieren.

„Wir lernen, indem wir einfach so herum probieren (wie beim Trinken an der Mutterbrust oder beim Laufen), indem wir zusehen, zuhören und die anderen nachmachen (wie beim Singen, Essen oder Sprechen) oder auch, indem wir Vokabeln pauken. Für viele Menschen ist Lernen identisch mit Pauken und vor allem damit, dass es keinen Spaß macht. Aber auch das ist gelernt!"
Spitzer (24)

Kinder sind geborene Lerner und verfügen über die Fähigkeit der totalen Konzentration. Trotzdem hört man oft die Ermahnung: „Jetzt konzentriere dich doch endlich mal!" oder „Da hast du nicht aufgepasst!"

Was bedeutet der Begriff Konzentration?

Konzentration (lat. concentrum, „zusammen zum Mittelpunkt") kann als ein Sichausrichten für eine bestimmte Zeit auf einen Punkt verstanden werden. Um sich zu konzentrieren, bedarf es laut Yoga einer besonderen Aufmerksamkeit. Es geht darum, auf eine bestimmte Tätigkeit ausgerichtet zu sein und gleichzeitig durch den Wunsch, ein Ziel zu erreichen oder eine Aufgabe zu lösen, angeregt zu werden. Betrachtet man ein Kind beim Spielen, kann man diese Ausrichtung, die Konzentration, entdecken. Es kann sich seiner Aufgabe vollständig widmen und ist dann nicht ansprechbar, völlig in seinem Tun versunken – in totaler Konzentration. Wie lange ein Kind sich derart konzentrieren kann, wird in Fachbüchern altersabhängig beschrieben (25).

Alter (in Jahren)	Mögliche Konzentrationsdauer:
5 bis 7	**15 Minuten**
7 bis 10	**20 Minuten**
10 bis 12	**25 Minuten**
12 bis 14	**35 Minuten**
16 bis 18	**45 Minuten**

Bei selbst gestellten Aufgaben zeigt sich aber, dass Kinder die oben aufgeführten Zeiten locker überschreiten. Sie sind zu weitaus längeren Konzentrationsphasen fähig.

Die Konzentration als Flow

Die Beschreibung des Zustandes der totalen Konzentration wird in der Literatur mit dem Begriff „Flow" beschrieben, der von dem Psychologen Mihaly Csikszentmihalyi definiert wurde. Es handelt sich um ein völliges In-einer-Sache-Aufgehen, als glücklich sein beschrieben. In diesem Zustand stimmt alles – der Mensch wirkt zufrieden, geborgen und ist sich sicher, die Aufgabe zu schaffen. Er ruht ganz in sich, seine Gedanken kreisen nur um die momentane Tätigkeit. Seine Handlungen und Gedanken werden eins, alles läuft wie geschmiert, ist im Fluss, im „Flow". Ein kleines Kind hat täglich viele solcher „Flow"-Erlebnisse, mit einem Unterschied: **Die Aufmerksamkeit eines Kindes ist zunächst nicht gerichtet.** Es nimmt mit allen Sinnen seine Umwelt ganzheitlich wahr. Maria Montessori nannte die spezifische kindliche Intelligenzform „absorbierenden Geist" (lat. absorbere = verschlucken). Nach ihrer Auffassung besitzt das Kind eine besondere Fähigkeit, nämlich die Umwelt unbewusst, unreflektiert und ganzheitlich-bildlich aufzunehmen. Kindliches Lernen geschieht mit allen Sinnen, mit Händen (begreifen), Augen (erkennen) und Ohren (verstehen), und ist nicht als ein isolierter Prozess des Geistes zu verstehen. Die Eigenheit des kindlichen Geistes der ersten Lebensjahre unterscheidet sich grundlegend vom Geist des Erwachsenen, der diese Leistungen nur durch bewusste Willensanstrengungen erbringt.

Um die besondere Art der kindlichen Konzentration zu verstehen, stellen Sie sich vor, Sie sitzen entspannt an einem Seeufer und lassen Ihren Blick in die Ferne schweifen. Während Sie mit all Ihren Sinnen ihre Umwelt aufnehmen, befinden Sie sich in einem sehr ausgeglichenen Körper- und Geisteszustand. Vielleicht nehmen Sie Geräusche, Stimmen und Ihren eigenen Atem wahr und es entstehen innere Bilder und gleichzeitig spüren Sie Ihre körperliche Befindlichkeit. Wie stehen Ihre Füße am Boden, was fühlen Sie, wo sind Sie angespannt und wo spüren Sie die Belastung des Sitzens?

Eine solche diffuse Aufmerksamkeit wirkt oft beruhigend und es kann mehr von der Umwelt aufgenommen werden. Die Sinne sind gleichwertig, ohne Ziel und Zweck, ausgerichtet. Damit sind Sie in einem Konzentrationszustand wie ein Kind. Jetzt ist kreatives Denken möglich, so dass plötzlich neue Ideen kommen können. Zielgerichtetes Leistungsdenken und intensives Nachdenken sind dabei kontraproduktiv.

Die Entwicklung der Konzentrationsfähigkeit

Weckt ein Reiz in seiner Umwelt das Interesse des Kindes, fängt es einfach mit seiner „Untersuchung" an und taucht so immer weiter aus der es umgebenden Realität weg. Der Prozess wiederholt sich, meist unbewusst, immer wieder. Man nennt ihn implizites oder latentes Lernen. Mit jeder neuen Wahrnehmung verändert sich dabei im Gehirn das Nervengeflecht. Die sich in den ersten Lebensjahren vollziehende, immer komplexer werdende Strukturierung des Gehirns bestimmt, wie das Kind seine Umwelt in Zukunft erfahren wird. Sie schafft eine für jedes Kind charakteristische Erwartungshaltung, mit der sein Gehirn an die Umwelt herangeht. Die „Hardware" des Gehirns ändert sich beständig in Abhängigkeit von der „Software"-Erfahrung.

Welcher Voraussetzungen bedarf es, damit sich ein Kind konzentrieren kann?

Der Gehirnforscher Manfred Spitzer bezeichnet diese Fähigkeit des Gehirns als „Neuroplastizität" und erachtet die Wiederholung als essenziell für jedes wirkliche Lernen. Dabei geschieht jedes Lernen mit emotionaler Beteiligung, die von erheblicher Bedeutung für Art und Qualität der Lernprozesse und Konzentrationsfähigkeit ist. „Wer Angst hat, ist nicht mehr kreativ. Wenn ein neutraler Inhalt unter

Angst abgespeichert wird, dann wird er mit der Angst verknüpft. (...) Es wird beim Lernen mit Angst schon dafür gesorgt, dass beim Abruf des Gelernten die Kreativität gleichsam blockiert wird. Was unter Angst gelernt wird, taugt daher nicht zum Problemlösen, ganz unabhängig vom Inhalt." (26). **Durch sinnhaftes, freudvolles Lernen werden die Verbindungen zwischen den Nervenzellen gezielt verstärkt.** Werden Lerninhalte im Zusammenhang mit Emotionen vermittelt, etwa wie beim Erzählen von Geschichten, werden sie besser im Langzeitgedächtnis verankert, denn die Weiterleitung dorthin wird von denselben Gehirnarealen gesteuert, die auch für die Gefühle zuständig sind. Die erlebten Gefühle sollten positiver Natur sein, denn bei jeder weiteren Lerneinheit, die der ersten ähnelt, wird das abgespeicherte Gefühl wieder aktiviert.

Bewegung und die Polarisation der Aufmerksamkeit

Voraussetzung für eine kindliche Konzentration auf eine Aufgabe ist daher, dass es selbst Lust hat und motiviert ist, sich der Aufgabe zuzuwenden. Das gilt für alle Kinder und im Besonderen für ein kleines Kind. Es ist bis etwa zum sechsten Lebensjahr ein „Lustlerner". Dabei ist seine vorherrschende Lernform **aktives Handeln und Erleben mit allen Sinnen** und alles geschieht mit Bewegung. So kann es sich mit der Materie so lange beschäftigen, bis es einen Sättigungsgrad verspürt, eine innere Befriedigung. Dabei ist das kindliche Tun nicht mit der zielgerichteten Handlung des Erwachsenen zu vergleichen. In dieser Phase „arbeitet" das Kind ganz konzentriert und von der Umwelt abgekehrt. Es lässt sich durch nichts ablenken. Zum Schluss hört es auf, „tätig" zu sein, und zeigt dem Erwachsenen stolz seine Arbeit. Bei einem kleinen Kind hängt das extrem von seiner Eigenmotivation ab, wenn also der Lerngegenstand sich im Zentrum seines Interesses befindet.

Konzentration oder wie sich die Aufmerksamkeit polarisieren lässt

Damit sich die Aufmerksamkeit polarisieren beziehungsweise sammeln kann, muss die innere Aktivität des Kindes eine äußere Anregung erfahren, die die innere Regsamkeit fördert. Kinder haben nicht ohne Grund einen hohen Bewegungsdrang. Dieser ist zum Lernen und für die Entfaltung der Lust, die Dinge zu entdecken, notwendig. Das tun sie am liebsten zusammen mit anderen Kindern und selbstbestimmt. Begleiten sie auf ihrem Weg Erwachsene, die ihnen Zeit und ausreichend Erfahrungsraum dazu bieten, kann eine Selbstvergessenheit entstehen, in der die Aufgabe, die das Kind sich selbst stellt, seine ganze Aufmerksamkeit bindet. Maria Montessori nannte eine solche Fähigkeit des Kindes zu tiefer Konzentration während der Beschäftigung mit einem selbstgewählten Gegenstand „Polarisation der Aufmerksamkeit", ein nach ihrer Auffassung **fundamentaler Schritt für Lernprozesse und zur Aneignung von Bildung**. Auch sogenannte konzentrationsgestörte Kinder kommen in den Prozess der Polarisierung der Aufmerksamkeit, jedoch sind ihre Arbeitsphasen kürzer als die anderer Kinder. Die Erkenntnisse veranlassten Montessori dazu, dem Kind eine anregende Umgebung vorzubereiten, in der es mit seinem unermüdlichen Forschungsdrang immer wieder neue Entdeckungen machen durfte. Stimmen die Anforderung an ein Kind und die Kompetenz eines Kindes so weit überein, dass das Kind in seinen Lernbemühungen häufig erfolgreich sein kann, stärkt das die kindliche Neugier und Lernlust und damit sein Selbstwertgefühl. Wenn die Lernbereitschaft eines Kindes schwindet, liegt es ursächlich

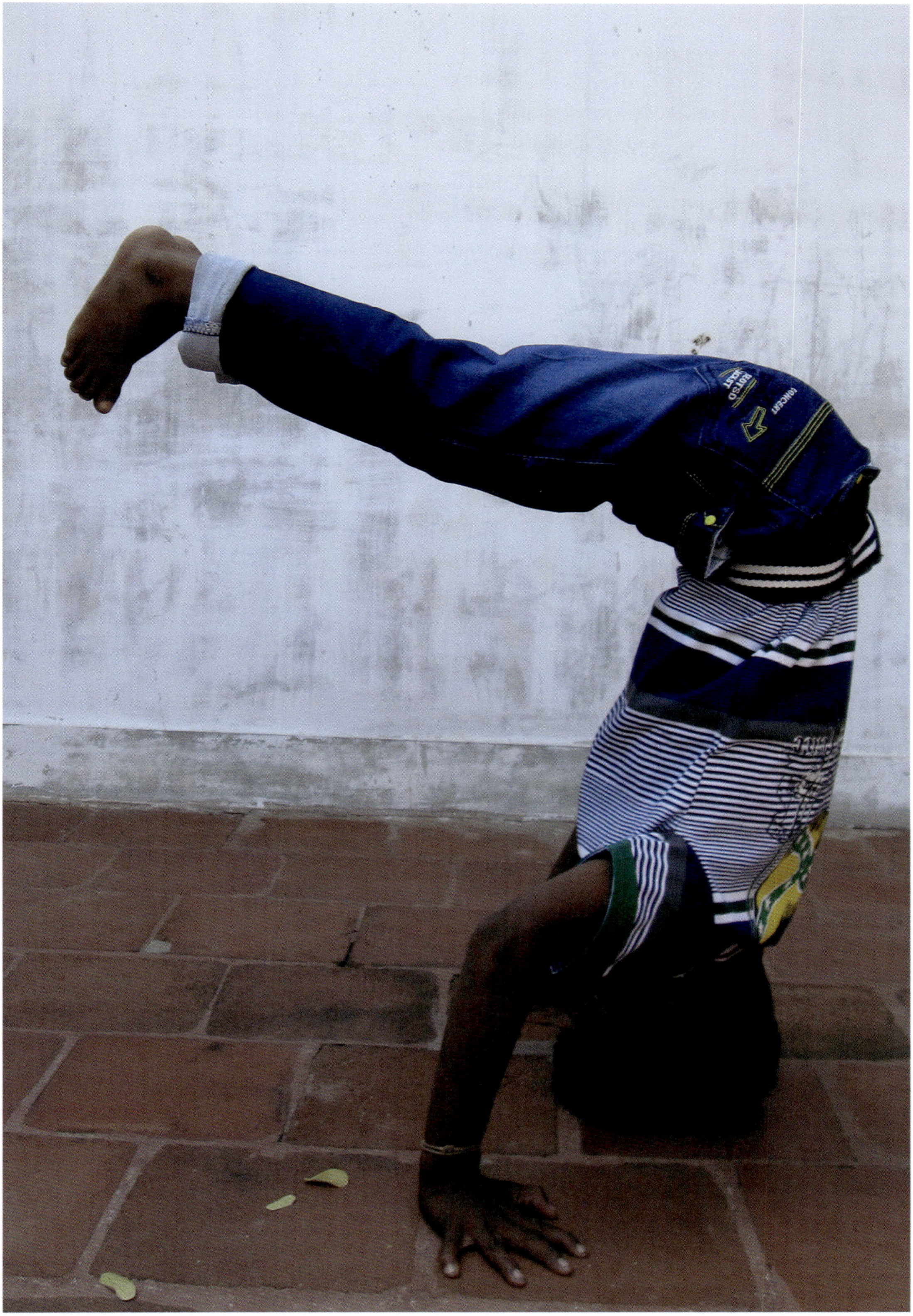

meist daran, dass eine Unter- oder eine Überforderung es demotiviert oder dass sein körperliches und psychisches Wohlbefinden beeinträchtigt ist.

Die unterschiedlichen Altersgruppen

„Nachhaltiges" Lernen läuft unbewusst ab, ohne abstraktes Abwägen und rationale Überlegungen. Es basiert auf eigenständigen Erfahrungen und der Verknüpfung von vorhandenem Wissen und Fertigkeiten mit neuen Ideen. Das jeweilige Alter des Kindes spielt hier eine wesentliche Rolle. **Das Kind bevorzugt, je nach Entwicklungsstand und Alter, ganz unterschiedliche Lernmuster, die spezifischen Prinzipien gehorchen.**

Säuglinge und Kleinkinder lernen vor allem durch Bekräftigung oder, anders ausgedrückt, durch Lob und Strafe. Sie werden positiv bekräftigt, also gelobt, belohnt, bewundert usw., wenn sie sich so verhalten, wie es sich ihre Eltern und andere Bezugspersonen vorstellen, oder getadelt, kritisiert, bestraft, wenn sie in ihrem Verhalten abweichen von deren Vorstellungen und Erwartungen. Sie lernen aber auch von sich aus – jenseits von Lob und Strafe – durch Erfahrungen, die sie im Umgang mit Dingen und Menschen in ihrer Umgebung machen. Man spricht von „Lernen durch Versuch und Irrtum". Kinder sind von Natur aus neugierig und interessiert an fast allem, was in ihrer Nähe vor sich geht (wenn sie wach, ausgeschlafen und entspannt sind), und erkunden, soweit es ihre körperlichen Möglichkeiten zulassen, sozusagen alles, was nicht niet- und nagelfest ist.

Im Laufe des zweiten und dritten Lebensjahres gewinnt zusätzlich das sogenannte Modell- oder Beobachtungslernen an Bedeutung. Gelernt wird dabei in erster Linie von nahen Bezugspersonen. So lernt das kleine Kind beispielsweise das Zähneputzen oder das Schuhebinden einfach durch Nachahmen. Sind folgende Voraussetzungen gegeben, ist die Wahrscheinlichkeit der Nachahmung und der Übernahme in das eigene Repertoire besonders groß:

1. Das Modell wird gemocht und, das gilt insbesondere für etwas ältere Kinder, genießt Anerkennung. Es wird bewundert und respektiert und hat einen hohen Status. Zunächst sind das meist die Bezugspersonen in der eigenen Familie, die Eltern, ältere Geschwister oder andere Angehörige.
2. Das beobachtete Verhalten führt zum Erfolg, sprich wird belohnt und anerkannt, oder bereitet dem Modell Vergnügen. Nicht nachgeahmt wird dementsprechend in der Regel ein Verhalten, das auf Missbilligung stößt oder bestraft bzw. mit Anzeichen von Unlust oder nur widerwillig vom Modell ausgeführt wird.
3. Das Kind nimmt zwischen sich und dem Vorbild Ähnlichkeiten wahr, selbst wenn sie manchmal nur in der Phantasie des Kindes existieren.
4. Das Kind wird dafür belohnt, dass es dem Vorbild aufmerksam zuschaut bzw. durch direkte Bekräftigung zu erhöhter Aufmerksamkeit veranlasst.
5. Das Kind verfügt über die Möglichkeiten, das Modellverhalten selbst auszuführen.

Im Verlaufe der Kindergarten- und Vorschuljahre lernt das Kind immer häufiger durch Einsicht. Diese

Lernart wird als höchste Stufe kognitiven, also geistig-verstandesmäßigen „inneren" Lernens betrachtet und „entdeckendes" oder „problemlösendes" Lernen genannt. Wenn ein Kind selbstständig eine neue Regel oder einen ihm bis dahin nicht bekannten Zusammenhang entdeckt, spricht man von Lernen durch Einsicht. Ein solches Lernen erfolgt in drei Schritten, die aufeinander aufbauen. Zunächst müssen die unbefriedigende Ausgangssituation sowie das erwünschte Ziel erfasst werden und die Blockade, die das Erreichen des Zielzustandes verhindert. Das Hindernis kann nur überwunden werden, wenn das Kind sein Wissen auf eine neue Art und Weise verwenden kann. Im Volksmund sagt man: „Es ist ihm ein Licht aufgegangen." Der erreichte Lernerfolg setzt plötzlich ein und das nun Gelernte kann jederzeit wiederholt werden.

Das Schulkind oder später der Pubertierende setzt alle genannten Lernarten weiterhin ein, je nachdem, welche der Lernarten in der aktuellen Situation sinnvoll ist. So genannte Konzentrationsschwierigkeiten sind in der Regel keine Unfähigkeit, sich zu konzentrieren, sondern ein Zeichen des Widerspruchs zwischen den kindlichen Wünschen und denen des Erwachsenen. Jedes Kind kann lernen, sich zu konzentrieren und seine Aufmerksamkeit auszurichten! Dabei entspricht das, wohin und auf was ein Kind seine Aufmerksamkeit richtet, nicht immer den Wünschen der Erwachsenen. Hören Eltern von einem Lehrer: „Ihr Kind kann sich nicht auf das Wesentliche konzentrieren.", wäre zunächst die Frage nach dem „Wesentlichen" zu klären. Beim erfolgreichen Lernen sind die Freude am Lernen und der Erfolg des Lernens das Wesentliche! Der Erfolg wird von einem Kind manchmal anders definiert als von einem Erwachsenen. Wenn das Kind nicht das als wesentlich empfindet, was für den Erwachsenen wesentlich ist, empfindet es keine Motivation. Ist ein Kind unmotiviert, leidet seine Konzentration. Kann es sich nicht gut konzentrieren, leidet seine Leistung. Zeigt es schwache Leistungen, leidet wieder seine Motivation darunter. So schließt sich ein Teufelskreis, den es zu verlassen gilt.

Die moderne Ablenkung

Kinder sind heute nicht dümmer oder fauler als früher. Die gesellschaftlichen Rahmenbedingungen in Schule und Familie haben sich geändert und dem sollte Rechnung getragen werden. Heute wirken viel zu viel Informationen – meist über die Fernsinne Ohren und Augen aufgenommen – auf die Kinder ein und es bleibt kaum Zeit, sich mit einer Sache länger zu beschäftigen. Ein Kind, das in der Schule durch ständige Unruhe auffällt, spielt möglicherweise stundenlang am Computer. Es findet dort eine Welt, die durch ihre ungeheure Vielseitigkeit die oft als langweilig empfundene Schule an Attraktivität weit übertrifft. Solche Beschäftigungen fördern nur leider nicht die Konzentration, auch wenn die Aufmerksamkeit des Kindes völlig auf ein solches Spiel konzentriert ist. Es fehlen die Anteilnahme der Sinne und der Bezug zur direkten Umgebung, um es Konzentrationstraining zu nennen. Was aber hier durchgehend gefordert wird, ist die Fähigkeit zur Wahrnehmung.

Die Wichtigkeit von Herausforderungen

Die menschliche Wahrnehmung ist ein Präzisionsinstrument, dass man brillant spielen lernen kann. Ein Kind übt sich darin und kann mit zunehmendem Alter den Prozess der Wahrnehmung immer bewusster beeinflussen. Es benötigt dazu Herausforderungen, die es als interessant erkennt. Dann kann es lernen, sich auf das Wesentliche einer Aufgabe einzulassen und sich darauf zu konzentrieren. Hier sind Abschauen, Nachahmen und Ausprobieren die wichtigsten Arbeitsgrundlagen. Mit der Zeit lernt es, aus der Fülle der Informationen das Wichtigste für sich selbst herauszufiltern und mit Hilfe von Selbstbeherrschung und Willenskraft seine Reaktionen auf die Informationen zu kontrollieren. Da sich aber die Sinne eines Kindes noch in einem Reifungsprozess befinden, ist es für das Kind gar nicht so einfach, Informationen als nicht wichtig auszusortieren. Seine noch sehr empfindlichen Ohren haben noch nicht gelernt, sich aus dem Gemisch aller Geräusche auf eines zu konzentrieren. Seine Augen brauchen noch eine ruhige Umgebung, damit das Kind nicht abgelenkt wird und Wichtiges erkennen kann. Daher sollten der Raum, in dem es spielt, aufgeräumt, die Spielsachen geordnet und die Bücher, die es liest, zunächst einfach aufgebaut sein. **Seine Sinne benötigen Zeit und Ruhe, um konzentriert „lernen“ zu können.** So einleuchtend das klingt, ist es in der heutigen medialen Welt des Kindes leider nicht so einfach, eine solche Ruhe in der Kinderwelt zu finden. Je bewusster sich das Kind seiner Wahrnehmung über Augen und Ohren wird, desto sicherer kann es Impulse, die in ihm durch einen Reiz ausgelöst werden, erkennen, bevor er das Kind zu einer Handlung veranlassen kann. Jetzt kann es seine Handlung steuern und seine Impulse kontrollieren.

Die folgende Geschichte aus dem Zen beschreibt die Fähigkeit, die es beim Kind zu wecken gilt:

Tue, was du tust

„Es kamen einmal ein paar Suchende zu einem alten Zenmeister. „Meister“, fragten sie, „was tust du, um glücklich und zufrieden zu sein? Wir wären auch gerne so glücklich wie du.“ Der Alte antwortete mit mildem Lächeln: „Wenn ich liege, dann liege ich. Wenn ich aufstehe, dann stehe ich auf. Wenn ich gehe, dann gehe ich, und wenn ich esse, dann esse ich.“ Die Fragenden schauten etwas betreten in die Runde. Einer platzte heraus: „Bitte, treibe keinen Spott mit uns. Was du sagst, tun wir auch. Wir schlafen, essen und gehen. Aber wir sind nicht glücklich. Was ist also dein Geheimnis?“ Es kam die gleiche Antwort: „Wenn ich liege, dann liege ich. Wenn ich aufstehe, dann stehe ich auf. Wenn ich gehe, dann gehe ich und wenn ich esse, dann esse ich.“ Die Unruhe und den Unmut der Suchenden spürend, fügte der Meister nach einer Weile hinzu: „Sicher liegt auch ihr und ihr geht auch und ihr esst. Aber während ihr liegt, denkt ihr schon ans Aufstehen. Während ihr aufsteht, überlegt ihr, wohin ihr geht, und während ihr geht, fragt ihr euch, was ihr essen werdet. So sind Eure Gedanken ständig woanders und nicht da, wo ihr gerade seid. In dem Schnittpunkt zwischen Vergangenheit und Zukunft findet das eigentliche Leben statt. Lasst euch auf diesen nicht messbaren Augenblick ganz ein und ihr habt die Chance, wirklich glücklich und zufrieden zu sein.“

Die Ausrichtung des Geistes, wie oben beschrieben, ist ein klassisches Thema des Yoga, welches von klein an geübt werden kann. Der folgende Dialog beschäftigt sich mit den Möglichkeiten im Yoga, das Lernen, die Aufmerksamkeit und die Konzentration des Kindes zu unterstützen.

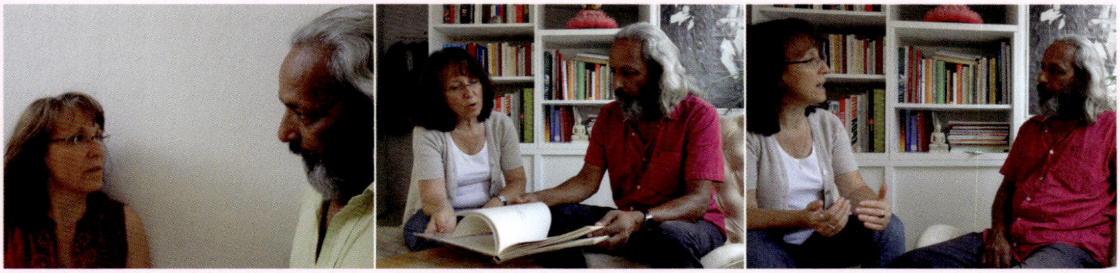

„Konzentration entsteht im Spiel des Lernens."

Kornelia: Konzentration bedingt die Aufmerksamkeit auf etwas. Die totale Konzentration kann als „Flow"-Zustand verstanden werden. Wie wird im Yoga die Idee der Konzentration beschrieben?

Sriram: Auch im Yoga bedingt die Konzentration die Aufmerksamkeit auf ein Etwas. Das Etwas sollte für den sich Konzentrierenden, das Kind, reizvoll sein, ein Fokuspunkt seines Interesses werden. Nur dann kann die Bemühung leicht und die Konzentration lang werden. Danach könnte sich das einstellen, was in der Pädagogik als „Flow" beschrieben wird. Allerdings ist im Yoga der **ruhige Fluss des Atems Bedingung dafür, dass der Geist eine solche Qualität annehmen kann**. Denn solange der Atem unruhig ist, beruhigt sich der Geist nicht. Deshalb werden Körper- und Atemübung als wichtige Vorbereitungen gesehen.

Kornelia: Maria Montessori spricht von der besonderen Fähigkeit des Kindes, seine Umwelt unbewusst, unreflektiert und ganzheitlich-bildlich aufzunehmen, dem „absorbierenden Geist", der sich grundlegend von der geistigen Qualität des Erwachsenen unterscheidet. Inwieweit finden sich im Yoga ähnliche Gedanken oder wie wird dort die kindliche, geistige Entwicklung beschrieben?

Sriram: Sehr ähnlich zu dem von Maria Montessori angesprochenen Zustand des Geistes ist im Yoga das „Samyama" oder die Yoga-Meditation (YS 3.4). Yoga beschreibt deren Entwicklung in präzisen Schritten. Am Beispiel des Kindes kann das so beschrieben werden:

a) Das Kind ist fasziniert von einem Spiel, bewegt sich geistig weg von anderen es umgebenden Dingen und konzentriert sich auf das Spiel.
b) Die Ablenkbarkeit seiner Aufmerksamkeit lässt nach, da das Kind in das Spiel, das es gebannt hat, eintaucht.
c) Es tritt eine Selbstvergessenheit ein, bei der alle fein- und grobmotorische Funktionen des Körpers selbstverständlich ablaufen und die Sinne und der Geist so vom Objekt absorbiert sind, dass eine hohe Qualität der Wachsamkeit zurückbleibt.
d) Ein Wissen, das bis in die feinsten Nuancen des Objekts reicht, offenbart sich dem Kind und somit erfasst es eine ganze Welt für sich und empfindet große Freude.

Die ersten drei Punkte sind im Yoga die drei Schritte der Meditation und der vierte Punkt ist ihr Ergebnis (YS 3.1. bis 3.4).

Kornelia: Wahrnehmung schafft im Gehirn Strukturierung und führt immer wieder zu Neustrukturierung, die das zukünftige kindliche Erfahren und Erleben der Umwelt bestimmt. Kann Yoga dem Kind helfen, seine Erlebensqualität zu prüfen und die damit einhergehende Erwartung an die Umwelt verändern?

Sriram: Das Spiel des Lernens besteht im Allgemeinen darin, über die eigene Grenze gelockt zu werden und neue Grenzen zu finden. Das ist letztlich das, worauf jedes Spiel, ob beim Kind oder beim Erwachsenen, ausgerichtet ist und zu einer Neustrukturierung führt. Im Yoga heißt es, dass eine solche Neustrukturierung des Geistes zwar möglich ist, aber nur mithilfe der Konzentration, die beim Spiel oft vorhanden ist. Ferner heißt es, **dass eine gute und sinnvolle Umstrukturierung nur dann Bestand hat, wenn sie ohne externe Zielanreize geschieht**. Konkret, im Blick auf das Kind, bedeutet es: Der Erwachsene fordert das Kind und zeigt ihm die Grenzen; dabei spricht der Erwachsene Neugierde und Interesse des Kindes an, ohne das Ergebnis des Geschehens zu sehr zum Hauptreiz zu machen. Auf diese Weise lässt sich am besten die Qualität der eigenen Erfahrung und dadurch die Beziehung zur Umwelt verbessern.

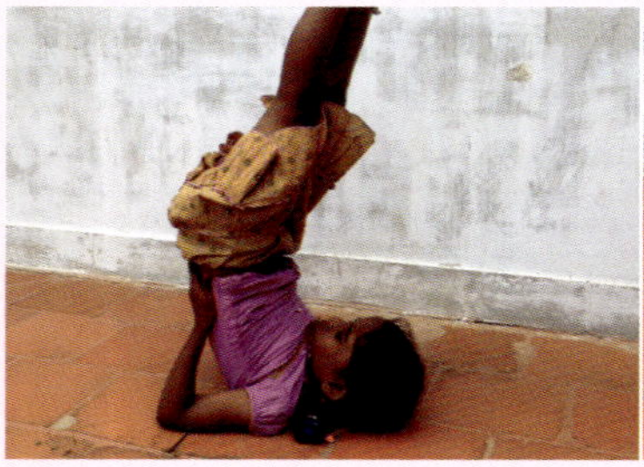
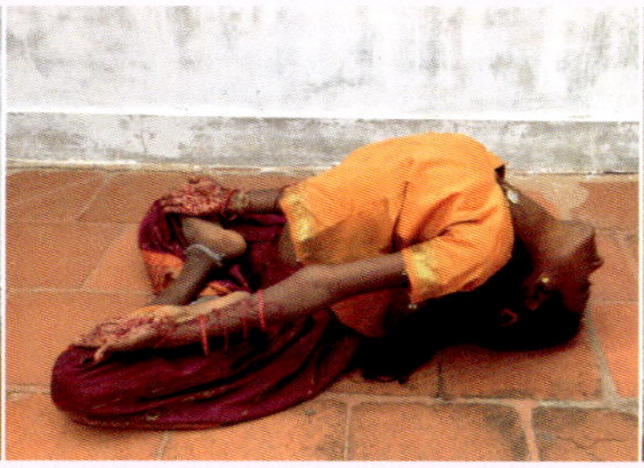
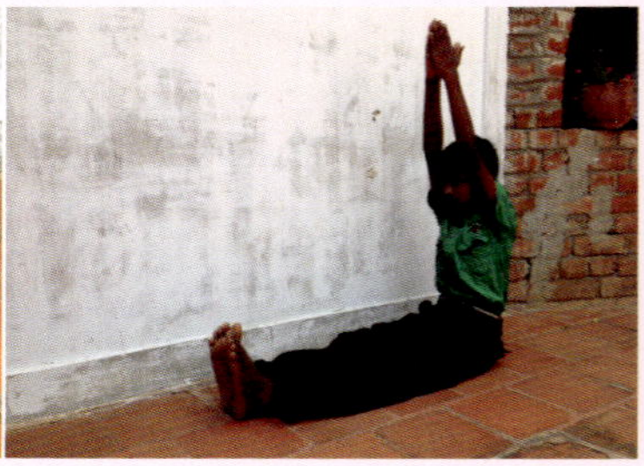

Kornelia: Wiederholungen spielen in der Yogastunde eine große Rolle. Für viele Yogalehrer stellt das insbesondere bei Kindern ein Problem dar. Zum einen wollen und sollen Kinder, um die Ausrichtung auf etwas und Konzentrationsfähigkeit zu üben, Neues erfahren und sich Herausforderungen stellen. Andererseits sollen sie in beständiger Wiederholung ihr Gelerntes stärken und so ihre Gehirnaktivitäten unterstützen. Gibt es im Yoga eine passende Herangehensweise, um sich dieser zwiespältigen Herausforderung zu stellen?

Sriram: **Im Unterricht jeden Faches ist das Frische, nicht das Neue wichtig!** Beständige Aufmerksamkeit ist tiefe Konzentration. Um die Aufmerksamkeit aufrechtzuerhalten, ist es nicht gut, immer wieder etwas Neues zu betrachten. Das führt letztlich nur zur Ablenkung, bis hin zur völligen Zerstreuung. Aufmerksamkeit bleibt bestehen, wenn das gleiche Thema einen frischen Anblick bekommt.

Das bedeutet im Yogaunterricht bei Kindern: das Gleiche auf neue Weise zu tun, die gleichen Übungen neu zusammengesetzt zu üben.

Kornelia: Ein Kind sollte sich so lange mit einer Sache beschäftigen, bis es einen Sättigungsgrad verspürt, eine innere Befriedigung. Können Kinder eine solche Möglichkeit im Yoga finden?

Sriram: Ja. Wenn Sie die gleiche Körperstellung in den unterschiedlichsten Weisen angehen, lernen sie eine Menge über die Haltung, über den Körper und über ihre spezifischen körperlichen Fähigkeiten und Grenzen. Durch die Neugestaltung wird es ihnen nicht langweilig. Das Gleiche gilt, wenn sie Geografie oder Rechnen lernen.

Kornelia: Sowohl die emotionale Beteiligung als auch das sinnhaltige Lernen wird in der Lernpsychologie als wesentlich für die Qualität der Lernprozesse und Konzentrationsfähigkeit angesehen. Wie werden im Yoga die Qualität der Lernprozesse und die Konzentrationsfähigkeit gestärkt?

Sriram: Die Körperübungen des Yoga können diversen Nutzen bringen. Die Ausrichtung auf den Nutzen wird die Konzentration nur bedingt fördern. Der Geist soll beim Üben eher auf Qualitäten wie Stille, Gleichgewicht oder Gelassenheit ausgerichtet sein. Nur dadurch wird die Konzentration gebündelt, gehalten und es wird zu einer emotionalen Beteiligung kommen.

Kornelia: Ein kleines Kind bedarf der Eigenmotivation, um seine Aufmerksamkeit polarisieren, beziehungsweise sammeln zu können. Montessori sprach von der anregenden Umgebung, die zu gestalten sei, ohne das Kind zu viel anzuleiten und Dinge vorzugeben. Wie kann ich im Yoga Kinder anregen, ohne sie zu animieren?

Sriram: Es können verschiedene Strategien angewendet werden, wie z. B.:

- **Die Kinder sich gegenseitig bei der Ausführung einer Übung helfen lassen.**
- **Dem Kind eine Aufgabe geben, die passend zu seiner momentanen Situation ist.**
- **Die Kinder zum Mitdenken anregen, wie eine Übung besser gelöst werden kann.**
- **Dem Kind nie mit eigenen Ideen zuvorkommen, wenn es im Prozess einer Entdeckung ist.**

Kornelia: Kinder bedienen sich je nach Entwicklungsstand und Alter unterschiedlicher Lernmuster, die jeweils spezifischen Prinzipien gehorchen: Lob und Strafe, Lernen durch Versuch und Irrtum, Modell- oder Beobachtungslernen. Die Lernmuster finden sich in allen Altersgruppen wieder. Werden sie im Yoga beachtet?

Sriram: Wir sollten definitiv die Lernmuster im Yogaunterricht beachten. „Lob und Strafe" ist vor allem im Kleinkindalter sinnvoll. Zu viel davon aber mündet bei jeder Beziehung in Abhängigkeit. In der Yogasprache können wir lediglich von „Lob und Verzeihung" sprechen. Ein idealer Lehrer sollte situationsgerecht spontan loben beziehungsweise verzeihen können. Lernen durch Versuch und Irrtum ist sehr wichtig. All das führt zu nachhaltigem Lernen. Durch Irrtümer schärfen wir die Unterscheidungsfähigkeit, heißt es im Yoga Sutra (2.23). **Als Lehrer sind wir gefordert Kinder anzuspornen, a) es auszuprobieren, b) Irrtümer leicht wegzustecken und c) beharrlich dranzubleiben. Ein idealer Lehrer ist dabei vor allem eine Orientierungshilfe.** Das Modell- oder Beobachtungslernen kann im Yogaunterricht zweischneidig sein. Ein gelenkiges Kind ist nicht automatisch ein Modell für die Gruppe, sondern eher das Kind, das eine Hürde überwindet. Kinder sind nicht alle gleich gelenkig. Es benötigt als Modell eher die Inspiration eines Kindes, das seine Steifheit durch wiederholtes Üben überwindet und ein Asana lernt. Hier sieht das beobachtende Kind nicht nur das Endprodukt, sondern auch den Weg dahin.

Kornelia: Konzentrationsschwierigkeiten sind Steuerungsprobleme des Kindes und nicht selten führen sie zu einem Teufelskreis, den es zu verlassen gilt. Wie wird im Yoga die Konzentrationsschwierigkeit verstanden und welche Ideen helfen aus dem Teufelskreis heraus?

Sriram: Laut Yoga gibt es neun Konzentrationshemmer: (YS 1.30)

1. **Krankheit**
2. **Trägheit**
3. **Zweifel**
4. **Gleichgültigkeit**
5. **Faulheit**
6. **äußere Reize**
7. **Selbsttäuschung**
8. **Selbstwertmangel**
9. **wechselnde Interessen.**

Hier helfen u. a.: (YS 1.33 bis 1.39)

1. **gesunde Beziehungsfähigkeit aufzubauen;**
2. **den stockenden Atem immer wieder in Fluss zu bringen;**
3. **über die eigene Sinnesorientierung zu reflektieren;**
4. **sich am Standhaften in sich selbst zu orientieren;**
5. **gelassene Menschen als Vorbild zu haben;**
6. **über den Schlaf als einen Seinszustand zu reflektieren;**
7. **in der Stille das intensiv zu betrachten, was uns anzieht.**

Die einzelnen Lösungen wirken, laut Yoga, nur, wenn wir sie intensiv und bis zu unserer Grenze üben. (YS 1.32)

Die sieben Lösungen, übertragen auf Kinder, können heißen:

1. **Freundschaften entwickeln;**
2. **Beziehung zur eigenen Körpermitte oder zum Atem entwickeln;**
3. **sich der eigenen Interessen bewusst werden;**
4. **lernen, die Augen zu schließen und sich im Selbstwahrnehmen üben;**
5. **Menschen, die Ruhe ausstrahlen, als Vorbild zu haben;**
6. **sich über den Schlaf als Zustand auszutauschen;**
7. **eine kreative Tätigkeit, die dem Kind Freude bereitet, regelmäßig auszuüben.**

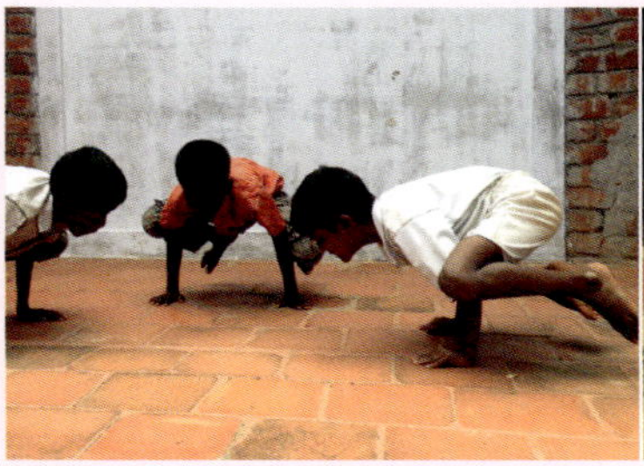
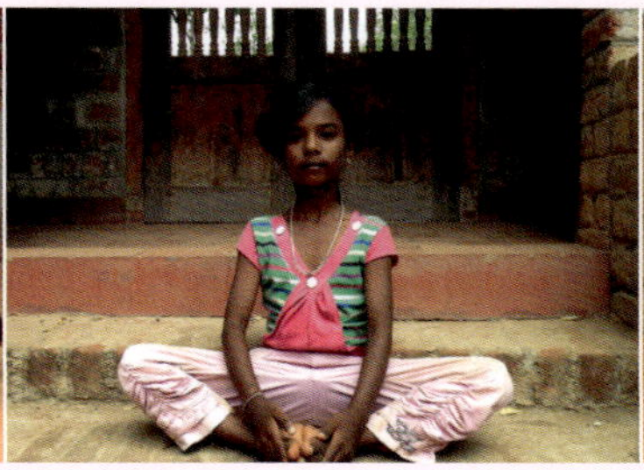
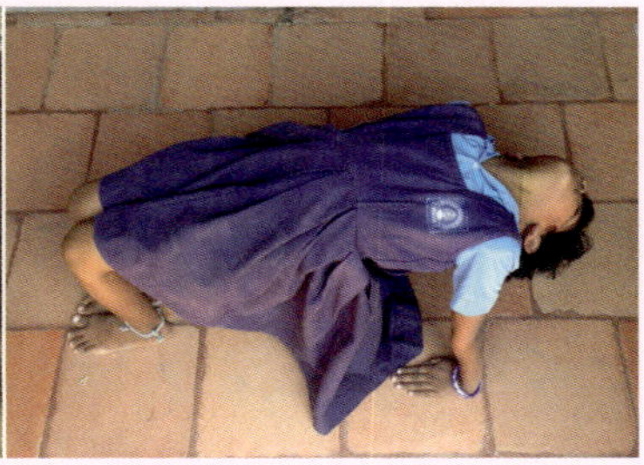

Kornelia: Der Hirnforscher Torkel Klingberg fordert dazu auf, dass Hirn des Kindes bis zu seiner Belastungsgrenze zu fordern. Dabei sollte das Kind ganz bei der Sache sein und sich seiner körperlichen, geistigen und seelischen Empfindungen bewusst werden. So sollen Impulse in ihrer Entstehung wahrgenommen und gegebenenfalls reguliert werden können. Kann Yoga einen solchen Prozess positiv unterstützen?

Sriram: Das indische Gesundheitssystem Ayurveda greift auf die gleichen Prinzipien wie Yoga zurück. Die Prinzipien, die bei Ayurveda auf die Natur und das Materielle bezogen werden, um diese zu verstehen, werden bei Yoga angewandt, um den Geist zu verstehen. Das Materielle und das Geistige sind insofern nur äußerlich unterschiedlich. Komplexe mentale Aufgaben können ebenso z.B. zur Gewichtsabnahme beitragen wie körperliche Anstrengungen. Wenn wir den Körper hart bis an seine Belastungsgrenze trainieren, werden wir uns ihm sehr bewusst, wir lernen viel über ihn und können ihn besser beherrschen. Aber ebenso über den Geist. Und ohne Zweifel werden mentale Aufgaben die Entwicklung von Körper und Geist fördern. Eine bildhafte Übung in Yoga ist das „Trataka", **das stille unentwegte Blicken** auf eine Flamme oder auf einen anderen Gegenstand, **ohne mit den Wimpern zu zucken.** Gehen wir dabei bis an die Belastbarkeitsgrenze, kann das eine läuternde **Wirkung auf die Konzentration** haben.

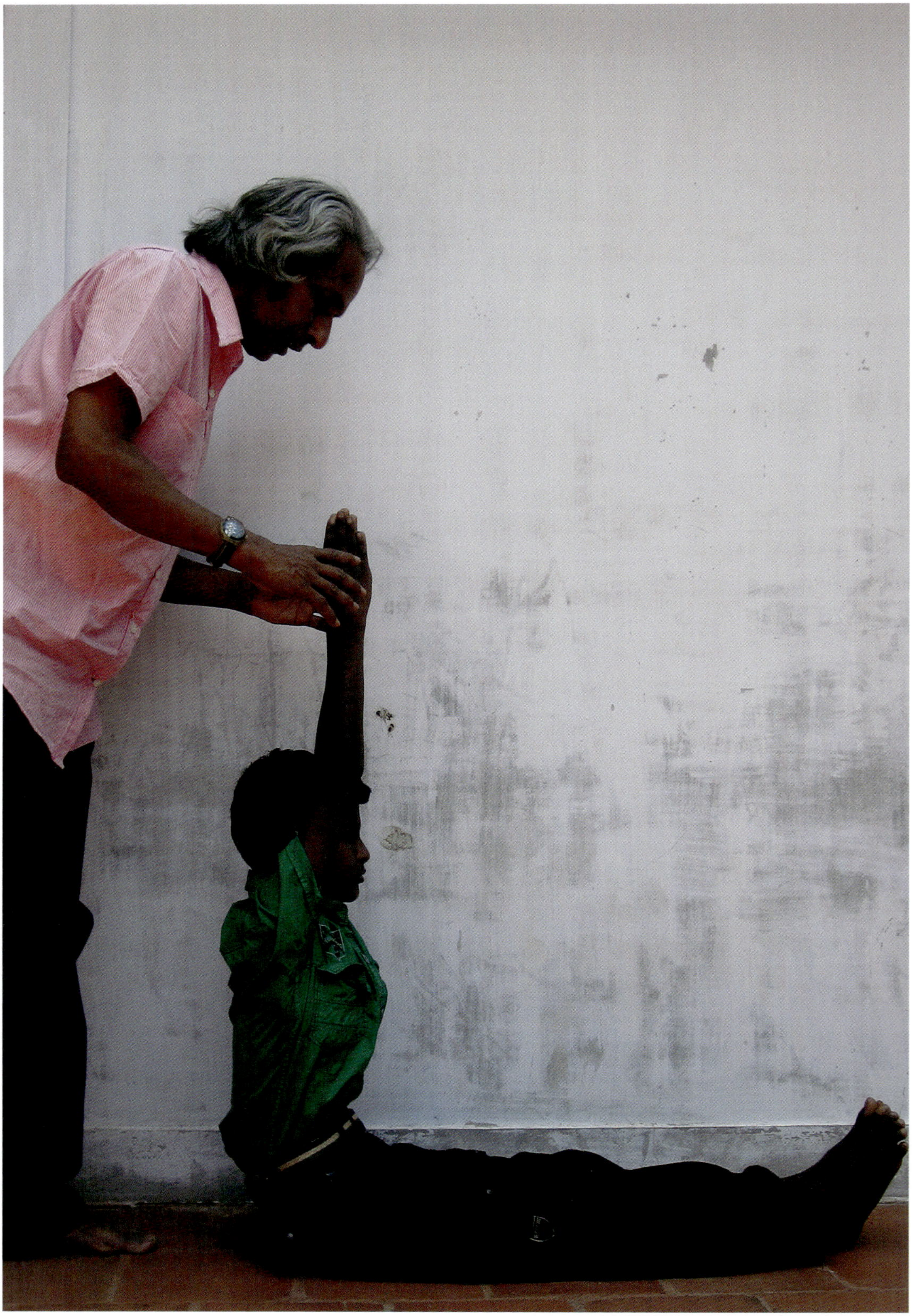

Umsetzung und Übung

Zu dem jeweiligen Kurs- oder Stundenthema wird das Kind zur Reflexion eingeladen (Niyama – Svadhyaya). Es geht um das Aufzeigen, wie Frische in einer bereits bekannten Übungsfolge angewandt werden kann oder wie man eine Praxis mit der Veränderung des Fokus wieder „neu" werden lässt. So kann die kindliche Konzentration (Dharana) bei gleichzeitiger Beruhigung des Geistes angeregt werden.

Wie Svadhyaya im Unterricht altersgemäß umgesetzt werden kann, zeigen wir anhand einer Praxis mit Trataka, eine der sechs Reinigungsübungen des Hatha-Yoga. Darunter versteht man das stille, unentwegte Blicken auf einen Gegenstand, ohne mit den Wimpern zu zucken.

Svadhyaya (eine der fünf Niyama):

> „Wer sich fortwährend bemüht, das Leben zu verstehen, wird auch die eigene Aufgabe im Leben verstehen."
>
> Yoga Sutra 2.44 (27)

Vorschulkinder (5- bis 7-jährige)

Die Kinder sehen einen Gegenstand von Weiß bis zu allen Farben des Regenbogens.
Reflexion: Mit welcher Farbe lassen sich die Pupillen am besten still halten?

Grundschulkinder (8- bis 11-jährige)

Trataka kann mit der Ausrichtung des Blickes auf eine Flamme geübt werden und die Kinder lernen, die Augen zu weiten oder zu schmälern, um die Pupillen still zu halten.
Reflexion: Was macht der Rest des Körpers, während ich auf meine Augen und den Blick fokussiere?

Jugendliche (12- bis 16-jährige)

Trataka kann geübt werden, indem sie sich beispielsweise mit stillem, unentwegten Blick vor eine leere Wand setzen und die Pupillen dabei ruhig halten.
Reflexion: Kann ich über meinen Atem oder Gedanken die Starre der Augen beeinflussen, um stiller zu werden?

In der Yogastunde wird die Konzentration (Dharana) mit Hilfe unterschiedlicher Ausrichtung des Fokus immer neu angeregt. Dazu jeweils einige Ideen für die einzelnen Altersgruppen.

Dharana – Konzentrationsübung für Kinder

„Tiefe Konzentration entsteht, wenn Fühlen und Denken auf ein Thema ausgerichtet zur Einheit verschmelzen."

Yoga Sutra 3.1 (28)

Vorschulkinder (5- bis 7-jährige)

Beim Üben einer dynamischen Asanareihe wird die Aufmerksamkeit auf unterschiedliche Körperteile (z. B. rechter Fuß, linkes Knie, Bauch – Nabel, Brustmitte, Stirn, rechte Wange etc.) gelenkt und durch das laute Benennen des jeweiligen Körperteils intensiviert.

Grundschulkinder (8- bis 11-jährige)

Bei dynamisch aufgeführten Asanareihen kann immer wieder mit Unterbrechungen (Stopps) gearbeitet werden mit dem Ziel, dem Kind Gelegenheit zu schaffen, seine unterschiedlichen Körperteile gezielt zu erspüren.

Jugendliche (12- bis 16-jährige)

In der Yogapraxis die Aufmerksamkeit gezielt auf einen wichtigen Körperpunkt fixieren und den jeweiligen Unterschied bei der langsamen Ein- und Ausatmung spüren. Anschließend ist es wichtig, für die gemachten Erfahrungen in der Gruppe eine Austauschmöglichkeit einzuräumen.

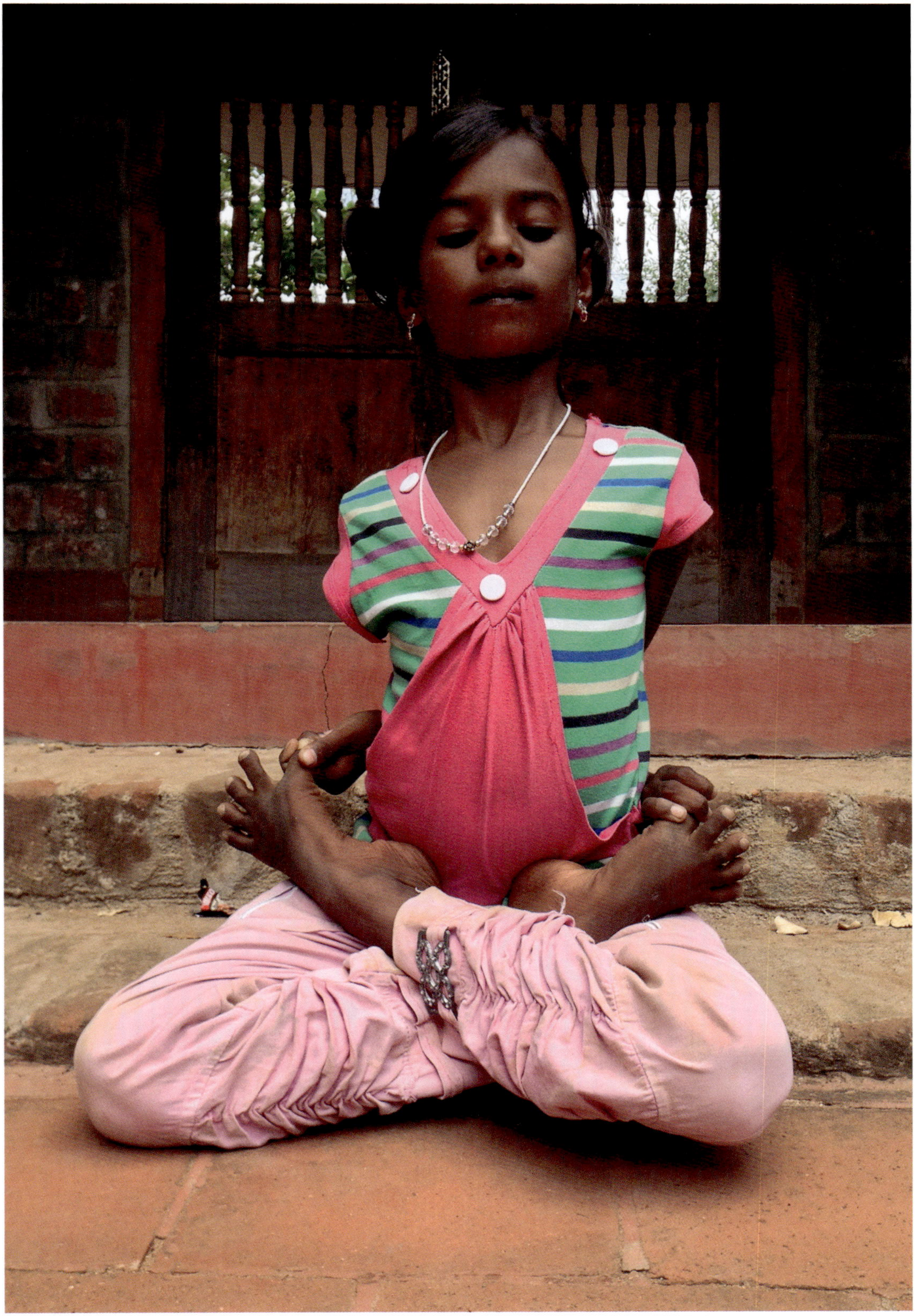

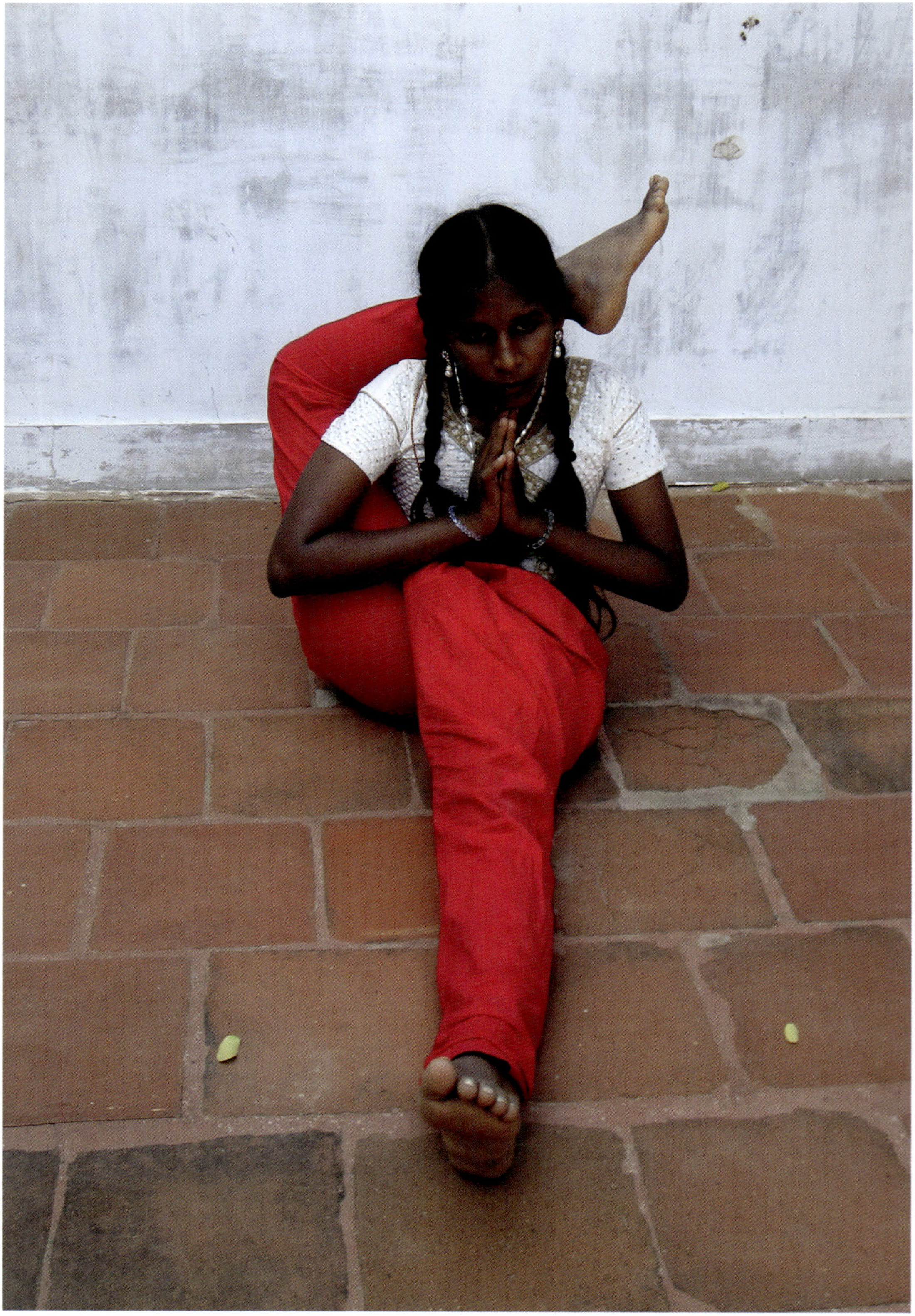

1 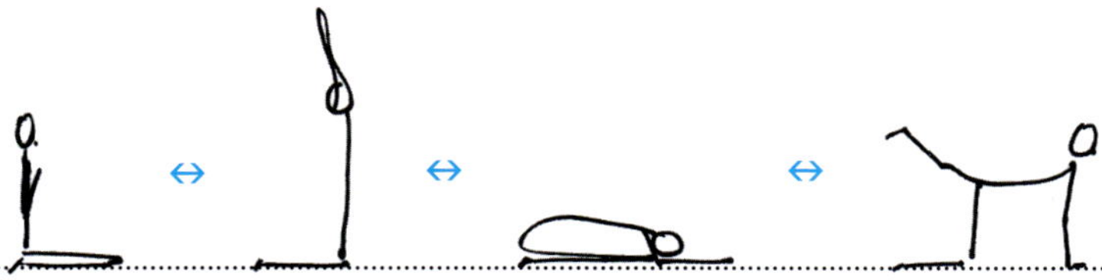

2 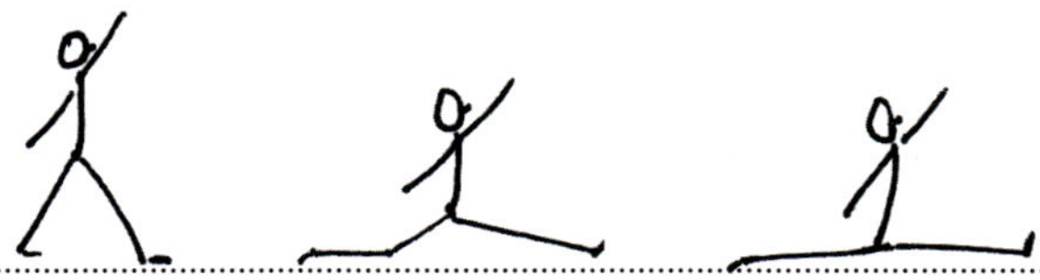

In jeder Haltung von 1 – 10 zählen. Die Position, mit immer größer werdendem Schritt, wiederholen bis hin zu Hanumanasana. Danach über die Übungserfahrung austauschen, dann die Seite wechseln.

3 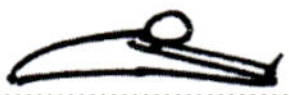

Sehr verlangsamt bis 20 zählen, so dass der Atem ruhig wird.

4 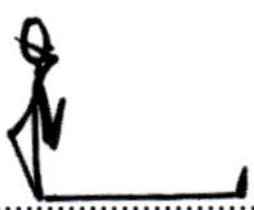

Still sitzen bleiben und einen Vers aufsagen.

5 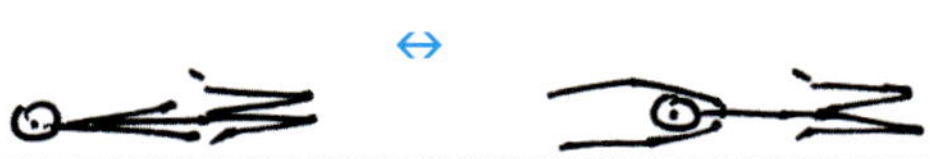

Sehr langsam die Arme bewegen und dabei „Haa …“ sagen.

6 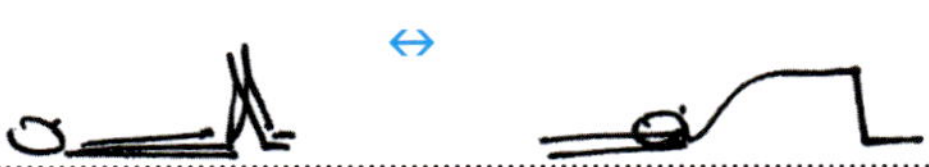

Sehr langsam die Arme bewegen und dabei „Haa …“ tönen. Bei welcher Bewegung fließt der Atem ruhiger und langsamer?

7 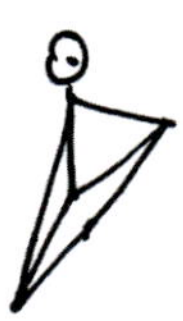

Still sitzen und nacheinander jeweils 1 Minute lang, ohne mit den Wimpern zu zucken, auf verschiedene vorhandene kleine Gegenstände schauen. **Reflexion:** Hilft mir ein bestimmter Gegenstand, still zu halten?

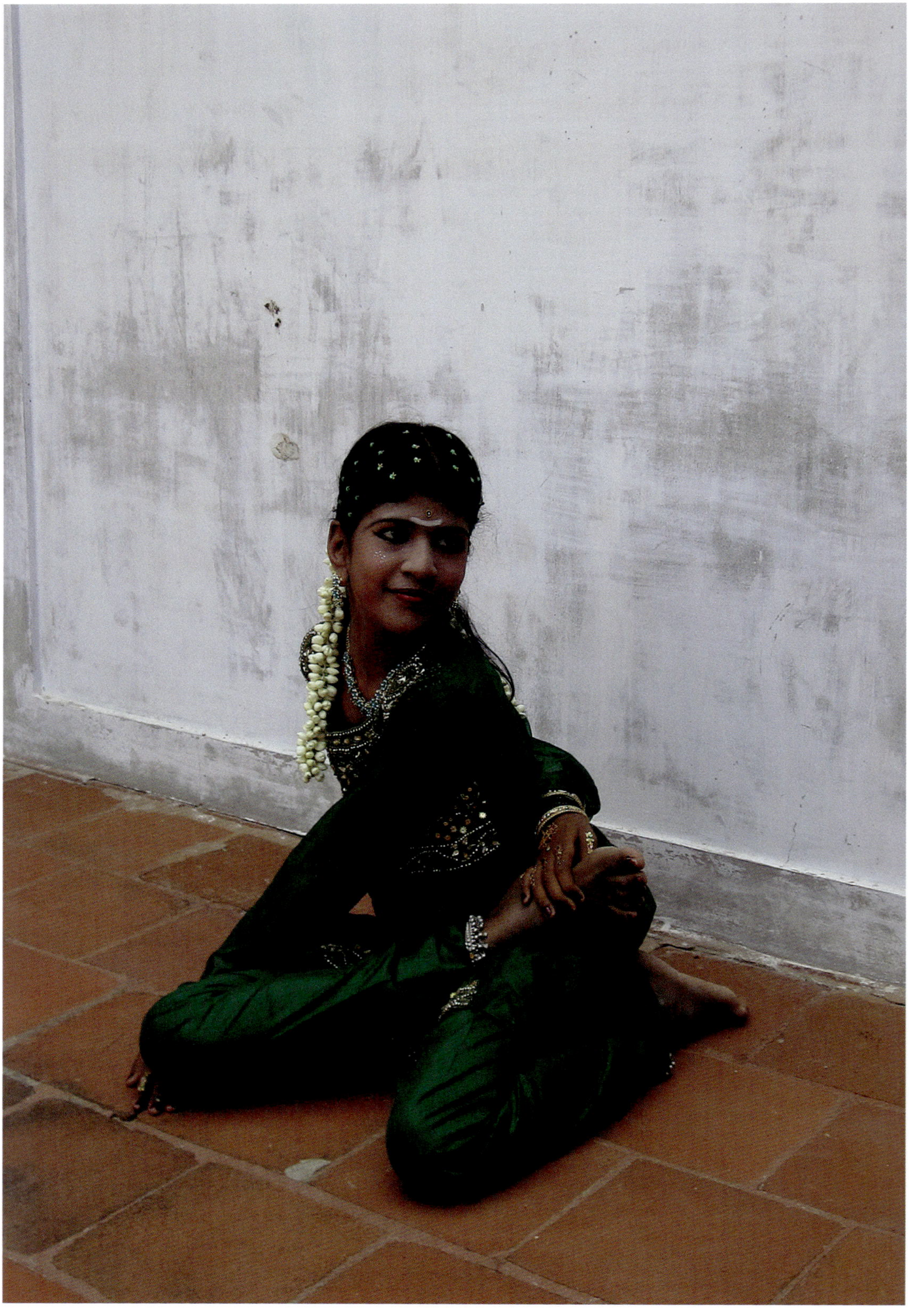

1 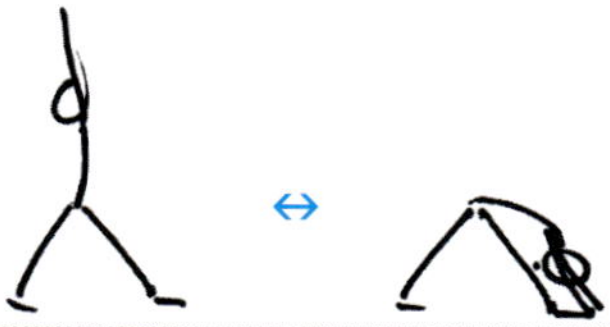

Von 1 – 10 zählen. Mit jeweils steigender Schrittgröße insgesamt 4-mal wiederholen. **Reflexion:** Welche Schrittgröße ist heute am leichtesten?

2 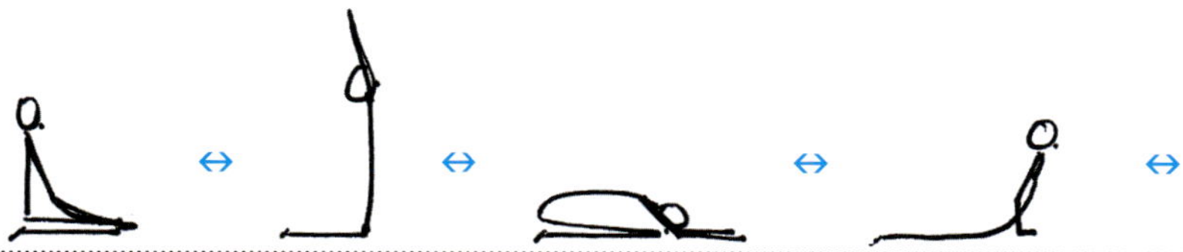

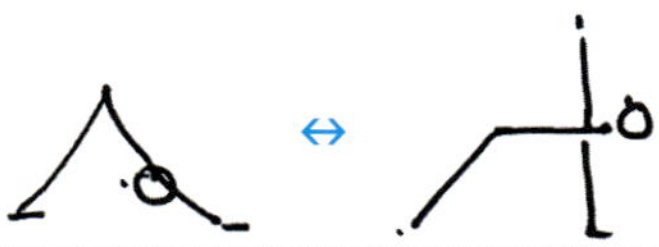

Langsam bei jeder Bewegung „Haa …“ tönen.

3 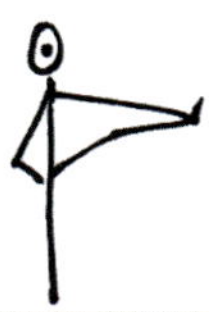

Augen offen halten und Pupillen still, der Kopf ist aufgerichtet – nun still auf einen Punkt an der Wand schauen.

4 

In beiden Positionen so lange verweilen, bis der Atem ruhig und langsam wird. **Reflexion:** In welcher Position fließt der Atem besser, an was kann das liegen?

5 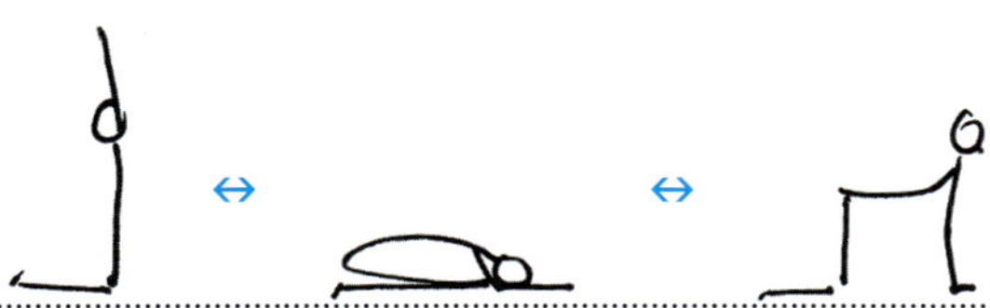

Beim Ausführen der Haltungen versuchen, eine gleichmäßige Ujjayi-Atmung auszuführen.

6 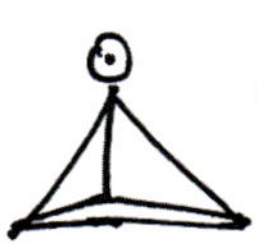

Den Oberkörper aufrecht, die Augen offen und die Pupillen still halten; auf die Flamme einer Kerze schauen – dabei Atem und Gedanken ruhig werden lassen.

7 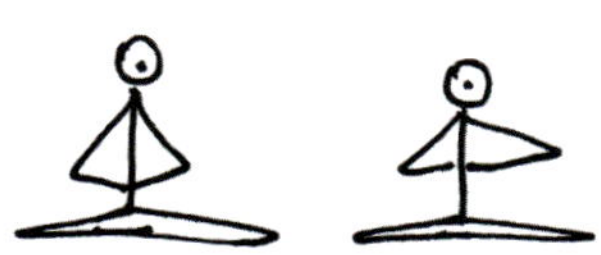

Während die Hände am Bauch sind, den Atem spüren. Während die Hände am Zwerchfell sind, den Atem spüren.

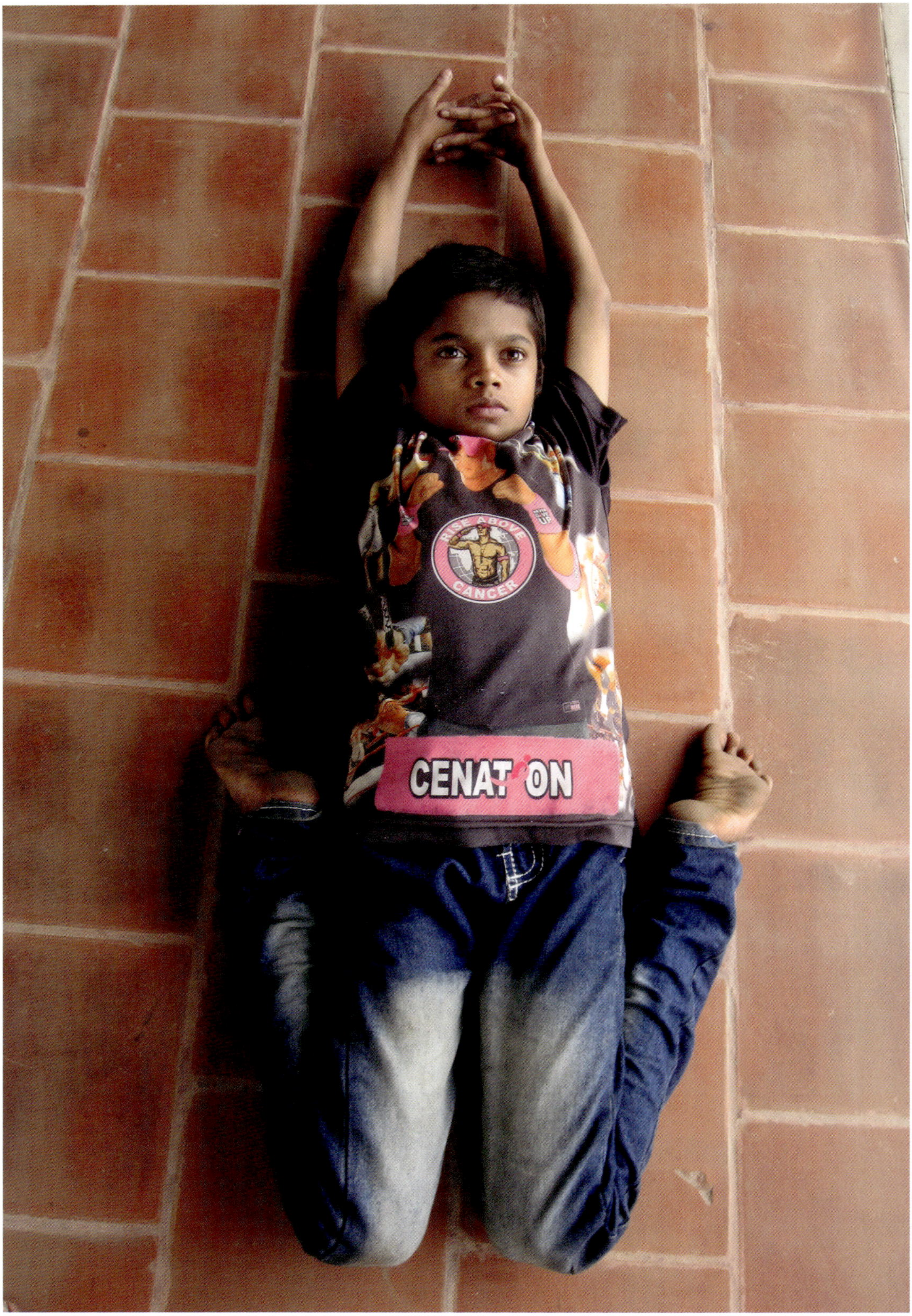
RISE ABOVE
CANCER
CENAT ON

1 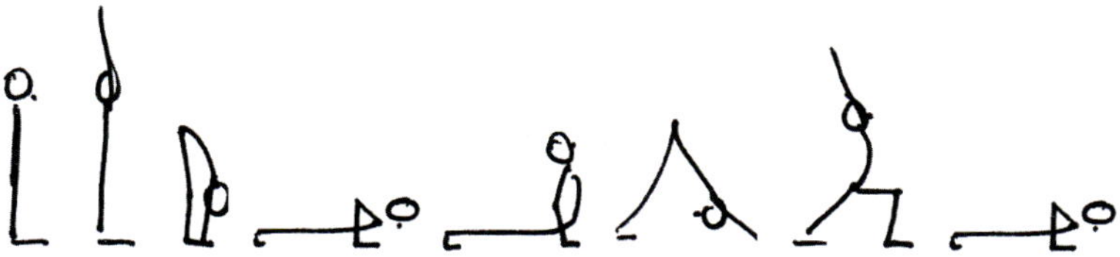

Nach jeder
Ein- und Ausatmung
5 Sek. den Atem und
den Körper still halten
(vgl. Übung 2, auf S. 95).

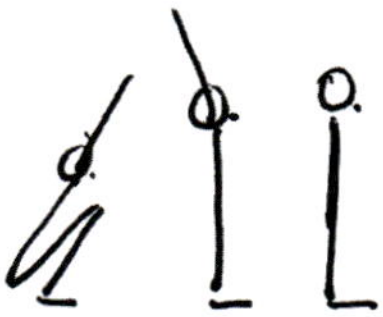

2 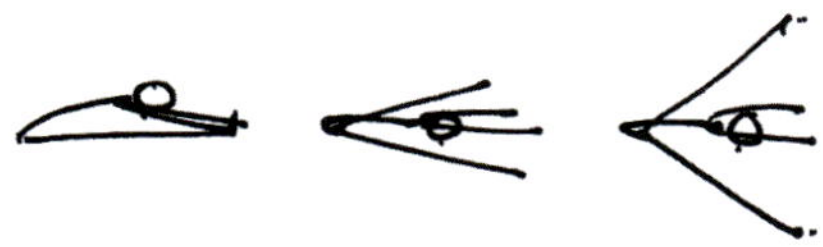

Langsam ausatmen und
entdecken,in welcher
Beinposition der Atem
am ruhigsten fließt.

3 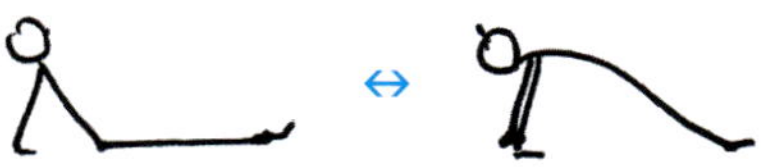

4-mal, jeweils mit Fokus auf die Unterbauchgegend,
Nabelgegend, Herzgegend und Halsgrube.
Reflexion: Wie ändert sich die Haltung?

4 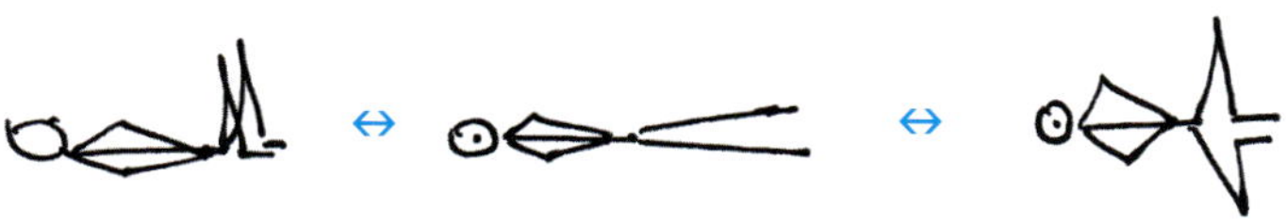

Sehr langsam mit Ujjayi
ausatmen– in welcher
Position fließt der Atem
am langsamsten?

5 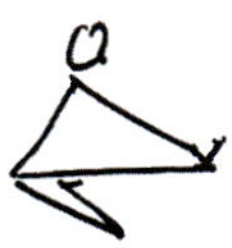

In der Position still bleiben und langsam
atmen – dabei den Atemraum beobachten.

6 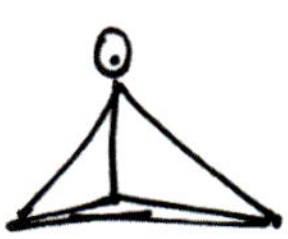

Aufrecht sitzen, den Blick geradeaus halten. Auf eine Stelle einer leeren Wand
schauen, die Pupillen bleiben dabei still – bis von alleine Tränen fließen.

7 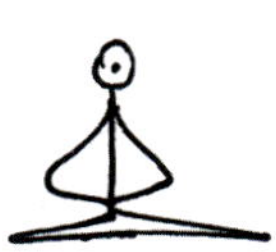

Mit Händen am Bauch, den Atem geschehen lassen und bei ihm sein.

„Ich bin nicht, was ich sein sollte, ich bin nicht, was ich sein werde, und ich bin auch nicht mehr, was ich war.“ Erik H. Erikson

Was heißt Identität?

Identität kann, angelehnt an die Definition des Psychoanalytikers Erik H. Erikson, als Schnittpunkt zwischen dem, was eine Person sein will, und dem, was die Umwelt ihr gestattet, verstanden werden. Identität ist ein steter Entwicklungsprozess, der sich durch das ganze Leben zieht und sich anhand der gesellschaftlichen Prägungen immer weiter formt. War Erikson damals seiner Zeit voraus, so wird seine Theorie heute sowohl in der Bindungsforschung, in der Entwicklungspsychologie wie auch in psychologischen und soziologischen Konzepten bestätigt. Die Identität eines Menschen, von Erikson als Ich-Identität beschrieben, ist die **Integration vieler Lebensrollen und Weltbezüge im Selbst.**

Die Fragen der Identität

Es findet eine kontinuierliche „Kommunikation“ zwischen dem Selbst auf der einen Seite und dem, was wir hören, sehen, fühlen, riechen und schmecken, sowie dem, was wir als Reaktion darauf alles denken, auf der anderen Seite, statt. Jeder Mensch hat dabei sein individuelles Wahrnehmungsfenster, welches geprägt ist von einem unaufhaltsamen Strom von Sinneseindrücken, Wahrnehmungen und Erfahrungen. Viele der Eindrücke werden nicht bewusst, sondern unterbewusst wahrgenommen. Die persönlichen Erlebnisse sind ausschlaggebend, denn sie entscheiden, wie wir die Eindrücke aufnehmen. Für Erikson hatte daher die Beziehung zwischen Eltern und Kind für die Entwicklung des Ichs eine zentrale Bedeutung. Nach ihm ist die Persönlichkeitsreife des Kindes am Ende seiner Pubertät abhängig von der Art und Weise seiner Kindheitserlebnisse.

So stellen sich dem Kind im Laufe seiner Kindheit zwei wichtige Aufgaben: die Ausbildung von Resilienzfaktoren zur Stärkung der eigenen Widerstandskraft und das Finden von Antworten auf Fragen zur Entwicklung der eigenen Identität, wie:

- **Wer bin ich?**
- **In welcher Weise bin ich anders als andere?**
- **Wie kann ich etwas selbstständig machen?**
- **Was werde ich in meinem Leben tun?**

Die ersten Bausteine der Identität

Ein Kind macht von Geburt an Erfahrungen mit sich und seiner Umwelt. Seine Erfahrungen sind zunächst ganz auf seinen Körper bezogen. So bildet es beispielsweise einen Laut, nimmt dabei seine Körperempfindung wahr und kann ihn dadurch selbst hören. Das wiederholt das Kind immer wieder.

Oder es hört Laute von anderen und versucht Kontakt mit seiner Bezugsperson aufzunehmen, was nicht immer gelingt. Es erkennt dabei die Grenze des eigenen Bewegungsraumes, dass es ein Gegenüber und damit einen Unterschied zwischen ihm und den anderen gibt. Ganz aktiv geht das Kind immer wieder in Dialog mit seinen Mitmenschen, indem es auf deren Berührungen, deren Stimmen und deren Blicke reagiert. Bald kann es zum Beispiel im Gesicht seiner Mutter „lesen", wie sie Dinge, Menschen und Handlungen bewertet, und natürlich, wie seine eigenen Handlungen und Verhaltensweisen von ihr gesehen und bewertet werden. Nun benötigt es ihre Wertschätzung, um seinen eigenen Wert entwickeln zu können. Nur auf diese Weise kann es lernen, wie es in Zukunft selbst gute und respektvolle Beziehungen zu anderen Menschen eingehen kann. Durch Wertschätzung kann sich ein gesundes Selbstvertrauen entwickeln, welches vor schädlichen Einflüssen schützen kann.

Das Bild des Selbst und der Welt

Sein erstes Modell von seiner Sicht auf die Welt und von sich selbst, sein Selbstbild, wird von all seinen Eindrücken hinsichtlich der Reaktionen und Bewertungen der ihm wichtigen Menschen gestaltet, bevor es zwei Jahre alt ist. Das Arbeitsmodell entwickelt sich quasi im Spiegel seiner Umwelt. Es lernt zu verstehen, wohin es gehört, was es ausmacht, ob es willkommen ist oder nicht. Wird ihm gespiegelt, dass man sich für seine Äußerungen interessiert, dass seine Gefühle in Ordnung sind und die anderen ihm etwas zutrauen und es selbst aktiv sein kann, dann fühlt es sich sicher und angenommen. „Ich kann das, ich bin das, das macht mich aus!" Das ist eine gute Basis für seine weitere Identitätsbildung. Es ist ein Prozess, der nicht geradlinig und von heute auf morgen passiert, sondern immer wieder großen Schwankungen unterliegt. Eine eigene Identität zu entwickeln, also sich selbst zu finden und ein positives Bild von sich selbst zu erlangen, ist eine große Herausforderung.

Die Festigung des ICH-Gefühls

Im Verlauf seines zweiten Lebensjahrs entdeckt ein Kind sich selbst, im wahrsten Sinne des Wortes. Es steht vor einem Spiegel und sieht ein Gesicht mit einem mit Schokolade beschmierten Mund. Zeigt es nicht auf das Spiegelbild, sondern auf sein eigenes Gesicht: „Hier ist die Schokolade!", hat es in diesem Moment **erstmals eine Vorstellung davon, „Ich" zu sein**. Das Kind beginnt, sich mit seinem ICH bewusster auseinanderzusetzen. Dabei hilft ihm eine vertrauensvolle Begleitung, ein Mensch, der es bei seiner Entwicklung der eigenen Persönlichkeit achtsam unterstützt. Ohne ein Gegenüber gibt es kein ICH.

Identitätsbildung ist mit dem Einfluss der Umwelt eng verbunden

Da die Persönlichkeitsentwicklung kulturell geprägt wird, entscheidet auch die Gesellschaft, inwieweit der Mensch seine Individualität ausleben kann. Der Erziehungswissenschaftler Gerd Schäfer spricht von einem Evolutionsprozess. Für ihn ist es **Aufgabe des Erwachsenen, eine Position des umfassenden „Zuhörens" auf der Ebene aller Sinne zu pflegen, sowie der Zurückhaltung des Eingreifens.** Er spricht von Geduld, um die Handlungen der Kinder überhaupt entstehen zu lassen. Gerade die frühe Kindheit ist eine besonders lernintensive Zeit jedes Menschen und für die Identitätsbildung prägend.

„Die zunächst unendlichen und ungezielten Möglichkeiten werden durch die Bewegungsmöglichkeiten des Körpers, durch die Interaktionen mit bestimmten anderen Menschen, durch Gegenstände, die nur bestimmte Handlungsweisen zulassen, eingeschränkt. Bei lebenden Wesen, die zu aktiven Veränderungen fähig sind, schränken gegebene Bedingungen zwar ein, können aber auch eine konstruktive Tätigkeit auslösen, die das Verhalten gegenüber diesen Einschränkungen verändert. Es entstehen Spielräume des Verhaltens. Im Rahmen dieser Spielräume differenziert es sich entlang den gegebenen Möglichkeiten. So entstehen Handlungs- und Verhaltensmuster, die auf den Kontext einer gegebenen (einschränkenden) Situation abgestimmt sind." (29).

Das Kind hat zunächst eine offene Wahrnehmung und ordnet Erlebnisse und Eindrücke in für uns oft nicht nachvollziehbare Zusammenhänge ein. Die Kategorisierung hilft ihm, die oft unverständliche Komplexität seiner Umwelt zu verstehen. So kann beispielsweise ein Kindergartenkind meist klar zwischen „Mann" und „Frau" unterscheiden, aber gleichzeitig die eigene Geschlechtszugehörigkeit noch nicht erkennen. Erlebte Rollenbilder und erspürte Rollenerwartungen prägen die kindliche Entwicklung sehr nachhaltig. Ein Kind lebt Geschlecht so, wie es Geschlecht erlebt. Es erlernt im wahrsten Sinne des Wortes seine Persönlichkeit und später seine Weltanschauung. Kinder werden also das, was sie von anderen lernen.

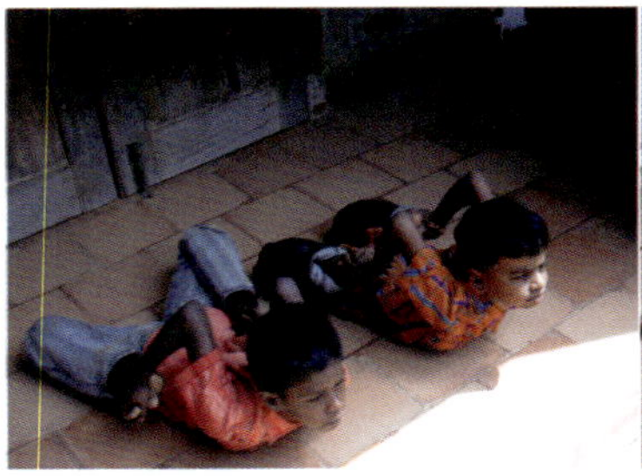

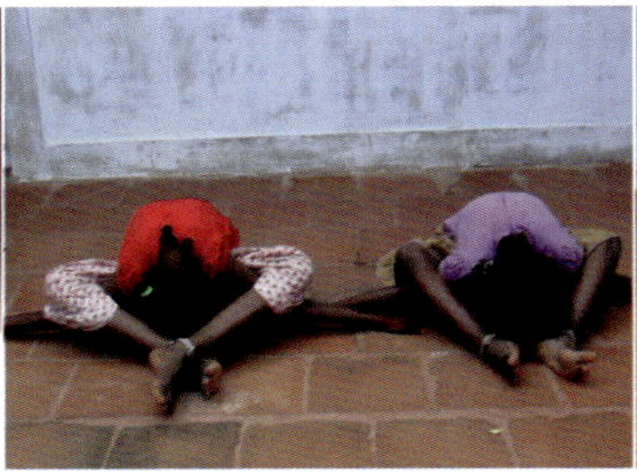

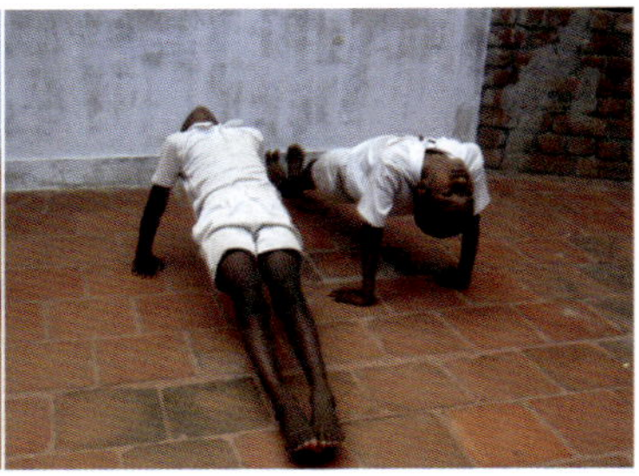

Das Selbstbild als ein Aspekt der Identität

Ab etwa dem vierten Lebensjahr weiß ein Kind, dass ein anderer Mensch ein anderes Wissen hat als es selbst („Theory of Mind"). Mit diesem Wissen ist die Fähigkeit verbunden, sich in andere Menschen einzufühlen, lügen zu können oder zwischen gut und böse zu unterscheiden. Es unterscheidet sich immer klarer von seiner Umwelt und findet so sein Selbstbild. Das Wissen um das eigene ICH lässt das Kind kompetenter im Umgang mit seiner Umwelt werden und immer mehr eigene Initiative entwickeln. Ihm wird langsam bewusst, dass sein Verhalten manchmal andere Menschen verletzen kann, und das erzeugt Schuldgefühle. Liegt der Fokus der Erwachsenen darauf, wie gut sich das Kind an seine Umwelt anpassen kann, stirbt Stück für Stück die Lust am selbstgesteuerten Lernen. Dafür benötigt das Kind unbedingt Freiräume, in denen es sich ausprobieren kann und in denen Fehler erlaubt sind.

Das Selbstbild und der Selbstwert

Im Alter zwischen sechs und zwölf Jahren bestimmt das Gefühl Leistungsstolz versus Minderwertigkeit das Leben des Kindes. Es misst sich und sein ICH an seiner Möglichkeit, den ihm gestellten

Anforderungen entsprechen zu können. Wenn es oftmals nicht dem entspricht, was von ihm erwartet wird, entsteht leicht das Gefühl von Minderwertigkeit und daraus folgend ein negatives Selbstbild. Eine allgemeine Angst vor Misserfolgen kann dazu führen, dass sich der Mensch im Leben nicht viel zutraut. Aber auch zu viel Lob kann schädlich sein. Ein Kind, dessen Handlungen alle als „Großtat" gefeiert werden, kann leicht ein unrealistisch positives Selbstbild entwickeln. Daher sind realistische Spiegelungen ihrer Handlungen und ihres Verhaltens wichtig. Erst dadurch kann eine gesunde Entwicklung der eigenen Persönlichkeit möglich werden und ein positives Selbstkonzept. Das befähigt den Menschen dazu, mit einem stabilen Selbstvertrauen an die Probleme in seiner Umwelt und der Gesellschaft heranzutreten. Er kann andere Menschen akzeptieren und ihnen gegenüber Toleranz zeigen sowie die erlebten Erfahrungen reflektieren und daraus lernen.

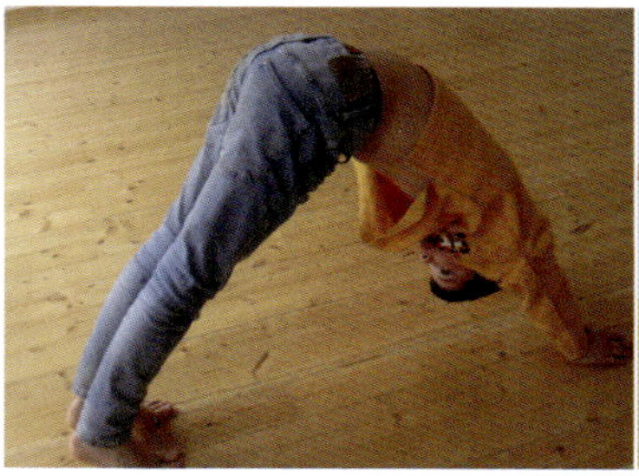
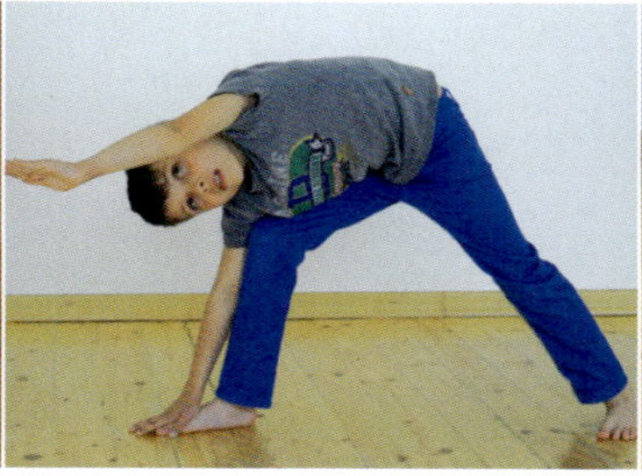
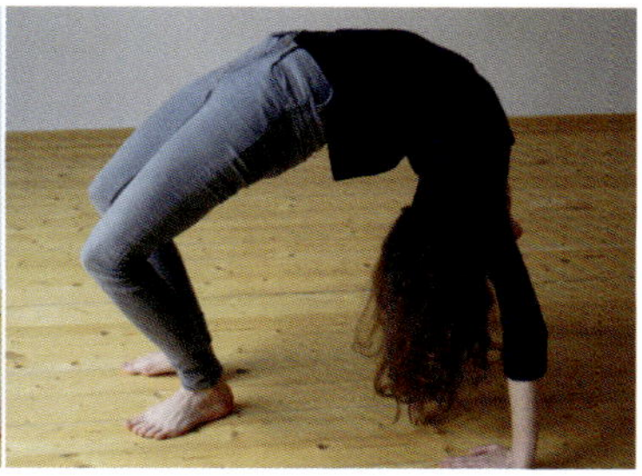

Das Selbstbild und die Pubertät

Kommt ein Kind nun in die Pubertät, so ist diese gekennzeichnet durch die Auseinandersetzung des Jugendlichen mit der eigenen, unverwechselbaren Identität im Abgleich mit den Erwachsenen. Bestehende Werte und Normen der Gesellschaft werden hinterfragt. Auch jetzt spielen bei der weiteren Identitätsentwicklung Vorbilder eine große Rolle und Freunde und soziale Gruppen werden wichtige Ansprechpartner. In einer Gruppe integriert zu sein und sich von Freunden mit seinen Ansichten und Einstellungen anerkannt zu fühlen hilft dem Jugendlichen, eine stabile Identität herauszubilden. Sein Dilemma ist allerdings, dass er als eigenständige Person anerkannt und verstanden werden will, gleichzeitig aber selbst noch nicht weiß, wer er überhaupt ist. Diesen Zwiespalt fördert unsere heutige Gesellschaft. Wurde der Jugendliche früher spätestens mit dem 21. Lebensjahr als Erwachsener angesehen, so zieht sich das Erwachsenwerden heute teilweise bis zum 30. Lebensjahr hin. Die sogenannte „emerging adulthood"-Phase, die Zeitspanne zwischen dem 18. und 25. bzw. bei akademischer Ausbildung bis zum 30. Lebensjahr, ist dadurch gekennzeichnet, dass der junge Mensch sich noch nicht wirklich erwachsen fühlt, eine große Lernfähigkeit zeigt und stark selbstfokussiert ist. Partnerbeziehungen werden heute seltener oder später in Betracht gezogen. Lange Schul- und Ausbildungszeiten, fehlende Arbeitsmöglichkeiten und eine verlängerte elterliche Unterstützung lassen die Menschen zu Nesthockern werden (30). Wenn sich im Jugend- und Erwachsenenalter der Mensch als eine eigenverantwortliche und selbstbewusste Person erleben soll, die selbstgesteuert handeln kann, so sollte das bereits im Kindesalter erlernt und gestärkt werden.

Identität: Rollen, Identifikationen, Abgrenzungen, Flexibilität

Wie bin ich und wer bin ich? Was macht mich aus? Diese Fragen bewegen bereits kleine Kinder. Sie suchen nach Antworten, indem sie immer neue Identifikationen und Abgrenzungen ausprobieren. Eine solche Suche wird oftmals krisenhaft und belastend für sie selbst oder die Umwelt empfunden. Doch das gehört zur Verarbeitung und Integration der erfahrenen Normvorstellungen und der Wertungen dazu.

Für das Kleinkind ist zunächst die Familie die Bezugsgruppe, mit der es sich identifiziert. Später gehören dazu der Kindergarten, der Turnverein oder die Yogagruppe und die Peergroup. **Jede neue Umgebung wirkt als Spiegel**; sie sagt dem Kind nicht nur etwas über sich selbst, sondern auch über seine Familie. Wird ihm gespiegelt, dass es mit seinen von zu Hause mitgebrachten Erfahrungen willkommen ist, so bringt man ihm und seiner Familie Interesse entgegen und bekundet ihm, dass seine Gedanken und Gefühle etwas zählen. Auf diese Weise fühlt sich das Kind bestätigt und gestärkt: „Ja, ich bin richtig, wie ich bin! Ich gehöre zu meiner Familie und ich gehöre hierher, beides ist richtig und gut." Dadurch sind Bildungsprozesse möglich.

> „Ein Kind ist kein Gefäß, das gefüllt, sondern ein Feuer, das entzündet werden will."
>
> Francois Rabelais

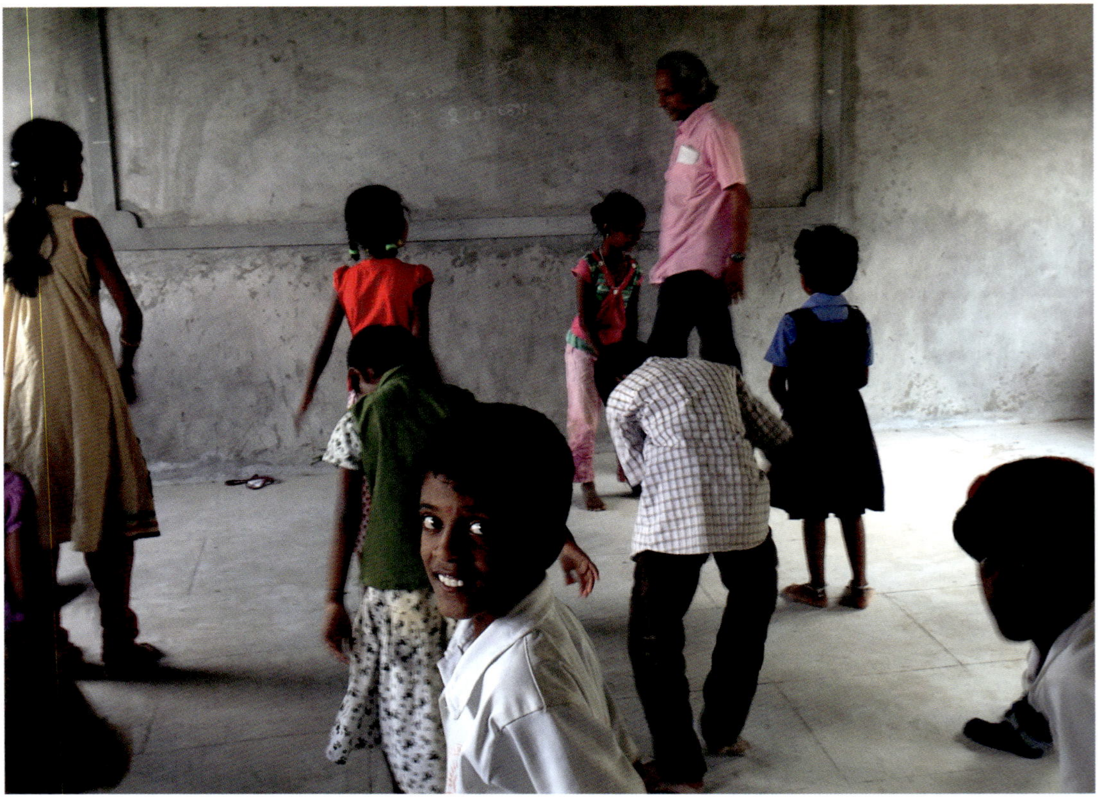

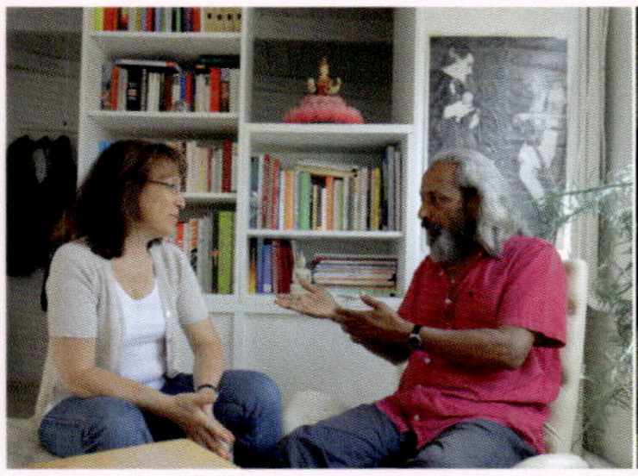
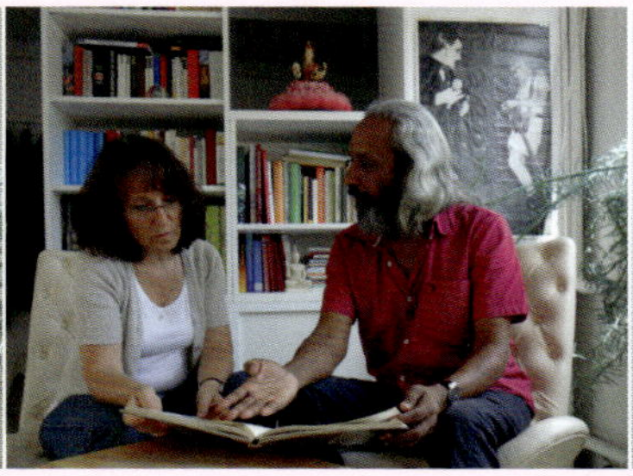
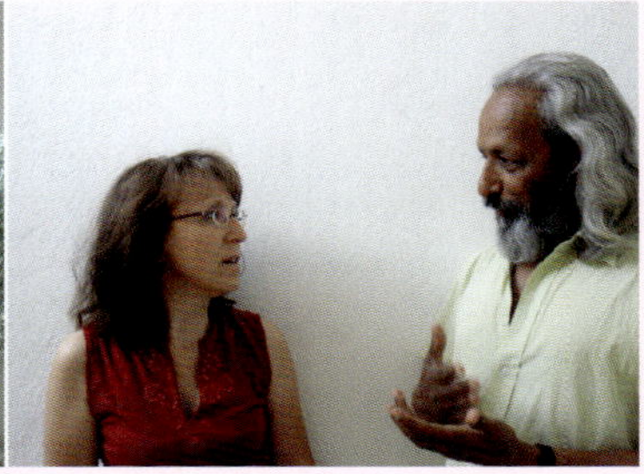

„Körpererfahrungen prägen die Identität."

Kornelia: Identität ist ein lebenslanger Prozess. Wie wird Identität im Yoga verstanden?

Sriram: Im Yoga versteht man **zwei Aspekte der Identität**. Der eine ist eine Konstante, ein ununterbrochenes, ewiges Gefühl des „Ich", mit dem wir uns mit allen Menschen, den Lebewesen und mit der gesamten Schöpfung eins fühlen. Der andere Aspekt ist eine persönliche Identität, ein eigenes „Ich", das den Ausgangspunkt und die Grundlage bietet, im konstanten „Ich" zu weilen. Das „Ich" gibt uns die persönliche Kraft und Ausrichtung, in der Welt klarzukommen und in ihr zu wachsen.

Kornelia: Ein Kind ist interessiert an Fragen wie: Wer bin ich? Was werde ich in meinem Leben tun? In welcher Weise bin ich anders als andere? Wie kann ich etwas selbstständig machen? Hier handelt es sich um tiefe philosophische, ja spirituelle Fragen. Wie begegnet Yoga solchen Fragen und gibt er dem Kind Antworten?

Sriram: Der gesamte Erfahrungsprozess, durch den sich das Kind selbst findet, ist ein „Svadhyaya", ein Selbststudium im Sinne des Yoga. Zum Selbststudium des Yoga gehört Kenntnis über den eigenen Hintergrund und die Grundlageneigenschaften, mit denen man geboren wird. Der eigene Hintergrund bildet den Rahmen für unsere Erfahrungen und eigenen Weisheiten. Wir werden uns in unserer Entwicklung zumeist innerhalb dieses Rahmens bewegen. Die Grundlageneigenschaften bestimmen, welche Fähigkeiten und Interessen wir entwickeln, die uns im Leben weiterbringen können. Wir finden dadurch sozusagen unser „Dharma", d.h. die Aufgaben, die uns liegen und an denen wir wachsen können. Durch Gespräche werden Kinder angeregt, über ihre speziellen Rollen, Fähigkeiten und Bedürfnissen nachzudenken. Ein Jugendlicher kann z. B. angeregt werden, intensive Erfahrungen als Läuterungsprozesse zu sehen, durch die er mutig seiner wahren Identität näher kommt und seine wirkliche Aufgaben, sprich Begabungen, entdeckt. Ein Kleinkind, dem wir die Sterne zeigen und ihm dabei helfen, sich des Dimensionsunterschiedes zwischen seinen Augen und dem fernen Stern bewusst zu werden, lernt, sein Selbst in Relation zu einer größeren Wahrheit zu empfinden, die durch seine Augen mit ihm verbunden ist. Damit wird das Kind seine Rolle und seine Identität in einem großen Zusammenhang sehen lernen.

Kornelia: Ein kleines Kind entwickelt seine Identität, indem es seinen Körper, seine Sinnesäußerungen und alles, was an ihm ist, erkundet. Wie kann ich die kindliche Identitätsbildung gezielt auf dem Yogaweg ansprechen?

Sriram: Das kann man auf zwei Arten. Einerseits durch die Beschäftigung mit dem Körper und andererseits durch das Bewusstsein, dass wir mehr als der Körper sind. Das Kind lernt auf der einen Seite seine körperlichen Grenzen und Fähigkeiten auszuweiten. Damit wachsen seine Zuversicht und sein Selbstvertrauen. Auf der anderen Seite lernt es, seine Begrenzungen anzuerkennen und sie als Grenzen zu sehen, denen lediglich der Körper ausgesetzt ist, nicht sein ganzes Wesen. Diese **Erfahrungen mit dem Körper** – der ein Teil seines „Ich" ist – gibt ihm Aufrichtung, Selbstwert und damit Zuversicht. Andererseits lernt das Kind, seine Grenzen so zu erfahren, dass das Wissen über sie einen eigenen Wert erhält und das Kind seine Grenzen nicht als Schwäche zu sehen hat. Es ist nicht nur ein Körperwissen, das ein Kind hier bekommt, sondern auch die Gewissheit, dass die Ich-Stärke nicht allein durch den Körper kommt. So kann eine gesunde Selbsteinschätzung im Sinne des Wissens über das eigene „Dharma" entstehen.

Kornelia: Gerd Schäfer spricht von einem Evolutionsprozess und ordnet dem erwachsenen Begleiter eine passive und dennoch sehr wichtige Rolle zu. Die Pädagogik der Achtsamkeit oder des Innehaltens, wie Schäfer beschreibt, entspricht den Ideen, die ein guter Yogalehrender für sich entwickeln soll. Wie wichtig ist diese Haltung für den Unterricht und damit für die Begleitung des Kindes im evolutionären Prozess der Entfaltung seiner Persönlichkeit?

Sriram: Die Ideen von Gerd Schäfer sind absolut treffend für den Yogalehrer für Kinder. Als Lehrer sehe ich beispielsweise, wie viel für ein Kind gut ist. Dabei handelt es sich um meine persönliche Einschätzung, die auf meinen Erfahrungen beruht. Das Kind kann und wird selbst erfahren, wie weit es gehen kann und wann die Grenzen erreicht sind. Ich muss in seinem Prozess mitschwingen, sprich Achtsamkeit und Fähigkeit des Zuhörens erbringen. Und wenn das Kind etwas macht, was meiner Meinung nach falsch oder für den Körper problematisch ist, muss ich mich geduldig und zurückhaltend zeigen. Nur so kann das Kind Zuversicht und Selbstwertgefühl durch die Ausführung der Yogaübungen erfahren. Ich muss mir stets im Klaren sein, dass das Ziel **eine gesunde Ich-Entwicklung und nicht irgendwelche gymnastischen Posen** sind.

Kornelia: Wenn es um Identität geht, geht es letztendlich auch um die Geschlechtlichkeit. Geht Yoga darauf ein?

Sriram: Mein Lehrer schlug mir vor: „Behandle sie alle als Kinder bis zum zehnten oder elften Lebensjahr und danach als Mädchen oder Jungen." Da in der Pubertät die Körperentfaltung unterschiedlich ist, sollte sie im Yogaunterricht respektiert werden. Kinder zu Übungen anzuleiten, die konträr zu ihren Empfindungen sind, ist nicht gut, wenn sie positive Ich-Erfahrungen machen sollen. Zu viele Übungen auf dem Bauch – das werden Jungen nicht mögen. Übungen, die den Schulterbereich stark fordern, können für Mädchen unangenehm sein. Mädchen und Jungen haben eventuell unterschiedliche Reaktionen auf ihre Körperfähigkeiten und -grenzen. Der Lehrer sollte einfühlsam sein. Außerdem kann es bei einer so großen Anzahl von Asanas nicht schwierig sein, jeweils passende für Mädchen und Jungen zu finden. Die Dharma-Empfindung eines Mädchens ist in gewissen Momenten und Lebensphasen bestimmt anders als die eines Jungen. Diese Empfindung sollten wir respektieren.

Kornelia: Die Identitätsentwicklung konfrontiert Mädchen und Jungen mit vielfältigen Gefühlen. So entstehen Schuldgefühle z. B. durch das Erkennen, andere Menschen durch eigenes Handeln verletzen zu können. Es stellt eine große Herausforderung dar, sich in einer Gruppe anpassen und doch der eigenen inneren Stimme folgen zu wollen. Inwieweit kann Yoga hilfreiche Unterstützung sein und vielleicht sogar Minderwertigkeitsgefühle verhindern?

Sriram: Im Yoga sind es immer die folgenden vier Gefühlsausrichtungen, die wir in uns fördern, um Konflikte so zu lösen, dass es langfristig für alle Konfliktparteien gesund ist: Freundschaftlichkeit, Empathie, Anteilnahme und Verständnis. (YS 1.33) Wir können das Kind ermutigen, zum Gegenüber freundschaftlich zu sein und an dessen Themen Anteil zu nehmen, ohne sich in Schuldgefühle zu verirren. Und es sollte versuchen, seiner inneren Stimme im Einklang mit Empathie für sein Gegenüber zu folgen. Dabei dürfen wir nicht vergessen, dass diese Reaktionsweisen oder -empfehlungen nicht aufgesetzt, sondern natürlich für unser menschliches Wesen sind.

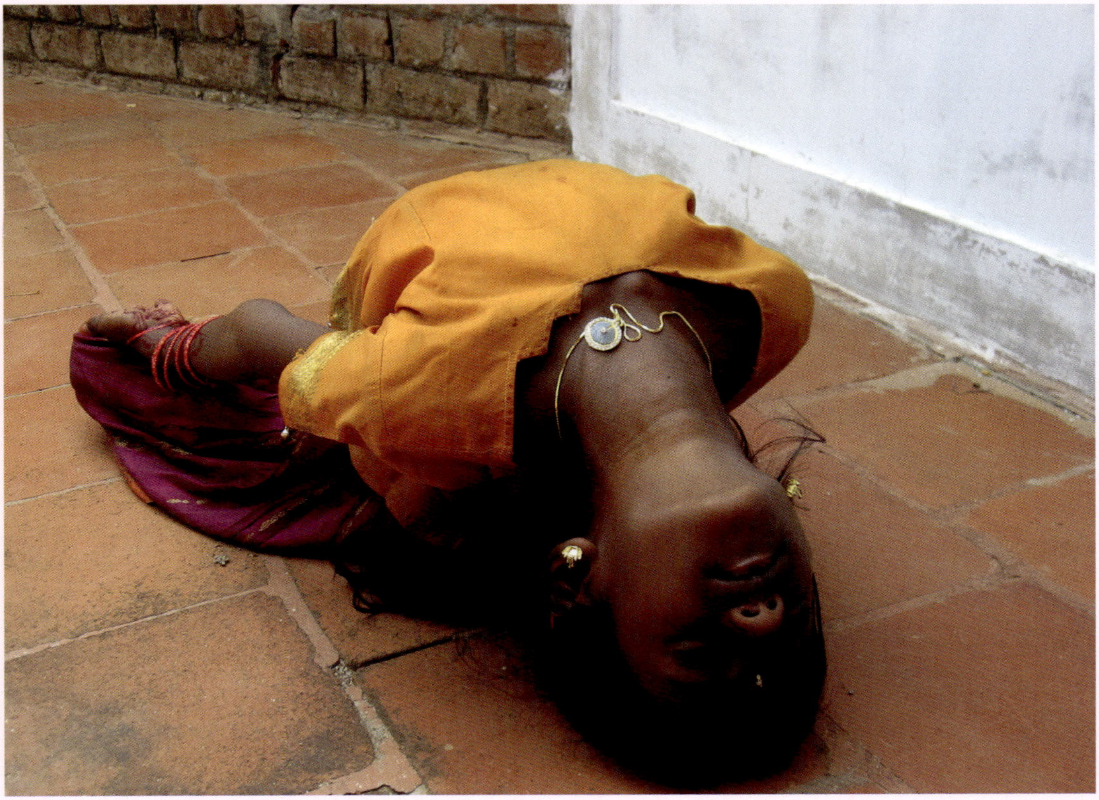

Kornelia: Was bedeutet es im Yoga, dem Kind genügend Freiraum zu geben, sich auszuprobieren, Fehler zu machen, die Dinge auf die eigene Weise verstehen zu können und seine Sicht der Dinge zu präsentieren?

Sriram: Yoga spricht davon, dass jedes Lebewesen ein vollkommenes Geschöpf ist. Die Hierarchie im Lernen – Lehrer oder Eltern zu Kindern – gilt nur für den Augenblick in der Situation des Lernens. Die Hierarchie verfällt oft sehr schnell. Spätestens als erwachsene Menschen erleben wir, dass alternde Eltern viel von uns lernen können und müssen. Die Tatsache sollten wir schon als Eltern oder Erziehungsberechtigte von Kindern als eine grundlegende Einstellung wahren. **Der Begriff „Kind" darf nicht gleichgesetzt werden mit „unwissend" und „unerfahren".** Nur so lernen wir, dem Kind den Raum zu geben, der ihm zusteht, um seine eigenen Erfahrungen von „richtig" und „falsch" oder „gut" und „problematisch" zu machen. Kinder, die einen solchen Freiraum bekommen, werden mutig, weise und selbstbewusst unsere unmittelbare Welt bereichern. Die Toleranz, die ein Kind entwickeln kann, ist für seine Zukunft sowie die seiner Umgebung wichtig. Deshalb sagte Mahatma Gandhi: „Wenn wir wahren Frieden in der Welt erlangen wollen, müssen wir bei den Kindern anfangen."

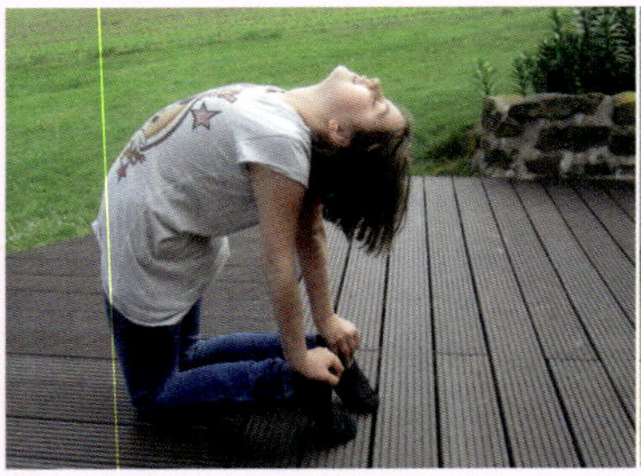

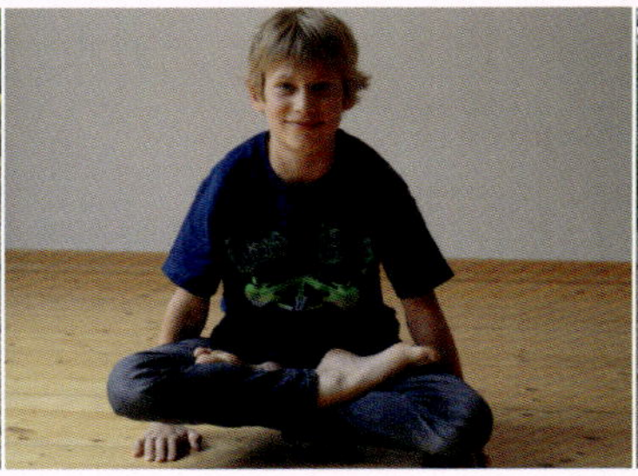

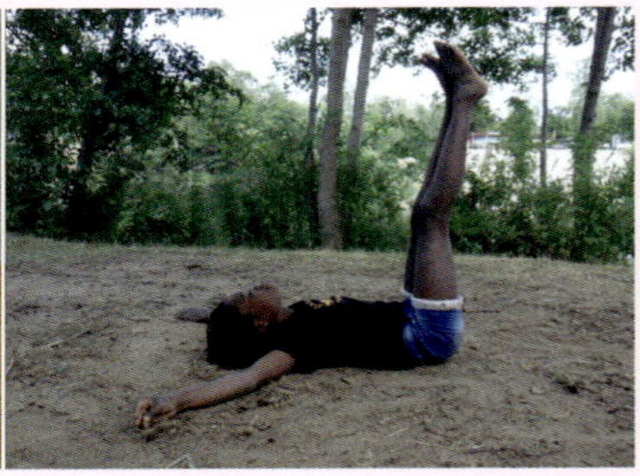

Kornelia: Das Sristi-Krama wird bis zum Alter von etwa dreißig Jahren definiert. Bedeutet das, dass im Yoga die Entwicklungsphase „emerging adulthood" bereits berücksichtigt oder sogar als notwendig erachtet wurde? Wie wurde diese Altersgruppe früher im Yoga begleitet? Worauf kam es dort an? Was sollte der Heranwachsende lernen, um seine Identität zu entfalten?

Sriram: Der Lerndrang ist in dieser Phase am größten. Im ersten Lebensdrittel ist der Körper am ehesten formbar, **die Identität ist am stärksten mit dem Körpergefühl verbunden**. Das heißt, dass das Identitätsgefühl stark von den gemachten Körpererfahrungen geprägt wird. Deshalb heißt es im Yogaschema, dass für das erste Lebensdrittel Körperübungen, für das zweite Atemübungen und für das dritte Meditationsübungen wichtig sind. Durch Atemübungen sollten im zweiten Lebensdrittel die inneren Kräfte mobilisiert werden und im letzten Drittel die Achtsamkeit auf eine Identität, die das Persönliche transzendiert.

Umsetzung und Übung

Die Aufgabe im Rahmen der Identitätsentwicklung ist, selbstständig eine persönliche Antwort auf konkrete Fragen zu finden. Dabei kann sich das Kind oder der junge Erwachsene bemühen, beispielsweise aus der Liste der Asanas (S. 200ff), folgende Fragen zu lösen:

- **Welche Asanas sind aus der Liste der Asanas für mich übbar?**
- **Wie würde ich sie einteilen im Schwierigkeitsgrad?**
- **Welche Asanas würden mich als Übungsziele reizen?**

Des Weiteren konkrete Aufgaben für die drei Altersgruppen:

Vorschulkinder (5- bis 7-jährige)

In Zweiergruppen kann Folgendes geübt werden: Still sitzen und, ohne den Blick zu wenden, einem anderen Kind in die Augen schauen.
Reflexion: Lasse ich mich stören von der Stimmung des anderen Kindes oder kann ich bei mir bleiben?

Grundschulkinder (8- bis 11-jährige)

Aus einer Liste von Asanas wird das Kind eingeladen, für sich zu entscheiden: In welcher bin ich am längsten ruhig? Welches Asana ist für mich am leichtesten? Welche Haltung bekommt mir körperlich am besten? In welcher kann ich am langsamsten atmen?

Jugendliche (12- bis 16-jährige)

Zu Beginn oder am Ende der Stunde mit den Jugendlichen die Bhavana ansprechen, dazu können die Tugenden kurz beschrieben und anschließend reflektiert werden. Als Anhaltspunkte können folgende Fragen dienen:

- **Kann ich jemandem verzeihen, der mich beleidigt hat?**
- **Kann ich mich mit jemandem über seinen Erfolg freuen, wenn ich selbst erfolglos war?**
- **Kann ich mit einem Leidenden mitfühlen, wenn er mich nicht interessiert?**
- **Welche der Eigenschaften kann ich mit Selbstverständlichkeit erbringen?**

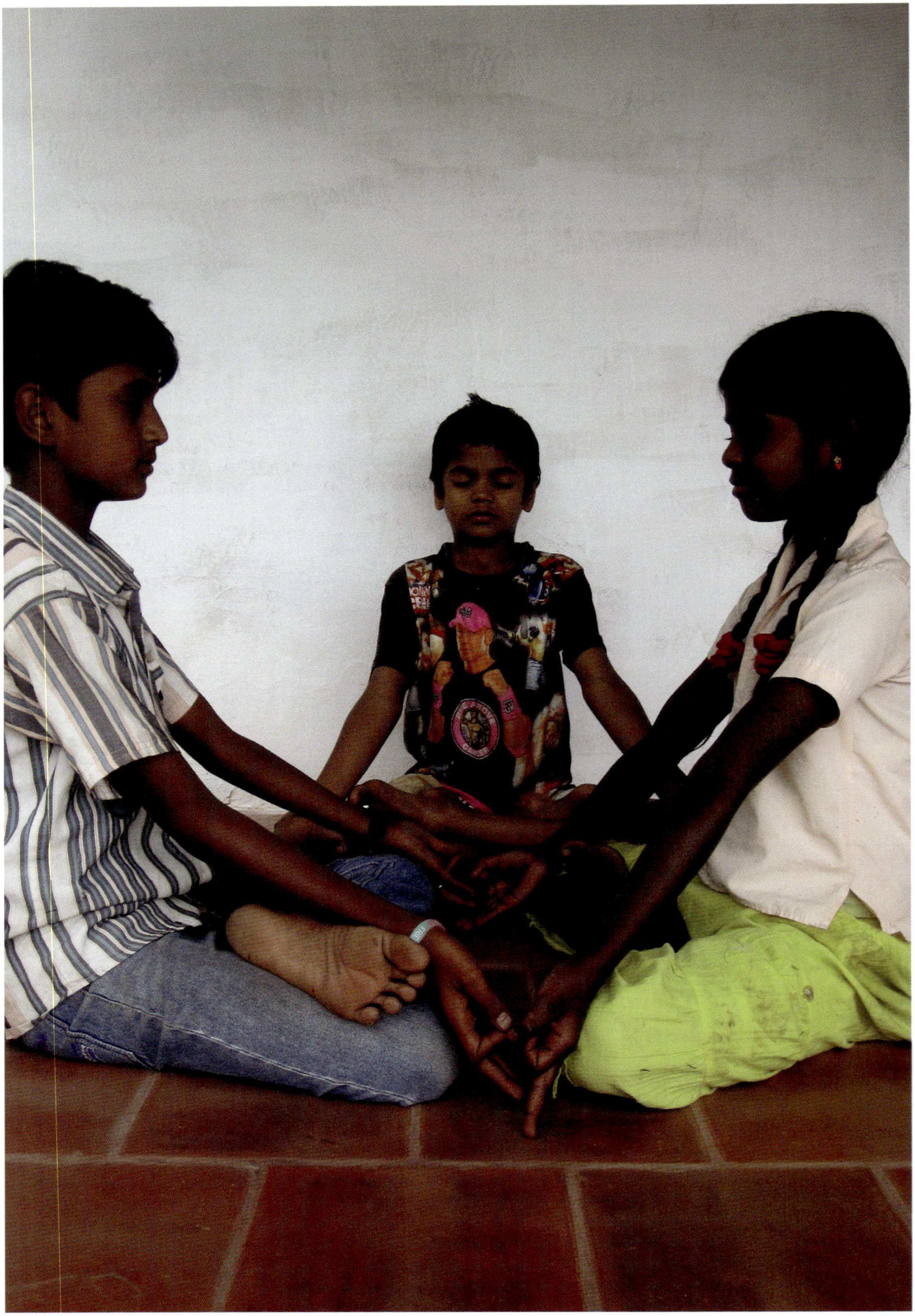

1 Aus der Liste der Asanas (S.200ff) sucht sich das Kind 12 Asanas aus, die es gerne machen will. Das Kind übt alle ausgewählten Asanas und versucht in jeder Haltung eine Weile ruhig zu bleiben. **Reflexion:** Welche Haltung hilft mir, ruhig zu werden?

2 Das Kind nimmt jetzt die Asana-Auswahl von einem anderen Kind und wiederholt die Übung.

3 Die Kinder tauschen sich untereinander über die Erfahrung aus.

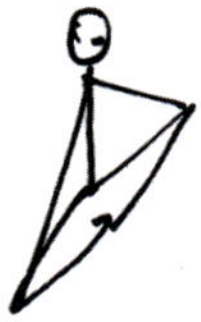

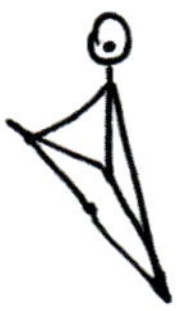

4 Still sitzen bleiben, ohne den Blick zu wenden. Einem anderen Kind in die Augen schauen und üben, bei sich zu bleiben.

5 Die Kinder stellen sich hin, messen ihre Körpergröße ab und finden die Körpermitte heraus: Wo liegt sie?

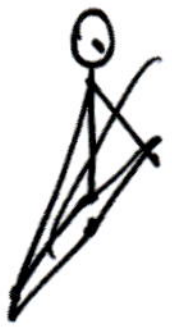

6 Sie sitzen aufrecht und messen die Oberkörpergröße, vom Becken bis zum Kopf, ab und finden die Körpermitte heraus: Wo liegt sie?

7 Die Hände an diesem Punkt der Körpermitte legen und für eine Minute still sitzen bleiben.

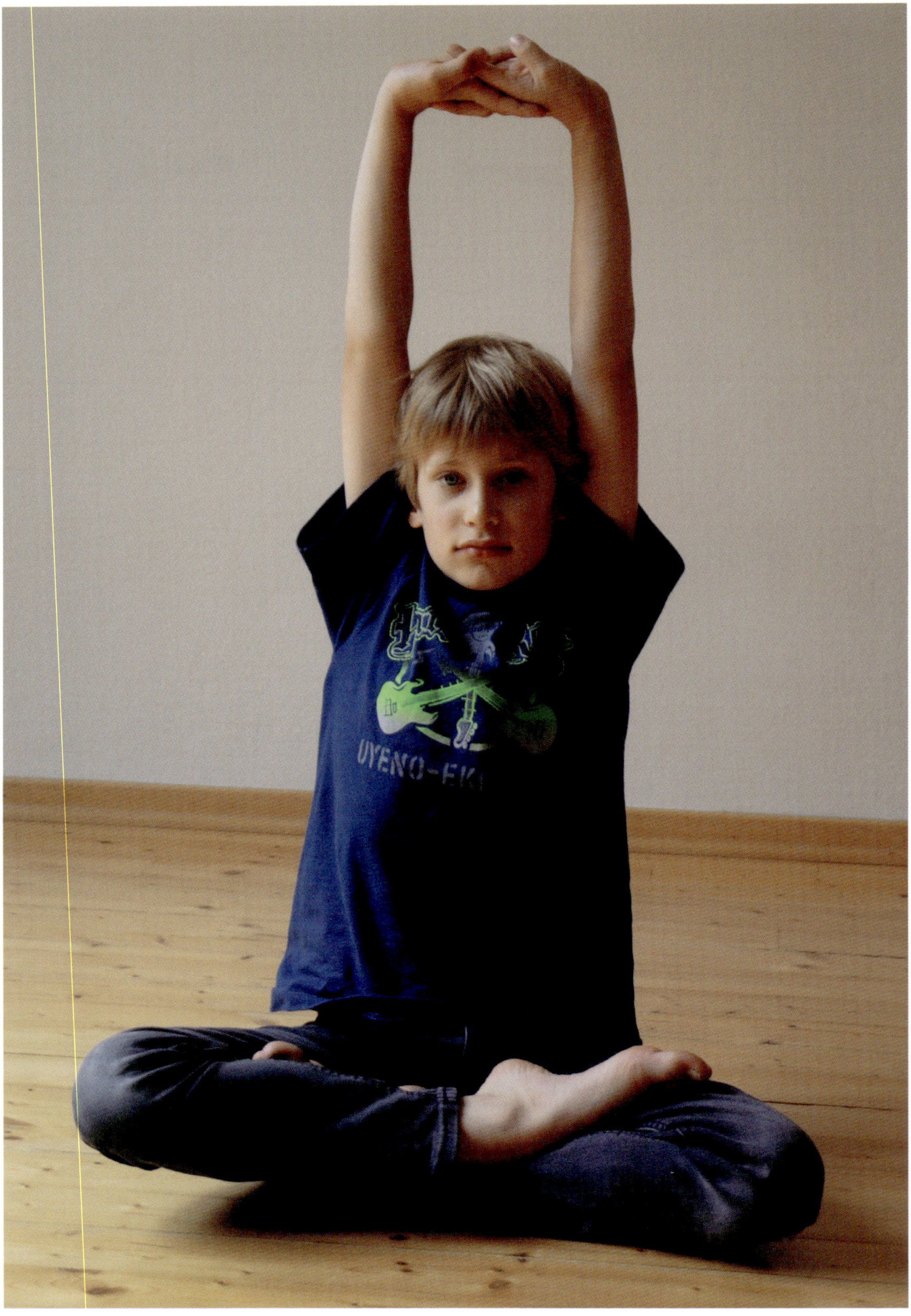

Aus der Liste der Asanas (S.200ff)wählt das Kind acht einfache, vier schwerere und zwei anspruchsvolle Asanas aus.Das Kind übt die ausge-wählten Haltungen und versucht in jeder Haltung ruhig und still zu verweilen,
1 während der Lehrer bis 10 zählt.

Das Kind trifft mit dieser Erfahrung
2 eine neue Auswahl aus der Liste der Asanas.

Das Kind wählt ein Asana aus und bleibt 3 Minuten in der Haltung. Es beobachtet die Veränderung der Atmung. Wenn der Atem ruhig
3 geworden ist, versucht das Kind langsam zu atmen.

Das Kind setzt sich mit aufgerichtetem Oberkörper hin
4 und findet die geometrische Körpermitte heraus.

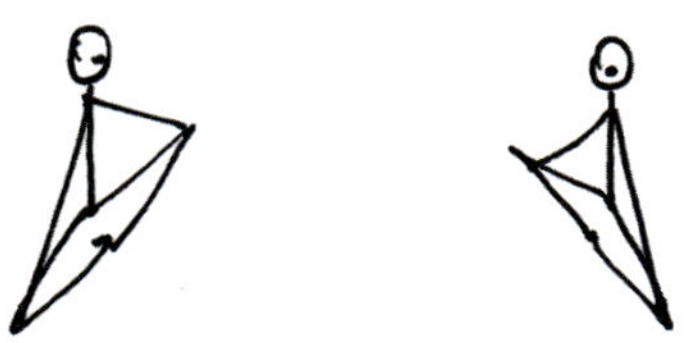

Das Kind setzt sich einem anderen Kind gegenüber. Mit offenen Augen schaut es auf die Körpermitte des
5 Kindes und hält die Pupillen dabei bewegungslos.

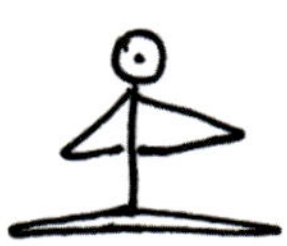

Mit den Händen an diesem Punkt und geschlossenen Augen den Atem geschehen lassen und von allen Spannungen im Körper – von
6 Kopf bis Fuß – loslassen.

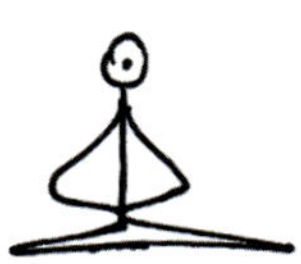

Mit Händen am Bauch den Atem
7 geschehen lassen und still sein.

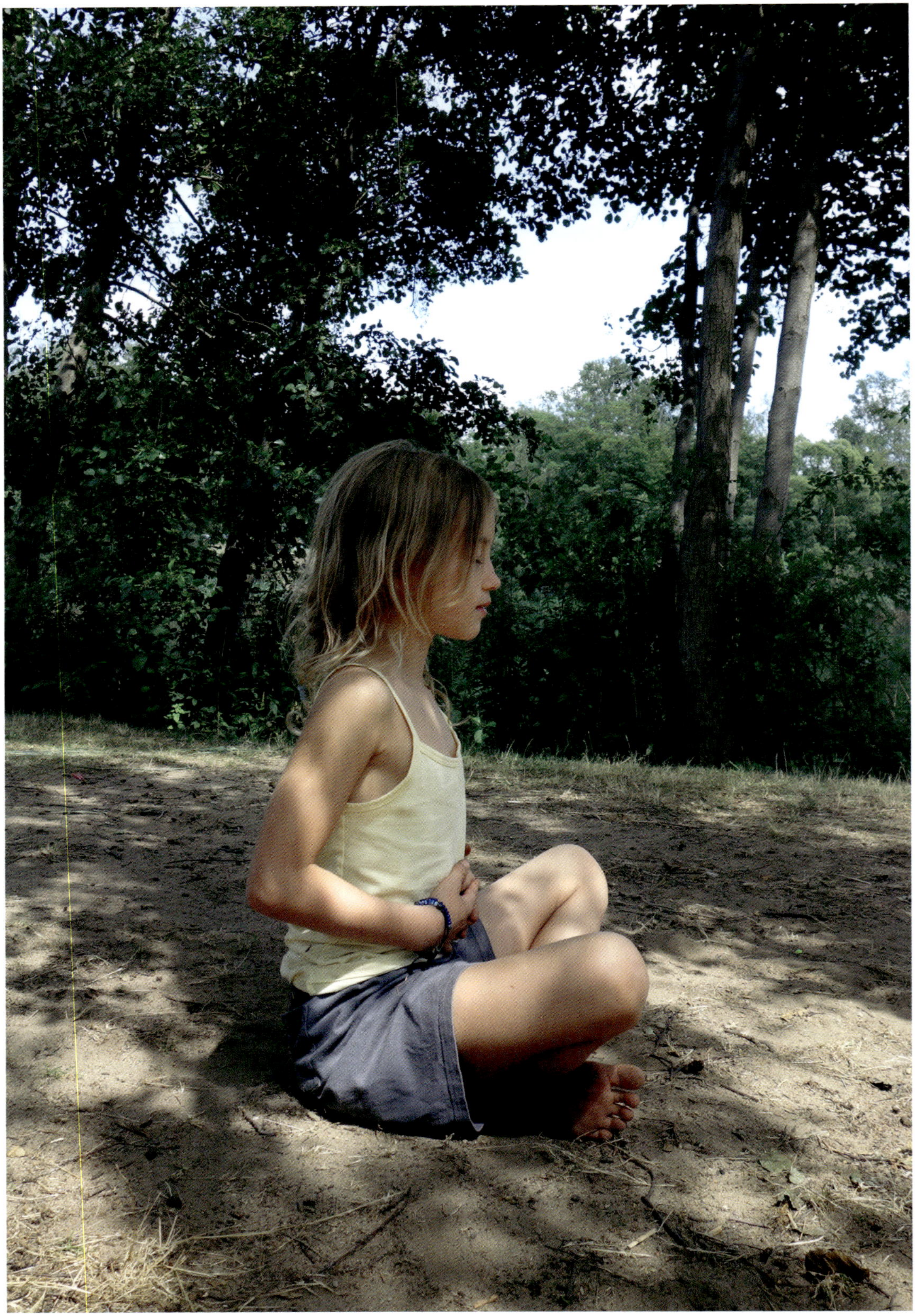

1 Die Jugendlichen wählen alle ein Asana jeweils im Stehen, im Liegen und im Sitzen. In der Sitzhaltung bleiben sie und hören dem Lehrer zu, während er über das Thema spricht – die vier Bhavanas.

2 Sie üben die ausgewählte Standhaltung zusammen mit Variationen dieser Haltung oder ähnlichen Haltungen – dabei versuchen sie, am Ende jeder Einatmung still zu werden und den Atem für einige Sekunden zu halten.

3 Sie nehmen die ausgewählte Haltung in der Rückenlage ein. Mit geschlossenen Augen lassen sie den Atem ruhig werden. Dann reflektieren sie über das Thema: Welches Bhavana liegt mir? Auf wen sollte ich dieses Bhavana ausrichten?

4 In der ausgewählten Sitzhaltung das Gleiche wiederholen.

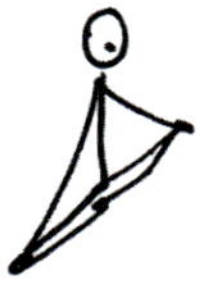

5 Die aufrechte Sitzhaltung mit Becken am Boden einnehmen und die Körpermitte ermitteln. Mit offenen oder geschlossenen Augen auf diesen Punkt fokussieren, den Körper still halten und sich Zeit nehmen für Entscheidungen, Wünsche oder Vorsätze in Bezug auf die Bhavanas.

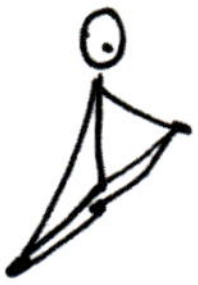

6 Aufrecht sitzen, den Blick geradeaus halten. Auf eine Stelle einer leeren Wand schauen, die Pupillen bleiben dabei still – bis von alleine Tränen fließen.

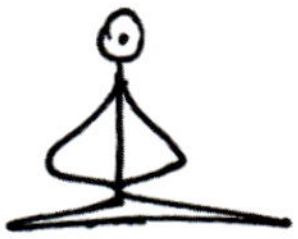

7 Mit Händen am Bauch, den Atem geschehen lassen und ganz bei sich sein.

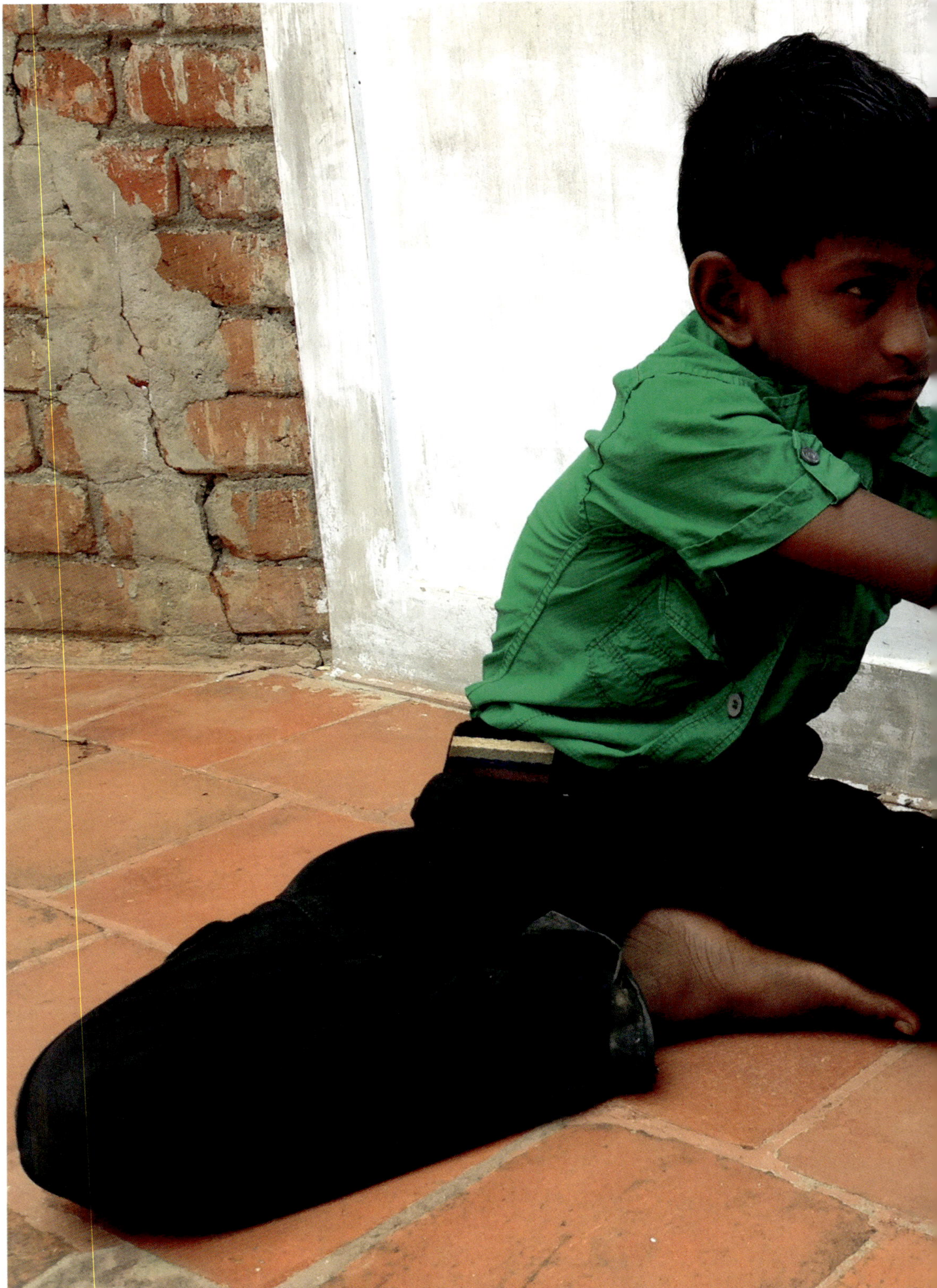

Die Pädagogik des Yoga

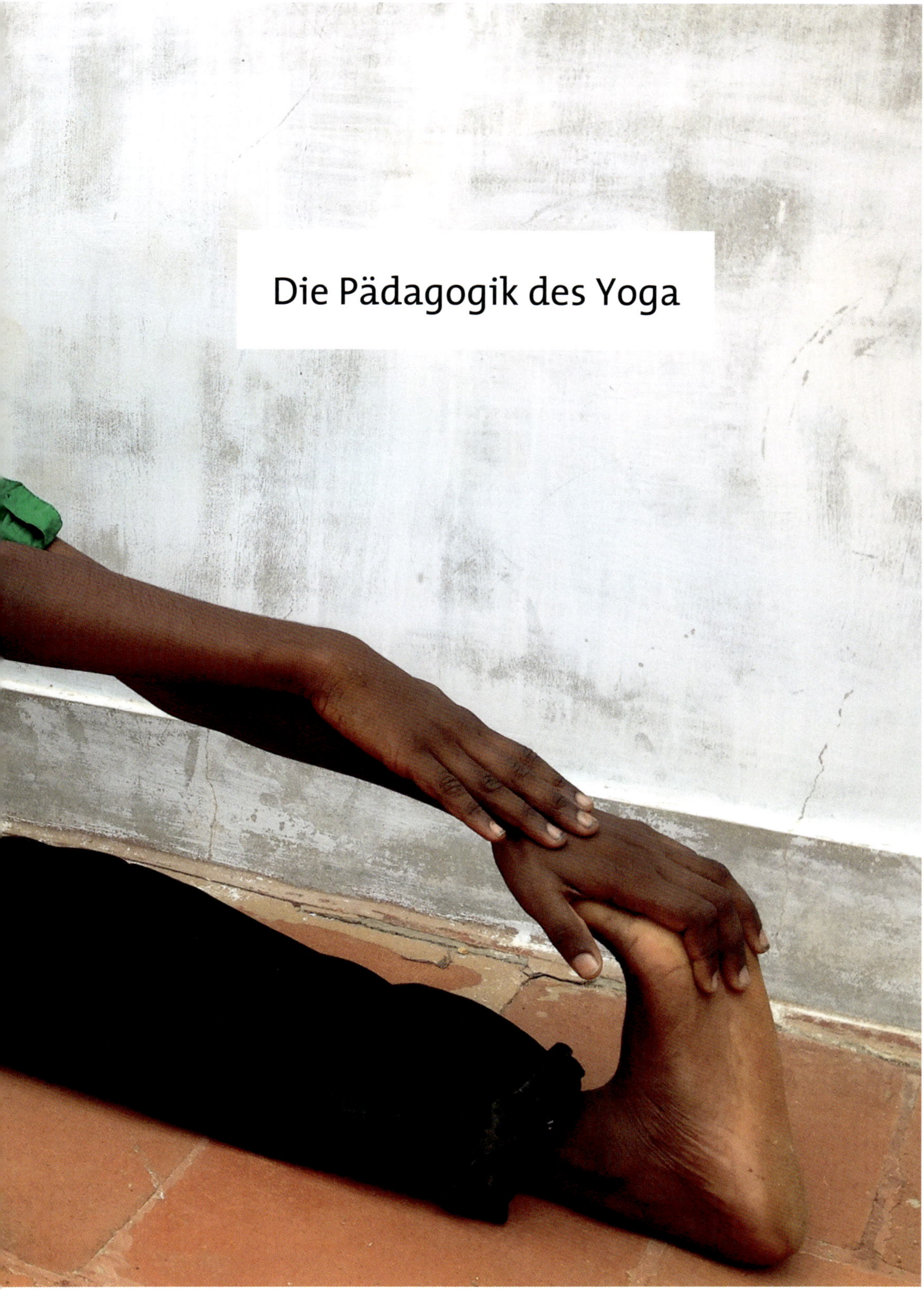

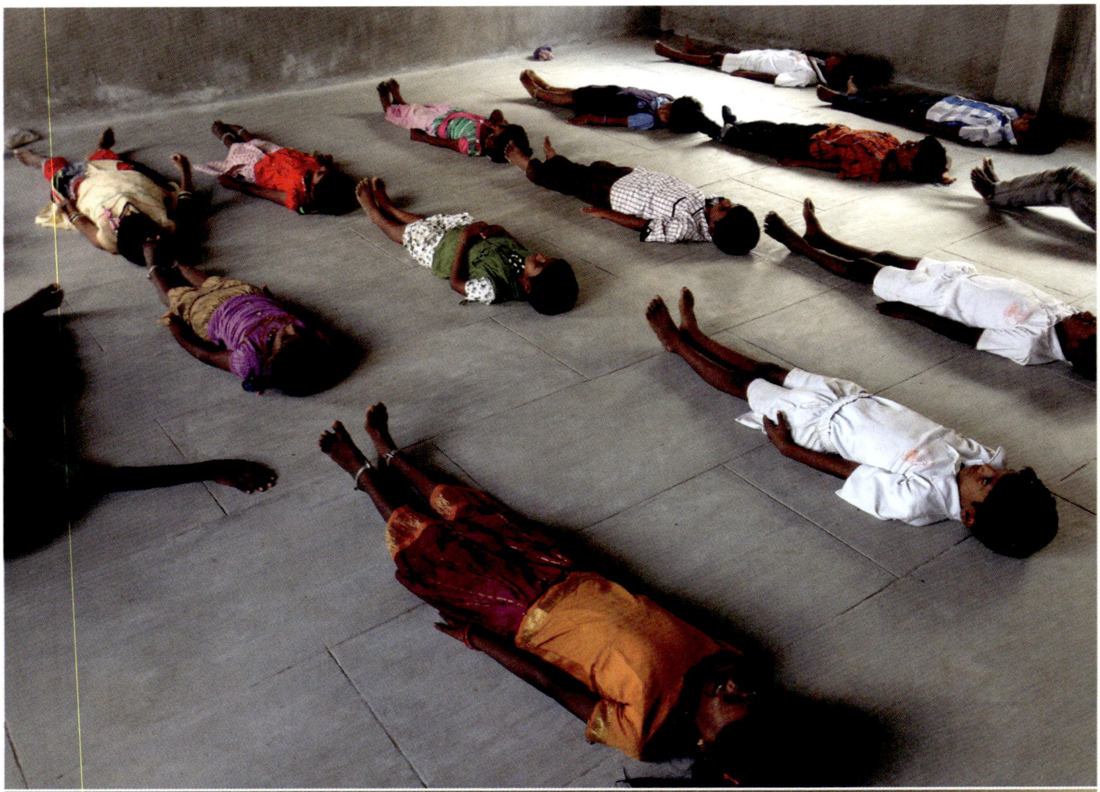

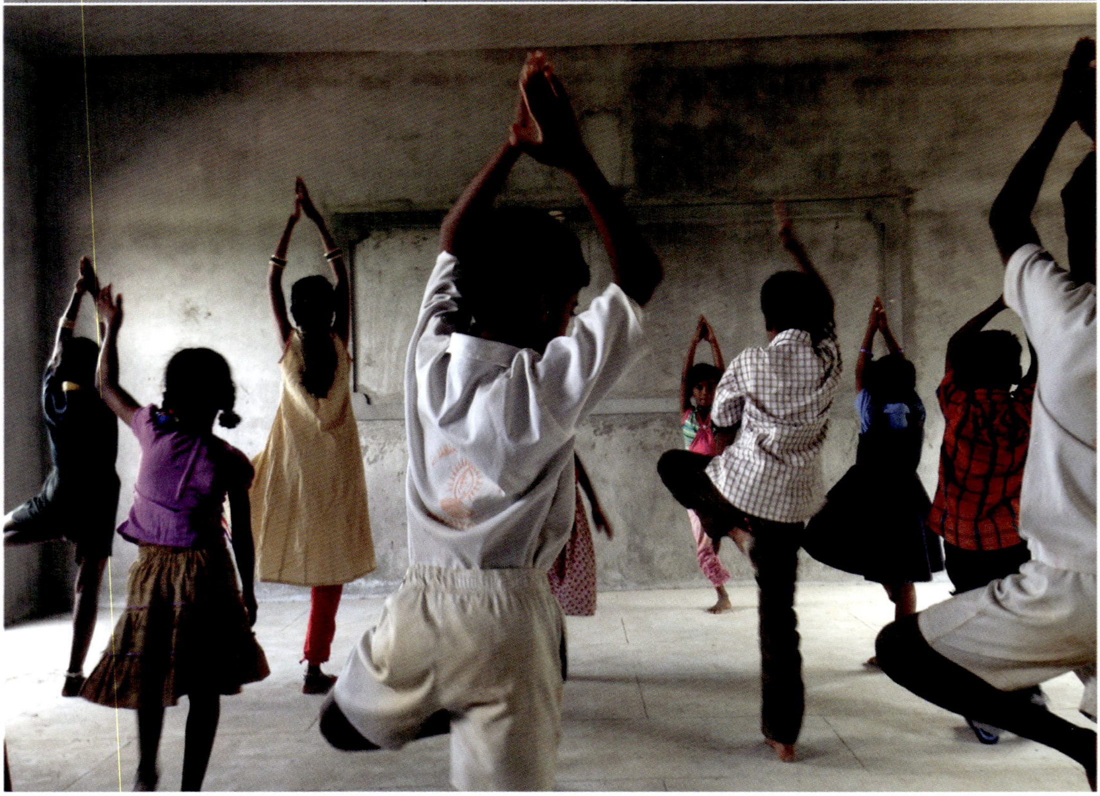

Yoga lehren als Begleitung und Ermutigung

„Wir haben keine Standardlösungen (...), wenn wir im Yoga mit Menschen arbeiten. Die Person ist wichtig, so, wie sie gerade ist. Nicht nur das Körperliche, nein, den ganzen Menschen in seiner aktuellen Situation muss ich verstehen als ein besonderes menschliches Wesen, als eine individuelle Persönlichkeit."

T.K.V. Desikachar (31)

Im Folgenden richten wir unsere Aufmerksamkeit auf die Ziele, die im Yoga in den Blick genommen werden, und auf die pädagogischen Möglichkeiten, die Schlüssel, die dem Yogalehrer zur Verfügung stehen, um diese Ziele zu erreichen.

Yoga für Kinder und Jugendliche zu unterrichten ist nicht so einfach. Die Gestaltung eines altersgemäßen und kindgerechten Unterrichts darf dabei nicht die Ideen des Yoga vergessen. Die Basis des pädagogischen Handelns ist dabei das Yoga Sutra und der darin beschriebene achtgliedrige Pfad des Yoga. Diese Vorgaben beschreiben die wesentlichen Punkte, die als Voraussetzung für mögliche Bildungsprozesse im Yoga dienen.

Wie bereits angesprochen müssen Kinder und Jugendliche im Verlauf ihrer Entwicklung viele Aufgaben bewältigen. Sie schulen ihre Wahrnehmung, stärken ihre Widerstandskräfte, entwickeln mehr oder weniger einen achtsamen Umgang mit sich, mit anderen und mit den Dingen um sie herum. Sie lernen, konzentrieren sich und begeben sich auf die Suche, wer und was sie sind, was sie wollen und was sie suchen. Bestenfalls meistern Sie diese Aufgaben so, dass sie bis zum Erwachsensein ein gesundes ICH entwickeln konnten. Dann fühlen sie sich innerlich stabil, weil Körper, Atem und Geist in Balance sind.

Zur professionellen Begleitung der Kinder bietet der Yoga pädagogische Schlüssel als Werkzeuge an. Ihre Anwendung durch den ausgebildeten Yogalehrer bietet die Möglichkeit, die Qualitäten des Yoga Kindern und Jugendlichen im Gruppenunterricht erschließbar zu machen. Sie sind der „Stoff", durch welchen die kindlichen Bildungsprozesse angeregt und unterstützt werden sollen. Es handelt sich dabei um Körper- und Atemübungen, Meditation, und Textstudien, um persönliche Lebensführung und das Verhalten zur Welt und zu anderen Menschen. Mit ihnen hat der Lehrende die Möglichkeit, das Kind altersentsprechend und individuell hin zu einer gesunden ICH-Entwicklung zu begleiten. Um diese Schlüssel im Gruppenunterricht anwenden zu können, sollte der Lehrer einige Voraussetzungen erfüllen.

Die Didaktik und Methodik im Yoga für Kinder und Jugendliche, so wie sie T. Krishnamacharya lehrte und T.K.V. Desikachar zu einem in sich schlüssigen didaktischen Konzept zusammenfügte, ermöglicht eine individuelle Begleitung jedes Kindes. Diese Form lässt die klassischen Ideen des Yoga für Kinder und Jugendliche erfahrbar werden und sorgt für eine fundierte Aus- und Weiterbildung der Lehrkräfte.

Im Kapitel Didaktik und Methodik widmen wir uns den vier Modulen des Konzeptes und zeigen auf, was sich dahinter verbirgt, in der Hoffnung, dass diese Ideen auch im deutschsprachigen Raum als Grundlage für Yoga für Kinder und Jugendliche genutzt werden.

Ziele im Yoga für Kinder und Jugendliche

> „Man kann niemanden etwas lehren, man kann ihm nur helfen, es in sich selbst zu finden."
>
> Galileo Galilei

Als Finder und Erfinder wird die Welt von Geburt an vom Menschen erkundet und das Hirn mustert alles aus, was keine soziale Resonanz findet. Die Ideen der neurobiologischen Erkenntnisse decken sich mit den Aufgaben, die Kinder in ihrer Entwicklung zu einem eigenverantwortlichen Menschen bewältigen sollten. In der Elementarpädagogik ist man daher bestrebt, geeignete Konzepte und Wege mit Kindern im Alltag zu nutzen, sodass sie „(..) neugierig, selbstständig, geist- und lustvoll neue Problemnüsse knacken" (32) können.

Jedes Bundesland in Deutschland verfügt über Bildungs- und Erziehungsvereinbarungen im Elementarbereich – meistens formuliert für Kinder bis zu einem Alter von zehn Jahren – mit einem breiten Spektrum von Bildungsbereichen, die ein Kind sich erschließen und in denen es seine Basiskompetenzen entfalten kann. So hat z.B. das Land Rheinland-Pfalz die Bereiche Wahrnehmung, Sprache, Bewegung, künstlerische Ausdrucksformen, gestalterisch-kreativer und musikalischer Bereich, Theater, Mimik, Tanz, religiöse Bildung und Gestaltung von Gemeinschaften und Beziehungen, interkulturelles und interreligiöses Lernen, Mathematik, Naturwissenschaften, Technik, Naturerfahrungen, Ökologie, Körper sowie Gesundheit, Sexualität und Medien aufgelistet, die für Kinder in einer Kindertageseinrichtung erfahrbar sein sollten. Man ist bemüht, Kindern nicht, wie leider in der Vergangenheit allzu oft geschehen, das Denken abzugewöhnen.

Denken lernen

Nicht mehr über etwas nachzudenken geschieht ganz wie von selbst, wenn wir Kindern jedes Problem aus dem Weg räumen und ihm Antworten geben auf Fragen, die es oftmals noch gar nicht gestellt hat. Heute werden Pädagogen dazu angehalten, Fragen zu stellen, anstatt Antworten zu geben, damit Kinder die Möglichkeit haben, sich zu reflektieren, und lernen, mit sich und der Welt offen, neugierig und wertschätzend umzugehen. Sie sollen nicht einfach nur das, was die Gesellschaft als verbindlich erwartet, wie bei einer Dressur abspulen können. Dazu reicht ein gutes Auffassungs- und Denkvermögen sowie Konzentrationsfähigkeit. Nur wird dabei einem Kind das Denken abgewöhnt.

Sich reflektieren üben

Es braucht ein gutes Selbstwertgefühl mit der **Überzeugung „Ich schaffe es!“** und die Fähigkeit, zu reflektieren, Dinge zu hinterfragen und neu zu überdenken. Dann kann ein Kind mit der Dynamik der Welt von heute und morgen mitgehen und verfügt über die dazu notwendige Robustheit (Basiskompetenzen).
Heute weiß man, wie eine diese Qualitäten unterstützende und stärkende Pädagogik und Didaktik aussehen kann:

Entdeckerfreude stärken

Bis zum Schritt in die Erwachsenenwelt sollten dem Kind **viele positive Erfahrungen** auf seinem Weg der Welterforschung und Selbsterkundung ermöglicht werden. Das bedeutet: Die ihm gestellten Herausforderungen sind mehrheitlich für das Kind zu bewältigen und daher überwiegend mit Erfolg verbunden. Es hat die Möglichkeit, alle wesentlichen Facetten seines Wesens wahrzunehmen und zu entwickeln, weil seine Begleiter es und sein Wissen ernst nehmen und als kompetentes Wesen verstehen. Diese Begleiter bieten ihm Erfahrungsräume an, in denen es seine Sinnesfähigkeiten, Vorstellungswelten und erfinderischen Gedanken sowie seine Entdeckerfreude immer wieder und immer mehr erproben und sich mit sich und der realen „Welt“ auseinandersetzen kann. **Fehler erhalten dabei eine ganz neue Stellung - sie sind erwünschte Etappen auf dem Entdeckerpfad**. So lernt es sich, so wie es ist, zu akzeptieren. Es lernt seine Stärken kennen und ihnen zu vertrauen sowie mit seinen Begrenzungen und Schwächen umzugehen. Viele sinnvolle Wertvorstellungen kann es verinnerlichen, einen Sinn für Gemeinschaft entfalten und seine sozialen Kompetenzen entwickeln. Es lernt dabei die gesamte Vielfalt seiner Fähigkeiten, über die angeborenen Grenzen hinaus, offen und neugierig zu verbreitern, und kann seinen Wahrnehmungen und Erfahrungen Raum und Zeit geben. Es besitzt eine Reihe von Fähigkeiten, die mit Vertrauen und Selbstvertrauen, innerer Sicherheit und Stärke, aber auch mit Mut und Entschlusskraft zu tun haben. Die Didaktik des Yoga und die Ideen zur Haltung des Lehrenden im Yoga bietet eine Fülle guter Anregungen nicht nur für Yogalehrende, sondern für alle Menschen, die mit Kindern auf dem Weg ins Erwachsenenalter unterwegs sind.

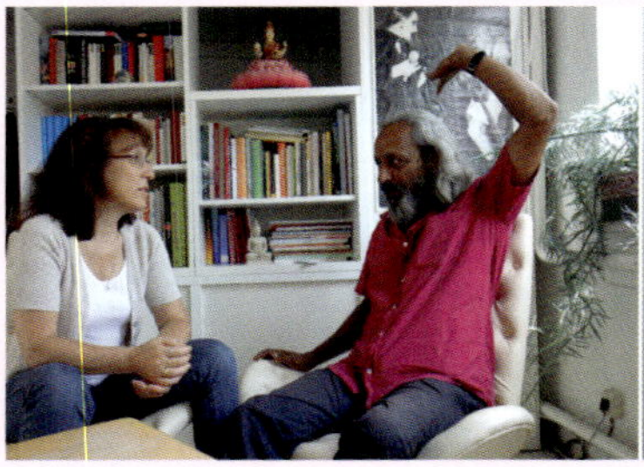
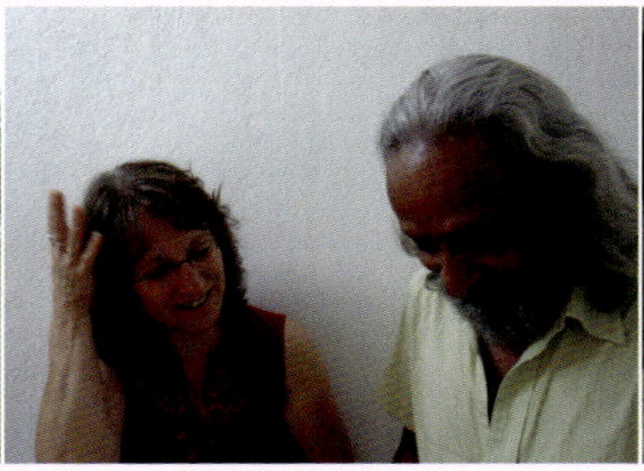
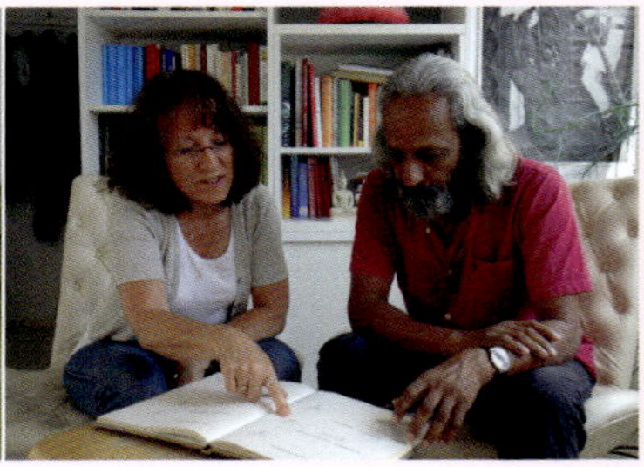

„Aufbau und Stärkung von Stabilität“

Kornelia: In der Tradition T. Krishnamacharyas wird das Wissen des Yoga an die individuellen Neigungen und Voraussetzungen des Einzelnen maßgeschneidert angepasst. Standardprogramme kann es daher hier nicht geben, wenn der Mensch mit seiner Individualität im Mittelpunkt steht. Um Körper, Atem und Geist in Balance zu halten, werden Körper- und Atemübungen, Meditation und Textstudien genutzt. Die persönliche Lebensführung sowie das Verhalten zur Welt und zu anderen Menschen werden reflektiert. Davon ausgehend, dass eine solche Balance nur mit dem Fokus auf ein gesundes Atemmuster erreicht werden kann, stehen der Atem und seine Qualität im Mittelpunkt des Übens. Die eigenen Illusionen und Schwächen sollen erkannt und durch Übung entgegengewirkt werden. So kann die innere Harmonie und Stabilität erhalten bleiben. Der Schüler übt, wenn möglich, täglich und wird im Einzelunterricht von seinem Yogalehrer begleitet. Auch der Lehrer hat wiederum seinen Lehrer, da er immer Lernender und Lehrender zugleich ist und bleibt. Wie ist das auf die Arbeit mit Kindern und Jugendlichen zu übertragen?

Sriram: Vor dem Hintergrund der Yoga-Philosophie und der Ideen des Hatha-Yoga beginnt der Unterricht dort, genau wie beim Erwachsenen, wo die einzelnen Kinder gerade in ihrer Entwicklung unterwegs sind. **Ziel ist beim kleinen Kind** zunächst nicht, Harmonie und Stabilität zu erhalten, sondern **es beim Aufbau und der Stärkung dieser Stabilität achtsam, mit allen yogischen Möglichkeiten, zu begleiten**. Dabei lernt das Kind eine realistische Sicht auf die Welt und auf sich selbst, um falsche Wahrnehmung erkennen zu können und eigene Grenzen zu akzeptieren. Das Kind kann im Yoga seine gesunde Ich-Entwicklung unterstützen und dies mit allen oben genannten Komponenten des Yoga. Die Herangehensweise unterscheidet sich im Yoga mit Kindern und Jugendlichen dabei in der Wahl der Mittel, der Stundengestaltung sowie der Art und Weise der Vermittlung der Yogaphilosophie.

Kornelia: Wann ist der Yogaunterricht wirklich kindgerecht und worauf sollten wir achten?

Sriram: Sprechen wir von Yoga für Kinder und Jugendliche, geht es dabei um eine sehr heterogene und breite Gruppe mit einer Alterspanne von fünf bis fünfundzwanzig oder dreißig Jahren. Kindgerechter Unterricht bedeutet, Yoga als Lerneinheit so zu unterrichten, dass jedes Kind altersentsprechend seine ganz persönliche Erfahrung mit seinem Körper und sich selbst machen kann. Das Kind sollte Lust verspüren, sich und seinen Körper weiter zu entdecken. Der Lehrer hält dazu die gesamte Vielfalt des Yoga offen. Er geht nicht von einem unerfahrenen oder unwissenden Kind aus, sondern achtet das Kind und nimmt es in seinem Wissen ernst. Einblicke in das Yogasystem zu ermöglichen gehört ebenfalls zu den didaktischen Mitteln im Srsti-Krama. So kann das kindliche Interesse für Zusammenhänge von Leben, Natur, Welt und dem eigenen „Woher komme ich und wer bin ich?" geweckt werden. Wichtig ist auch, **dass die Kinder sich ihrer einzelnen Entwicklungsschritte bewusst werden und stabile Erfahrungen machen können.**

Kornelia: Was verstehst du unter stabilen Erfahrungen?

Sriram: Eine stabile Erfahrung kann ich machen, wenn ich mich lange und intensiv mit einer Sache auseinandersetzen kann und das aus eigenem Antrieb. Eine wesentliche Aufgabe ist es bereits bei kleinen Kindern, die Entdeckung des eigenen Körpers, des eigenen Könnens, den eigenen Neugiertrieb auf sich selbst auszurichten, ihn in den Vordergrund zu stellen. Sich kennen zu lernen, die eigenen Möglichkeiten zu entdecken, sich zu korrigieren und sich entdeckend mit dem Körper auseinanderzusetzen, ist eine wichtige Aufgabe. Hierzu dienen die Körperübungen, die Asanas in einer besonderen Verbindung mit dem Atem zum Beispiel durch Rezitationen von Versen, Gedichten oder Tönen. Sie werden so gelehrt, dass das Kind aufmerksam, aktiv und in ständigem Kontakt mit sich selbst bleibt. Die große Vielfalt der Haltungen und die Möglichkeit, sie immer wieder anders zu unterrichten, fördert die Lust auf intensives Üben mit sich selbst. Üben – lernen, üben – lernen, üben – lernen, so macht das Kind immer weitere stabile Erfahrungen und dies nicht nur auf körperlicher Seite. Die Philosophie gehört – wie schon im ersten Teil dargestellt – in jeder Stunde dazu und wird altersentsprechend dem Kind näher gebracht, um die Werte und die Ansichten, die laut Yoga tragend sind, zu vermitteln.

Kornelia: Du sprichst von der aufgerichteten Körperhaltung, dem langen Atem und der Schulung der Achtsamkeit. Sind das die Ziele der Unterrichtspraxis im Kinder und Jugendalter, dem Sristi-Krama?

Sriram: Dies sind eher die Mittel oder die pädagogischen Schlüssel auf körperlich-energetisch-mentaler Seite, die uns helfen, das Ziel zu erreichen. Yoga ist ein ganzheitlicher Ansatz. **Das Ziel im Srsti-Krama ist ein Training des gesamten kindlichen Systems: Körper, Atem und Geist im Zusammenhang mit einer gesunden ICH-Entwicklung.**

- **im Körper leicht und fest (Sthira Sukha)**
- **im Atem lang, tief, fein und gleichmäßig (Dirgha Sukshma)**
- **im Geist ruhig und ausgerichtet (Ekagrata)**

Wenn die Bemühung wirkt, kann das für das Kind bedeuten, dass es das innere Gleichgewicht bewahrt und seine Widerstandskraft (Resilienz) behält, wenn zum Beispiel:

- **schwere (Lebens-)Aufgaben auf das Kind zukommen, wie ein Wechsel der Schule;**
- **eine schlechte Note zu ertragen ist;**
- **Disziplin aufzubringen ist;**
- **Hänseleien und Ignoranz anderer Kinder zu ertragen sind;**
- **eigene Unfähigkeiten erkennbar werden;**
- **Pflichten erfüllt werden müssen, statt der Lust nachzugeben.**

Wenn das Kind es dann schafft, sich selbst immer noch in Ordnung zu empfinden, aufgerichtet zu bleiben, über seine Gefühle zu sprechen und auch ein notwendiges „NEIN“ zu sagen, stärkt es seinen inneren Kern – **seine innere Stabilität**.

Kornelia: Ich verstehe den pädagogischen Wert des Yoga in der Schulung des Sozialverhaltens, der sozialen Kompetenz (Yama), der inneren und äußeren Haltung, der Selbstwertentwicklung (Asana), der Wahrnehmungs- (Svadhyaya) und Konzentrationsschulung (Dharana, Dhyana). Kann Yoga als pädagogisches Programm der Aufmerksamkeitsschulung und der Unterstützung von Entwicklungsschritten gesehen werden?

Sriram: Genau dahin richten wir im Unterricht unsere Bemühungen. Ein Kind braucht für eine solche Grundlage im Leben eine gute Körperaufrichtung - insbesondere des Rumpfes, einen wachen Blick und das Nichtverhalten des Atems. Kann es diese Erfahrungen machen, möchte es den Yoga nicht mehr missen, weil es beginnt, Spaß zu machen, sich in den Asana zu erproben.

Kornelia: Liegt hier vielleicht der Schlüssel für die Faszination, die Yoga sowohl bei Kinder in allen Altersstufen als auch bei Erwachsenen auslöst?

Sriram: Es liegt sicher nicht nur daran, dass das Kind **Freude** an einer solchen Übungspraxis empfindet, sondern dass es spürt, dass ein solcher Unterricht ihm hilft, einen „langen“ Atem für die vielen Lern- und Leistungsherausforderungen und die dazugehörigen Frustrationen zu entwickeln und einen ruhigen Atem für die dazu notwendige Stille. Mit Hilfe der dynamischen Bewegungsabfolgen der Asanas wird es ermutigt, **den optimalen Bewegungsfluss für sich selbst zu finden**. Langsame und kraftvolle Haltungen zeigen ihm Disharmonien und Spannungsbereiche. Gewisse Haltungen fördern gezielt **ein gesundes Atemmuster.** Die Ausbildung der Achtsamkeit ermöglicht ihm Respekt vor anderen zu entwickeln, alle Objekte in seinem Umfeld wertzuschätzen und gute Umgangsformen mit sich und anderen zu entwickeln. So kann es eine immer achtsamere Sicht auf sich selbst und sein Tun bekommen, **seine innere Ausgeglichenheit schulen und ein tiefes Vertrauen in das, was passiert, entwickeln**.

Die pädagogischen Schlüssel des Yoga für Kinder und Jugendliche

„Lehrer öffnen dir das Tor. Doch über die Schwelle treten musst du selber.“ Hakuin Zenji

Im Yoga geht es nicht darum, Wege und Möglichkeiten zu finden, Kindern und Jugendlichen mit Wissen zu füllen. Vielmehr suchen wir Wege, das Kind und den Jugendlichen so zu begleiten, dass sie sich selbst das Wissen des Yoga erschließen können. Die Weisheitslehre des Yoga und eine wertschätzende Haltung des Lehrers bieten einen guten Boden, auf dessen Grundlage die pädagogischen Schlüssel zum Einsatz kommen können:

- **Körperübungen / -haltungen**
- **Atemübungen und**
- **philosophische Inhalte wie persönliche Lebensführung, das Verhalten zur Welt und zu anderen Menschen, Reflexionen und Meditation.**

Der Unterricht sollte den Kindern Zugang zu allen Schlüsseln eröffnen und ihnen die Gelegenheit bieten, sich mit ihren Fragen auseinanderzusetzen, sich wahrzunehmen, zu reflektieren, wie sie sprechen und sich ausdrücken und welche Gedanken sie haben.

Im Folgenden sprechen wir über die einzelnen pädagogischen Schlüssel und ihre altersgemäße Handhabung im Unterricht.

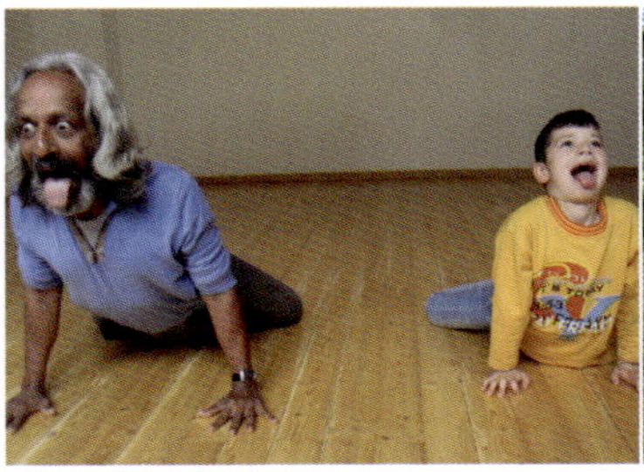

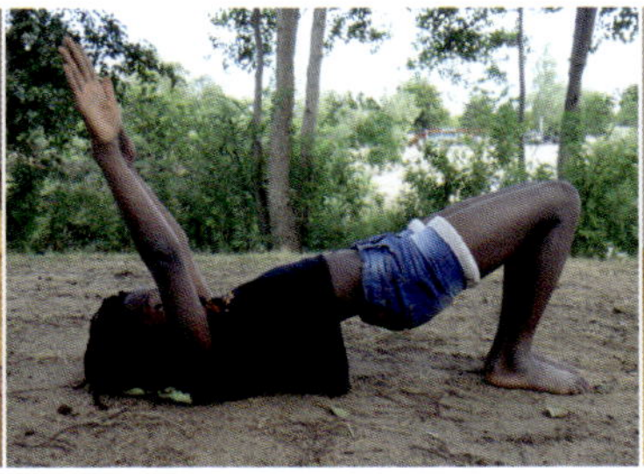

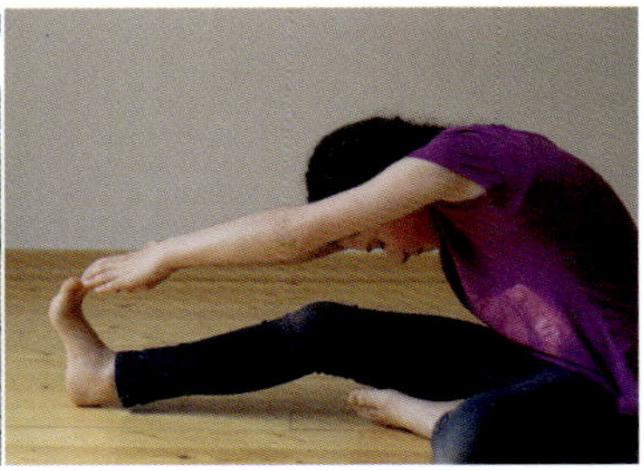

„Asanam ist der Zustand des stabilen und glücklichen Verweilens in einer Haltung.“

Yoga Sutra 2.46

In Asanam vereinen sich Körper und Geist.

Asanam (synonym - Asana) oder Körperhaltung wird im Yoga Sutra grundlegend als eine ideale Haltung beschrieben, die zugleich leicht und stabil ist. Es gibt unzählige Asanas. Alte Sanskrittexte wie die Dhyanabindu Upanisad sagen, dass es genau so viele Asanas gibt wie Lebewesen. Die überlieferten Asanas tragen Namen in Sanskrit, die teilweise nach Körperteilen, Tieren oder mythologischen Figuren benannt sind.

Das Yoga Sutra gibt grundlegende Übungshinweise zu den Asanas (YS 2.47): Übe intensiv und ohne Verkrampfungen mit deinem Körper, bleibe dennoch geistig mit der Weite verbunden.

Beim Üben von Asanas ist starke Bemühung gefragt. Diese starke und intensive Bemühung darf jedoch nicht dazu führen, dass wir uns verkrampfen oder verspannen oder auf sonstige Weise die Leichtigkeit verlieren. Trotz der großen Aufmerksamkeit auf den Einsatz des Körpers sollten wir aber schließlich nicht auf den Körper fixiert werden, sondern geistig in einem größeren und weiteren Raum als den Körper weilen. Diese Hinweise ermöglichen, dass wir uns in die Position einüben, ohne die eigenen Grenzen zu ignorieren, und uns intensiv mit unserem Körper beschäftigen, ohne körperzentriert zu werden.

Für eine gute Übung sind folgende drei Punkte hilfreich:

1. **Der Atem ist ein entscheidender Helfer. Wir leiten das Kind in einem Asana zu einem ruhigen und gleichmäßigen Atem an oder, entsprechend einem ruhigen Atem, zu einer Qualität der Unverkrampftheit.**
2. **Die Hinweise zum Körper und zur Körperaufmerksamkeit können helfen, dass die Übungsweise intensiv bleibt.**
3. **Der Blick wird so gewendet und gehalten, dass der Geist am ruhigsten ist – so ist das Kind auf eine ganz besondere Weise auf sich ausgerichtet.**

Um jedem Kind eine ihm entsprechende Möglichkeit des Übens bieten zu können, benötigt der Lehrer ein sicheres Wissen über unterschiedliche Formen und Varianten der Asanas. Im Anhang des Buches gibt es eine Auflistung vieler einfacher, bekannter und wichtiger Asanas.

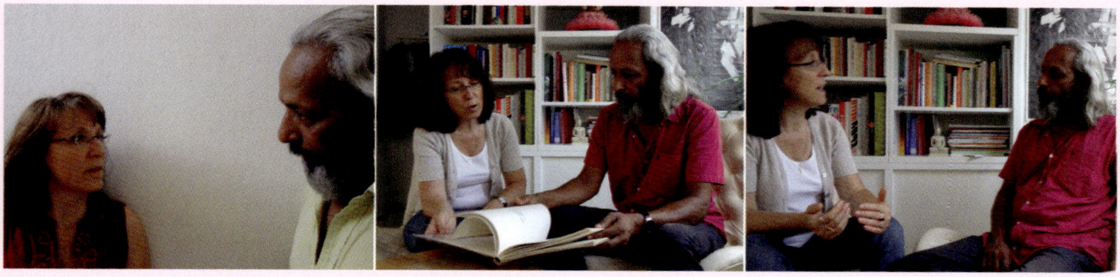

„Asanas schulen das Körperwissen."

Kornelia: Asanas dienen im Yoga dem Ziel, den Körper, Geist und Atem des Menschen in eine ruhige ausgewogene Balance zu bringen. Dies geschieht unter anderem durch Stärkung, Entspannung und Beruhigung des Körpers sowie Verdauungsförderung und Unterstützung der körperlichen Gesundheit. Was ermöglichen die Asanas den Kindern?

Sriram: Asanas kommen dem Bewegungsbedürfnis des Kindes entgegen. Da sie leicht erlernbar sind, können sie jederzeit geübt werden. Auch wenn die Asanas ihm eine gewisse Struktur vorgeben, ist es gleichzeitig in seiner Auseinandersetzung mit seinem Körper selbstbestimmt. Es lernt, mit Hilfe der bewussten Körperbewegungen seine Muskelimpulse immer besser zu steuern. Gleichsam wird das Kind angeregt zu lernen, warum und wo es am eigenen Körper noch daran mangelt, eine individuell stimmige Körperqualität zu erreichen. Das ist essentiell für ein Kind, da es gerade dabei ist, Erfahrungsmuster hinsichtlich seines Körpers zu entwickeln. Es findet also allein heraus, wie weit es die Asanas ausführen kann und wo seine Grenze ist. **Dabei halten die Asanas die Verbindung zwischen Körperwissen und Körpereinsatz**. Die realistischen Rückmeldungen über sich selbst ermöglichen es ihm immer wieder, die eigenen Entscheidungen zu prüfen und so beständig seine Eigen-Wahrnehmung zu stärken. **Das Ziel ist nicht das objektiv „richtig" eingenommene Asana, sondern die subjektive Erfahrung des Kindes, dass das Asana nun aus seinem Erleben heraus leicht und stabil ist. (YS 2.46)** Die Schulung der Selbstwahrnehmung wirkt als eine solide Basis für die innere Stabilität und diese wiederum dient als Voraussetzung einer gesunden Stressbewältigung und Identitätsfindung.

Kornelia: Du sprichst von der Schulung des Körperwissens mit Hilfe der Asanas. Aktuelle neurobiologische Forschungserkenntnisse besagen, dass kognitive Potenziale nur dann entfaltet werden können, wenn ein Bewusstsein für den Körper entwickelt wurde. Das Wissen um den eigenen Körper und die Fähigkeit, den Körper in Balance zu halten sind zum Beispiel Voraussetzung für dreidimensionales und abstraktes Denken, wie es in der Mathematik gefordert wird. Eine Studie zeigte, dass Grundschüler, die besonders gut in Mathematik waren, auch besonders gut balancieren konnten. Kinder, die beispielsweise vor einem Fernseher hocken, versäumen das Klettern, Toben und Balancieren. In dieser Zeit nehmen sie ihren Körper nicht mehr wahr. Man könnte das als gestohlene Körperlernzeit bezeichnen.

Der Antrieb, sich der Welt zuzuwenden, Handlungen zu planen, Impulse zu kontrollieren und Frustrationen auszuhalten wird nicht gefüttert (33). Kann ich in diesem Bezug Asanas als Basiswerkzeuge für schulische Fähigkeiten und Fertigkeiten verstehen?

Sriram: Die Idee, dass das Kind sich im Üben immer besser kennen lernt, ist auch im Yoga zentral. Mit Hilfe der Asanas macht das Kind gleichzeitig Erfahrungen mit seinem Körper und mit anderen Kindern – **ich und mein Körper und ich und die anderen**. Die Asanas ermöglichen ihm dabei, sich mit seinen Grenzen und Fähigkeiten kennen zu lernen und ohne Konkurrenzkampf sich mit sich selbst zu messen. Es ist ein freier Lernprozess, weil er ohne Vergleich abläuft. Das Kind ist beschäftigt mit der Einnahme der Haltung, seinem Atem und seinem Können und erlebt gleichzeitig sein Gegenüber im gleichen Tun. Es lernt sich im Zusammenhang zu anderen, ohne ein im Außen vorhandenes Zielstreben wahrzunehmen. Deshalb fällt das Kind dabei nicht aus der Beobachterrolle. Eine solche Wahrnehmungsweise ist eine Fertigkeit. Sie befähigt zu Kreativität und Phantasie. Sie gibt die Distanz, den notwendigen schulischen Ansprüchen ohne Druck ,sondern als Herausforderung und mit Lernfreude zu begegnen.

„Asanas als Treibstoff für Entdeckergeist und soziale Kompetenz“

Kornelia: Welche Aufgabe haben die Asanas dabei?

Sriram: Asanas haben die Aufgabe, die Neugier des Kindes auf seinen Körper immer wieder neu zu entfachen. Damit führen wir das Kind in eine Welt der Reflexion ein, die anders ist als bei anderen Freizeitangeboten. Wenn das Kind erfährt, dass ihm die Asanas Spaß machen und dass es bei ihnen weder um Vergleich noch um Konkurrenz geht, lernt es etwas für sich: **Glück und Erfüllung kann ich aus mir selbst schöpfen.** So wird die Empfindung unterstützt: „Ich kann, ich bin es wert“. Die Asanas lehren ihm einen achtsamen Umgang mit sich, sodass es nicht mehr auf körperliche oder emotionale Weise leiden möchte. Das Kind lernt mit sich selber umzugehen, ohne sich selbst zu verletzen. Dies prägt auch die Verhaltensweise mit anderen. Wenn ich mit mir gewaltsam umgehe, dann neige ich auch dazu, mit anderen gewaltsam umzugehen. Im Yoga lernt es über die wiederholte Erfahrung mit sich seine Fähigkeiten und Stärken kennen und verantwortlich und angemessen sowie gewaltfrei (Ahimsa) mit ihnen umzugehen. Es macht gleich zwei Erfahrungen, wenn diese auch oftmals unbewusst bleiben:

1. **Ich habe einen Körper und ich bin mehr als mein Körper.**
2. **Mein Körper hat Begrenzungen, ich nicht. So entwickelt sich eine ICH-Stärke, die mehr ist als Körperstärke.**

Die ebenfalls geübte Beobachterrolle des Kindes bei anderen Kindern hilft ihm, im nächsten Schritt auch die Bedürfnisse, Wünsche, Interessen und Erwartungen anderer zu erkennen und angemessen, gewaltfrei damit umzugehen, eben sozial kompetent. Natürlich stärkt eine gute Körperhaltung auch die Widerstandsfähigkeit (YS 2.48)

Kornelia: Asanas sind für das gesamte erste Lebensdrittel ein Instrument zur bewussten Körperschulung, zur Harmonisierung des inneren Gleichgewichts von Körper, Atem und Geist sowie zur Reflektion des eigenen Handelns. Sie schulen eine gewaltfreie Haltung und eine entspannte Beobachterrolle für sich und das Gegenüber. Gibt es Praktiken, um die Wirkungsweise der Asanas zu vertiefen?

Sriram: **Die Ausrichtung auf die von mir beschriebenen drei Körperpunkte Nabel, Brust und Zwerchfellende bei der Übung der Körperhaltungen gibt dem Kind ein gutes Körperbewusstsein.** Sie können helfen, die Scheu zu überwinden und ein Gefühl von Balance zu entwickeln. Sie werden durch Übung zu vertrauten Körperpunkten, die das Kind ins Bewusstsein rufen kann, wenn es Unterstützung oder Stärke braucht und seine Kräfte sammeln will.

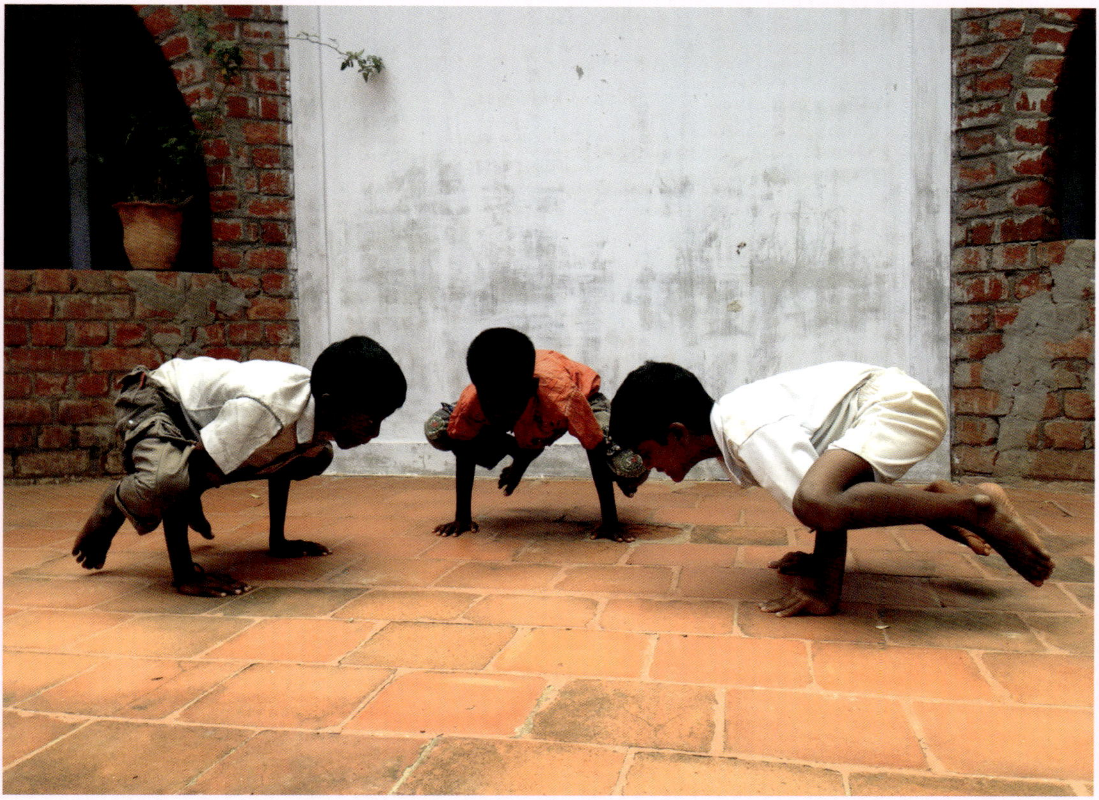

Der Schlüssel „Atemübungen"

„Wir leben so lange, wie der Atem bei uns ist. Deshalb ist es notwendig, den Atem hüten zu lernen."

Yogarahasya I.35

In der Yoga Rahasya wird der Mensch bei Geburt mit einem aufgezogenen Uhrwerk verglichen, dessen Lebensdauer in Atemzügen gemessen werden kann. Es ist daher erstrebenswert, sich einen entspannten und gesunden Atemrhythmus zu erhalten. Ein Atemvorgang, Ein- oder Ausatmung, „.. dauert im Durchschnitt vier Sekunden, so atmen wir 21.600 mal am Tag. Bei diesem ausgeglichenen Rhythmus ist, so heißt es, das Uhrwerk erst in hundert Jahren abgelaufen" (34). Wenn wir den gesamten Körper-Geist-Komplex betrachten, den der Mensch darstellt, dann ist hier der Atem der Taktmeister. **Der Atem ist der Meister: wenn wir uns ihm zuwenden und ihn beruhigen, können wir alles Körperliche und Geistige mit beeinflussen.** Deshalb spielen Atemtechniken im Yoga eine wichtige Rolle.

Die Schritte sind:

1. **Lerne den natürlichen Atem kennen!**
2. **Lerne zu spüren, wenn du ihn unbewusst unterdrückst oder wenn er nicht mehr frei fließt!**
3. **Lerne Wege, den Atem wieder in seinen natürlichen Fluss zurückzuführen!**
4. **Lerne Atemübungen, um die Atemstabilität zu stärken!**

Dieser Lernprozess ist auch für Kinder machbar. In Verbindung mit Körperbewegungen (Asanas), mit der Hilfe von Tönen und Lauten und mit der Verwendung von Asanas, die den natürlichen Atemfluss begünstigen, kann ein Kind angeregt werden, seinen Atem zu spüren und ihn aus einem Ungleichgewicht in ein Gleichgewicht zu führen.

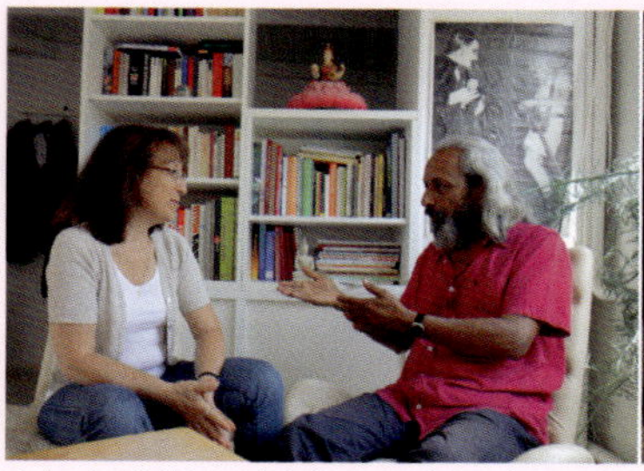
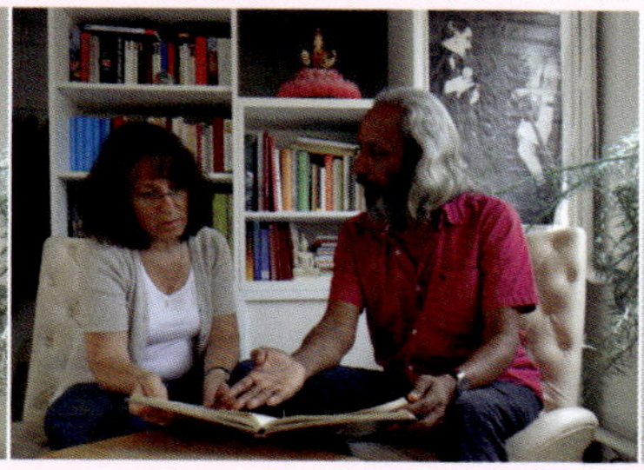
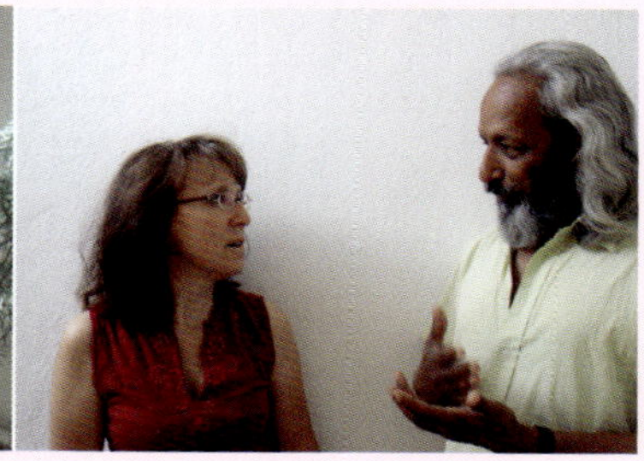

„Atem als Weg“

Kornelia: Welche Rolle spielt der Atem im Yoga mit Kindern und Jugendlichen?

Sriram: Auch im Yoga mit Kindern und Jugendlichen steht der Atem im Mittelpunkt. Ein Kind, das regelmäßig Yoga übt, sollte seinen Atem verbessert haben. Im Yogaunterricht sollten die Kinder lernen, auf ihren Atem aufmerksam zu werden und ihn, wenn es möglich ist, ruhig und langsam fließen zu lassen.

Kornelia: Wir Erwachsenen kommen verspannt, kurzatmig oder verkrampft in den Yoga-Unterricht und haben Mühe, überhaupt in einen guten Atemkontakt zu kommen. Wie ist das bei Kindern? Gibt es da schon eine Beeinträchtigung des Atems und wie kommt es in Kontakt zu seiner Atmung?

Sriram: Viele Kinder sind vollkommen verspannt und verkrampft im Bauchraum. Das führt bei einigen zu Verstopfungen, andere neigen zu Polypen und wieder andere entwickeln sogar massive Sprachstörungen. Aus yogischer Sicht sind dies alles Störungen, die auf eine verkrampfte Bauchmuskulatur oder Bauchdecke zurückzuführen sind. Mit Hilfe yogischer Atemtechniken können diese Anspannungen auf ganz natürliche Art und Weise gelockert werden. Die Atemübungen zur Entspannung von Bauchmuskeln oder Bauchdecke sind sehr einfach zu erlernen und kinderleicht umzusetzen. Ein Kind spürt sofort zum Bauchraum hin, ohne dass es sich auf etwas einstellen oder sich etwas vorstellen muss. Es geht direkt über sein Körpergefühl und spürt zu seiner Atmung.
Die ruhige Atmung – und hierzu verhelfen die Körperstellungen – **nimmt ihm die Reaktionswucht und ermöglicht dem Kind einen atemstillen Moment, der dann zur Reflexion genutzt werden kann.** Es ist wichtig, Kinder, die den Yoga lernen, auf diese Möglichkeit hinzuweisen.

„Eine gute Atemqualität ist zentral“

Kornelia: Damit wären wir bei der Stärkung der Abwehrkraft oder? Kann diese mit Hilfe des Atems gestärkt werden?

Sriram: Abwehrkraft zu haben oder nicht hat bei Kindern viel mit deren Schleim zu tun. Kinder sind oft mit dem Thema Verschleimung beschäftigt. Der Atem ist ein wichtiges Mittel, um diesen Schleim unter Kontrolle zu bringen. Eine Atemtechnik des Yoga, genannt Ujjayi, ist ein wichtiges Hilfsmittel, um Schleim sowie Trägheit zu lösen. Sie unterstützt einen gesunden Atemfluss und damit die Stärkung der persönlichen Widerstandskraft.

Kornelia: Du sagst, dass der Atem auch die psychische Widerstandskraft stärkt. Kann denn ein Kind, das sich wütend, traurig oder ängstlich fühlt, den Atem zur Veränderung seines Gefühls nutzen?

Sriram: Ja. Ein Kind, das sich seines eigenen Atems bewusst wird, findet seinen Weg zur Ruhe. Ein Kind, das seinen Atem kennt, erkennt, wenn es seinen Atem bei Druck oder Stress unterdrückt. Es kann ihn lösen und damit auch den Druck oder Stress mildern. Durch langsames Atmen kann ein Kind sich selbst beruhigen, wenn es zum Beispiel nachts schlecht geträumt hat. Wird sein Atem unruhig, weil sich das Kind vielleicht über einen Freund ärgert, kann es seinen Atem beruhigen und Abstand zu seinem Ärger finden. Diese Momente des „Aus“, die sich das Kind nimmt, lösen zwar nicht seine Probleme, sie geben ihm aber Freiraum, seine Probleme nach einer Weile frisch anzugehen.
Krankheiten machen sich früh an einer veränderten Atemqualität bemerkbar. Ein Kind stärkt sein Immunsystem durch richtige Atmung und wehrt damit Krankheiten ab. **Ein tiefer, langer Atem stärkt sowohl die psychische Kraft als auch die physische Widerstandskraft.**

Kornelia: Wie darf ich mir bei Kindern eine gute Atemqualität vorstellen und was führt zu einer schlechten Atemqualität?

Sriram: Eine gute Atemqualität zeigt sich darin, dass das Kind gelernt hat:

1. seinen natürlichen Atemimpuls nicht zu unterdrücken und ihn gegebenenfalls zu korrigieren;
2. den Atemraum, bestehend aus Brust und Bauch, mit jeweils der Aus- und der Einatmung schmälern und weiten zu lassen;
3. einen ruhigen langsamen Summton erzeugen zu können;
4. auf die Einatmung warten zu können, ohne das Bedürfnis nach „schnell Luft schnappen“ zu haben.

Eine schlechte Atemqualität bei einem Kind kann mehrere Gründe haben:

1. Es hat eine physische Atemstörung (Muskelfunktionsstörung im Mundbereich, Dyspnoe, etc.).
2. Es steht unter Druck.
3. Es ist zu sehr angehalten worden, still zu halten und nichts zu sagen, sodass es gelernt hat, seinen Mund zu halten, und im wahrsten Sinne des Wortes kein Ventil findet, Luft (Stress, Ärger) abzulassen.
4. Es hat eine falsche Atemtechnik gelernt, wie zum Beispiel „Bauch rein, Brust raus, tief atmen!“, ohne gelernt zu haben, richtig tief auszuatmen.

„Die Übung ist wichtig, welche die geistigen und die Sinnesfähigkeiten stärken.“

Yogarahasya II.10

Philosophieren bedeutet fragen, zu hinterfragen und weiter zu fragen, auch da, wo keine Antworten in Sicht sind. Es bedeutet auch, Begriffe für eigene Vorstellungen zu finden und Begrifflichkeiten zu klären und zu begründen. Das Yoga Sutra ist ein von dem Yogagelehrten Patanjali verschriftlichtes, 2000 Jahre altes Handbuch zur Yoga-Philosophie. In 195 Sanskrit-Versen ist dort die gesamte Yogaphilosophie zusammengefasst, die zuvor von vielen verschiedenen Gelehrten mündlich verbreitet wurde. Heute dient sie nicht nur als Leitfaden für die Yogapraxis, sondern sie definiert auch, wie man mit den menschlichen Werten umgehen kann. Sie beschreibt einerseits die Bedeutung des Begriffes „Einheit“ und andererseits, wie man die eigenen Illusionen und Schwächen erkennen und bearbeiten kann, damit sie unser inneres Gleichgewicht nicht stören. In dem Text geht es dabei explizit um unseren Geist, der unsere Gedanken lenkt und von Natur aus zu egoistischem Handeln neigt. Ein unruhiger Geist führt zu Voreingenommenheit und Vorurteilen, die im täglichen Leben Unwohlsein, Schmerz und Kummer verursachen und den Menschen als Folge physisch oder psychisch erkranken lassen. Diese werden in den Yoga Sutra 1.30 als neun Hindernisse, die Antaraya, beschrieben:

1. **sich krank fühlen;**
2. **träge werden;**
3. **sich nicht entscheiden können;**
4. **hastig sein;**
5. **Vorhaben aufschieben;**
6. **zerstreut sein;**
7. **Dinge überbewerten;**
8. **sich nicht genügend zutrauen;**
9. **unbeständig sein.**

„Wenn Hindernisse gedeihen, entsteht ein innerer Druck, der allmählich das Fühlen und Denken trübt, den Körper verspannt und den Atem aus dem Fluss bringt".

Yoga Sutra 1.31 (35)

Eine regelmäßige Yogapraxis, die den im Yoga Sutra beschriebenen achtgliedrigen Weg beachtet, schult, diszipliniert und erhält Geist, Gefühle, Intellekt und Vernunft gleichermaßen gesund. Neben den Körper- und Atemübungen nimmt die geistige „Erziehung" einen großen Raum ein. Die fünf Lernfelder – persönliche Lebensführung, das Verhalten zur Welt und zu anderen Menschen, Textstudien sowie Meditation – dienen als Mittel, diese Erziehung zu leisten. Patanjali vermittelt im Abschnitt über den Übungsweg, wie wir jederzeit und überall die Ideen im Alltag, auch mit Kindern und Jugendlichen, umsetzen können. Es kommt auf die innere Haltung an, auf das, WIE ich etwas tue.

Der Erwachsene verfügt in der Regel über vielfältige Vorprägungen, störende Gewohnheitsmuster, (Vor-) Urteile und andere geistige Hindernisse sowie physisches und psychisches Leiden. Die Möglichkeit, sich mit diesen störenden Kräften auseinanderzusetzen, sich und sein eigenes Tun aus der Ruhe heraus wahrzunehmen und so die eigenen Gedankenstürme zu entdecken, verhilft ihm zu sorgfältigem Nachdenken und dem daraus erwachsenden Erkennen (Svadhyaya).

Yoga kann den Menschen dabei unterstützen, sich selbst aus Denkkategorien von schwarz und weiß, gut und böse zu befreien, indem er diese polaren Denkmuster entdeckt, ihnen ohne Druck und Zeitvorgabe auf ganz persönliche Art und Weise näher kommt und ihren Einfluss auf sein Verhalten und Wesen durchschaut. Hilfreich hierfür ist, dass der Yogaübende über gute Grundkenntnis des Yoga Sutra verfügt. Mit Hilfe der breitgefächerten Übungsmöglichkeiten, die Patanjali benennt, kann er die geeigneten Mittel auswählen. Der Yogalehrer, der mit Kindern und Jugendlichen arbeiten möchte, hat hier ein gutes Übungsfeld, sich seiner unterschiedlichen Vorprägungen zum Thema Kind, Jugend, Kindheit und Erziehung bewusst zu werden. In diesem Bereich haben wir alle Vorprägungen, weil wir alle einmal Kinder waren, eine individuelle Erziehung genossen haben und unsere eigenen Erfahrungen auf diesem Weg machten. Damit haben wir auch ein inneres Bild von Kind, Kindheit und, wie Erziehung sein sollte, abgespeichert. Uns dessen bewusst zu werden ist eine wichtige Voraussetzung dafür, den Kindern in der Gruppe offen und wertschätzend begegnen zu können.

Mittels Kultivierung von vier Tugenden, den Bhavana (YS 1.33), können Vorprägungen aufgelöst werden. Diese Tugenden sind:

- **Empathie (Maitri),**
- **Hilfsbereitschaft (Karuna),**
- **positive Bestätigung (Mudita) sowie**
- **Gelassenheit (Upeksa).**

Diese Tugenden können nur wachsen und gedeihen, wenn gewisse Grundlagen – Basiskompetenzen – vorhanden sind; Patanjali spricht hier von Yama. Sie definieren einen achtsamen Umgang mit den anderen Menschen und der Natur. Zu den Yama (YS 2.29 u. 2.30) zählen:

- **gewaltloses Handeln (Ahimsa),**
- **wahrhaftig sein (Satya),**
- **nicht stehlen (Asteya),**
- **enthaltsam (Brahmacarya) und**
- **anspruchslos (Aparigraha) sein.**

Wir können die Yama auch als soziale Kompetenzen bezeichnen. Voraussetzung zur Erlangung dieser Kompetenzen ist, dass man mit sich selbst achtsam umgeht. Diese Selbst-Kompetenz kann sich mit Hilfe der Niyama entwickeln, so Patanjali. Die Niyama (YS 2.32) sind folgende Verhaltensregeln gegenüber sich selbst:

- **nicht unrein werden (Sauca),**
- **sich stets zufrieden zeigen (Samtosa),**
- **diszipliniert sein (Tapas),**
- **an der eigenen Entwicklung interessiert bleiben (Svadhyaya) und**
- **hingabefähig sein (Isvarapranidhana).**

Üben wir achtsam, eifrig und sorgfältig, so wie es für uns passend ist, ohne beständig daran zu denken, was wir damit alles für uns bezwecken und möchten, üben wir uns im Yoga des Handelns (Kriya-Yoga, YS 2.1-2). Dies kann sich so auch leicht in das alltägliche Tun übertragen. Wir können uns für unsere uns aufgetragenen Aufgaben voller Begeisterung einsetzen, zielgerichtet handeln und mit viel Engagement die Umsetzung angehen. Gelingt es, ohne Erwartung auf Lob, besondere Auszeichnung oder sonstigen Gewinn, liebevoll im Tun zu bleiben, die eigenen Kräfte sorgsam einzuteilen und das Ziel nicht zu hoch zu bewerten, können störende Kräfte – im Yoga Klesha genannt – dadurch reduziert werden oder gar nicht erst aufkommen. Das ist eine hochphilosophische oder spirituelle Handlungsweise: zu wissen, was richtig ist, sich damit gewaltfrei auseinanderzusetzen und für sich zu begründen, warum etwas so ist.

Das sind genau die essenziellen Fragen, die Kinder und Jugendliche ganz aus sich heraus zu beantworten suchen.

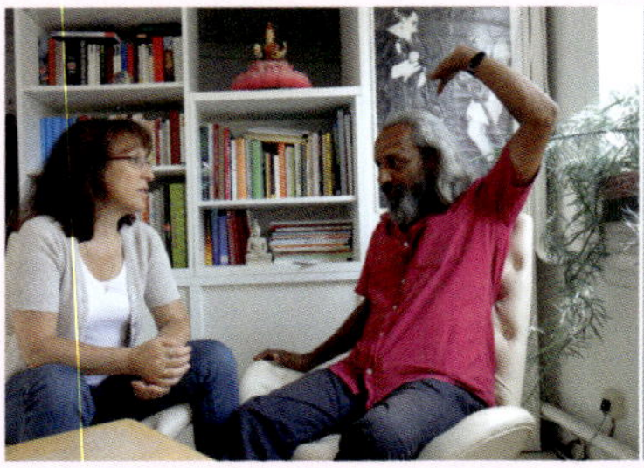
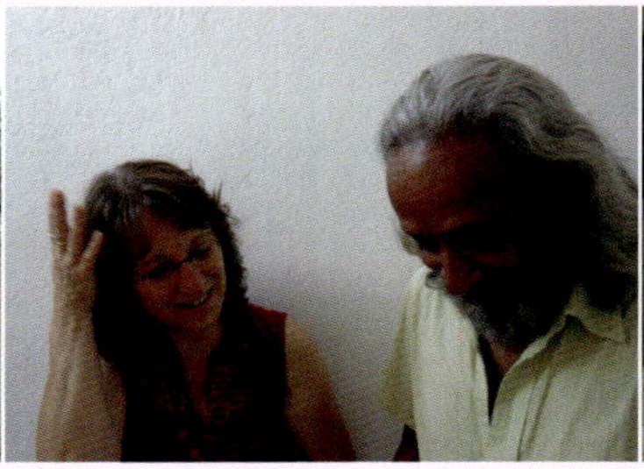
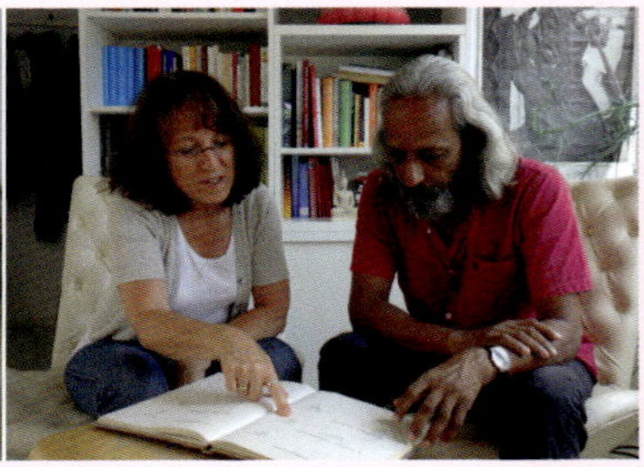

„Philosophie als Denkanstoß“

Kornelia: In den Yoga Sutren geht es um viele Themen, so die Yama (Wertehaltungen anderen gegenüber) und Niyama (Wertehaltung mir gegenüber), Klesha und Antaraya (Störungen und Hindernisse). Ist es sinnvoll, diese Themen auch in den Unterricht mit Kindern und Jugendlichen einfließen zu lassen? Wenn ja, wo beginnt man damit?

Sriram: Yama und Niyama sind zunächst interessant für die Bildung des Selbstbewusstseins. Hier geht es um die grobstoffliche Ausbildung des Selbstbewusstseins, so wie es in der Psychologie beschrieben wird. Die Yama helfen, den Grund zu verstehen, warum wir in Frieden leben wollen und müssen. Niyama helfen, das Selbstbewusstsein zu stärken. Yama und Niyama sind elementar und können auch kleinen Kindern mit Hilfe von Geschichten nähergebracht werden. Wichtig, um die Yama zu verstehen, ist das Konzept des Pratipaksabhavana, die Fähigkeit, sich in andere einzufühlen. Nehmen wir das Beispiel eines achtjährigen Kindes, das ein anderes Kind bestohlen oder verletzt hat. Das Kind wird angeregt, mit Hilfe der Gruppe darüber zu reflektieren, wie es gewesen wäre, wenn die Rollen getauscht werden würden. Eine Geschichte kann dabei helfen, die betreffenden Yama zu thematisieren.

Kornelia: Sollte ich also schon mit Fünfjährigen beginnen, die Geschichten mit den Übungen zu verbinden und sozusagen bewegte Phantasiereisen daraus machen?

Sriram: Im Yoga geht es um die Schulung des Körpers mit Hilfe von Asanas und des Geistes, auch um die Yama-Ebene zu stärken. **Phantasie und Kreativität können Kinder so selbständig entfalten, auch und gerade weil keine Phantasiereisen und -geschichten sie daran hindern, ihre Entdeckerfreude zu nutzen. Geführte Reisen werden im Yogaunterricht nicht genutzt, da sie das Kind ganz weg vom Wesen des Yoga führen.** Nach Übungsreihen, am Ende der Stunde, können werteorientierte Geschichten in der Gruppe vorgelesen und mit den Kindern anschließend reflektiert werden. So lernen sie sich mit Werten auseinanderzusetzen.

Kornelia: Kann das schon eine Vorstufe für ein späteres Denken über größere Zusammenhänge sein?

Sriram: Philosophieren dient hier dem Zweck, eigene Denkprozesse anzustoßen und das Kind zu ermutigen, den eigenen Verstand weiter zu gebrauchen. Die ausgewählte Geschichte ist ein geistiger Impuls, um Suchprozesse zu aktivieren, vor dem Hintergrund denkender Erfahrung. **Üben wir nur die Asanas, verlieren wir den Sinn, den das Yoga Sutra von Patanjali beschreibt. Es wird zu einer reinen Selbstverbesserung, eine rein egoistische Beschäftigung**. Da fangen Übende an zu denken, dass sie perfekte Trainer werden müssen. Das ist aber sehr veräußerlicht und **da geht es dann nicht mehr um die Idee der Einheit, der Sinnhaftigkeit – es verliert sich in einer Nabelschau.**

Kornelia: Wie kann ich die Themen Antaraya und Klesha (Schmerz, Leiden, Übel) im Unterricht mit Kindern einbinden?

Sriram: Themen, die mit unserer Leiderfahrung verbunden sind, können wir erst bei etwas größeren Kindern, etwa ab neun Jahren, einbinden. Was aber Kinder, auch sehr früh im Leben, lernen können, ist die Fähigkeit, die Dinge gelassen zu nehmen, oder wie wir es im Yoga sagen, Vairagya zu entwickeln. Das heißt, die Dinge zur Kenntnis nehmen und sich nicht daran festzubeißen. Da kann es um das Thema Neid, Verletzung, Schmerz oder Enttäuschung gehen. Immer wieder ist das Kind gefragt, eine unlösbare Situation als „Geschehen“ zu akzeptieren, und dabei einerseits die Notwendigkeit der Wachsamkeit zu lernen und das Erbringen der Akzeptanz andererseits.

Kornelia: Im Yoga mit Erwachsenen hat die Philosophie in unserer Tradition einen festen Platz im Unterricht. Wie wird sie bei Kindern und Jugendlichen eingesetzt? Wie führen wir Kinder und Jugendliche an die Philosophie heran?

Sriram: Die Philosophie gehört immer dazu. Ich meine, jedes Kind kommt auf die Welt mit dem inneren Bedürfnis nach Aufklärung darüber, wer es ist oder woher es kommt. Das sind hochphilosophische Fragen nach dem Lebenssinn, nach Gerechtigkeit etc., die ein Kind von Anfang an bewegen. Es sollte in unserer Gesellschaft darüber mit den Erwachsenen nachdenken dürfen. Kindertageseinrichtungen, Schulen und das Elternhaus sollten auf dieses Bedürfnis eingehen, auch wenn wir alle keine bleibenden Antworten geben können. Kinder interessieren sich in jedem Alter für geistige, für philosophische Fragen. Es ist erstaunlich, dass Philosophie als Schulfach in kaum einer Schule zu finden ist. Gerade im Schulalter sind Kinder sehr empfänglich für das Thema. Fragen können beispielsweise sein: „Was ist Gerechtigkeit?” oder „Wie geht man miteinander um?” oder „Was sind Träume?” oder „Wo bin ich, während ich schlafe?”, „Was passiert mit mir?” und „Wo war ich, bevor ich auf die Welt kam?”. Abstrakte Fragen wie „Wo ist mein Platz in diesem Universum? Wozu bin ich da? Was macht mein Dasein, dass ich überhaupt geboren wurde, für einen Sinn?“ sind für Kinder spannende Themen.

In Indien werden ethische Werte durch Geschichten aus Büchern wie dem Pancatantra vermittelt. Sprechende Tiere agieren wie menschliche Wesen und kommunizieren untereinander. Sie sind den Fabeln in Europa ähnlich. Die Vermittlung und Verknüpfung von philosophischen Fragen geschieht

mit Hilfe mythologischer Geschichten. Die indischen Geschichten sind hier vergleichbar mit denen aus der griechischen Antike. Es geht nicht um eine moralische Betrachtung der Handelnden oder der Handlungen, damit würden wir die wertvollen Geschichten bagatellisieren. Es geht jeweils um die philosophische Botschaft hinter den Geschichten. Wenn wir beispielsweise einer Gruppe von Jugendlichen die Geschichte von Prometheus erzählen, können sie zum Beispiel über den Konflikt zwischen Mensch und Natur reflektieren oder die Konflikthaftigkeit zwischen dem, was der Mensch alles tun kann und was ethisch vertretbar ist. Es kann auch eine Reflexion darüber werden, wie weit uns Mut und Beharrlichkeit über unsere gewöhnlichen Grenzen hinaus bringen können, um allen Lebewesen einen großen Dienst zu erweisen.

Kornelia: Das bedeutet, die yogische Frage: Wer bin ich? ist eine Frage, die alle Kinder bewegt, ob sie religiös oder nicht religiös erzogen werden. Diese Frage bleibt in der Regel mehr oder weniger unbeantwortet. Kann das Kind im Yoga eine Antwort darauf finden?

Sriram: Yoga versucht auf seine eigene Weise diese Frage zu beantworten. In der Yoga-Philosophie finden wir als Antwort, dass wir unsere Bestimmung erfüllen, unser Karma. Wir haben einen persönlichen Auftrag mit unserem Dasein. Dieser Auftrag ist die Lösung der Frage „Wer bin ich?" **Wenn diese „Wer bin ich"?- Frage in der Art und Weise von dem Kind gelöst werden kann, dass es sagt: „Ich bin mehr als meine Hülle. Ich bin mehr als die Summe von allem, was zu mir gehört, mehr als meine Körperteile, mein Besitz, der tiefste Punkt in mir ist unantastbar", wird es seine Individualität, seine Persönlichkeit als einmalig verstehen können. Dann muss es sich nicht über Leistungen definieren** wie – ich kann gut Mathe, Sport oder ich kann gut reden. Letzteres führt eher dazu, andere beeindrucken zu wollen und immer wieder enttäuscht zu sein. **Denn es findet sich immer irgendjemand, der besser ist.** Es kann schnell in ein Gefühl des Austauschbarseins – oder einer gewissen Gleichgültigkeit übergehen. So suchen wir dann oft noch im Erwachsenenalter uns einerseits mit äußeren Dingen, mit Fähigkeiten oder Kräften zu behaupten und unsere Identität zu definieren und andererseits sich Gleichgesinnten anzuschließen, die ähnlich denken und handeln oder ähnliche Interessen haben. **Der Erwachsene entfernt sich so immer mehr von der Frage „Wer bin ich?".**
Für Kinder ist diese Frage die Antwort dafür, dass sie nicht nur ihr Selbstbewusstsein finden, sondern auch, dass sie selbst das Gefühl entwickeln, dass sie einmalig sind. Und diese Aufgabe ist etwas, was sie für sich lösen können. Das können für sie weder ihre Eltern noch ihre Freunde. Kinder haben damit eine sinnerfüllende Aufgabe.

Kornelia: In diesem Sinne ist das Philosophieren im Yoga als potenzielle Unterstützung bei der Bewältigung grundlegender Fragen in der kindlichen Entwicklung zu verstehen. Für mich ist das beispielsweise ein hochphilosophischer Gedanke, den wir hier mit Kindern angehen können. Das Kind kann die Antwort auf seine Frage „Wer bin ich?" in sich selbst finden und lösen. Diese Frage beschreibt eines der Grundthemen der menschlichen Existenz. Was passiert, wenn ein Kind sich diese Frage nicht bewusst stellt und nicht nach der Lösung sucht?

Sriram: Jedes Kind stellt die Frage nach seinem Wert. Es will wissen, was andere von ihm halten. Immer wieder prüft es so seinen Wert. Von woher soll es seinen Wert aber ableiten? Sicher kann es sich zum Beispiel an Menschen orientieren, die eine tolle Karriere gemacht und große finanzielle Reichtümer angehäuft haben und darin ihren Wert fanden. Wird das Kind ein Jugendlicher oder zu einem jungen Mann im Berufsleben, kann es passieren, dass er sich die Frage stellt, was ihm das Geld bringt, und so die Auswahl seines Berufes und sein Berufsleben insgesamt in Frage stellt. Damit kann der Mensch seine Existenz anzweifeln. Eine nur nach außen gerichtete Orientierung und Sinnfindung im Leben kann schnell zu einer pessimistischen Einstellung führen, weil der eigene Wert von Äußerlichkeiten beeinflussbar ist, auf die wir keinen Einfluss haben.

Kornelia: Wie wird dem Kind diese Frage bewusst und wie können wir es begleiten bei der Auseinandersetzung mit dieser Frage?

Sriram: Ich glaube, es ist die Aufgabe das Yogalehrers beziehungsweise des Erziehungsberechtigten. Es gibt zehnjährige Kinder, die sich mit Umweltthemen auseinandersetzen. Sie begegnen diesem Thema nicht unmittelbar in ihrem Alter. Ein Kind erfährt davon und von dessen Wichtigkeit durch deren Präsenz in den Medien oder von den Eltern, die darüber sprechen. Damit wird das Kind aufmerksam auf das Thema. Da sagen dann plötzlich einige Kinder, dass sie kein Seidenhemd mehr anziehen. Sie haben über die Eltern erfahren, dass nur durch die Tötung von Tieren Seide hergestellt werden kann. Und dann sagen sie: „Ich will keine Seide." Oder sie sagen: „Ich will achtsamer mit der Umwelt umgehen, ich will Bäume schützen". So erfahren Kinder eine achtsame Begleitung zum Verstehen einer sich rasch verändernden Gesellschaft und Welt. Wenn philosophische Reflexionen von den Eltern oder der Yogalehrerin (z.B. durch Geschichten) thematisiert werden, fangen Kinder auch an, viele Fragen zu stellen über Dinge, über die wir Erwachsene gar nicht nachdenken.

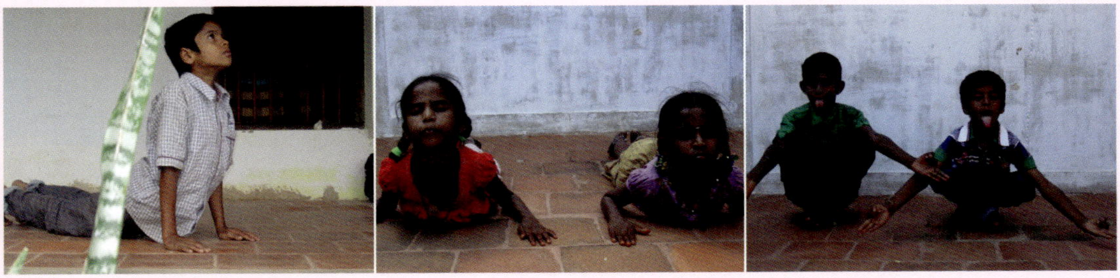

„Philosophieren als Haltung"

Kornelia: Wird diese philosophische Einheit mit den Yoga-Asanas verbunden oder getrennt?

Sriram: Philosophieren ist eine pädagogische Haltung, ein behutsames, sensibles Vorgehen, das Kindern viel zutraut, ihnen Mut macht, eigene Wege zu probieren, und ihre Fragen und Erkenntnisbemühungen ernst nimmt. Es muss nicht immer zu Ende ausgesprochen werden. Manchmal ist es einfach nur wichtig, dass eine Frage angedacht werden kann, dass das Kind angeregt wird, überhaupt über Themen zu reflektieren. Das sind Themen, die wir ihm aus dem Yoga Sutra in Form von Geschichten anbieten. Es braucht nicht viele Informationen dafür. Die Geschichten oder die Reflexion kommen vor oder nach der praktischen Arbeit. Ich habe die Erfahrung gemacht, dass es auch manchmal einfach zwischendrin angedacht werden kann. Auch Jugendliche brauchen keine großartige Information. **Was wir wirklich zum Philosophieren brauchen, ist ein Geist, der bereit ist zu reflektieren. Und manchmal genügen ein paar winzige Fragen oder Anregungen** für ein Kind. „Karotten, Kohlrabi und Kartoffel haben alle die Gemeinsamkeit, dass sie Gemüse sind. Was verbindet einen Menschen, ein Tier, eine Pflanze und einen Stein? Es geht bei solchen Einheiten auch darum, das Kind in die Lage zu versetzen, sich gewaltfrei und durch Argumente (Begründungen) mit Themen auseinanderzusetzen, wo Meinungsverschiedenheiten auftreten. Ein aufmerksamer Lehrer übt hier ganz nebenbei die Diskussions- und Argumentationskompetenz der Kinder (klares Ausdrücken, deutliches Formulieren, folgerichtiges, logisches Denken usw.). Es wird die Wirkung von Sprache bewusstgemacht und Dialogfähigkeit, Meinungs- und Erfahrungsaustausch erlernt, ohne dass es dafür einer eigenen Lernstunde bedarf. **So betrachtet, ist das gemeinsame Philosophieren auch noch ein wesentliches Mittel, um wechselseitigen Respekt, Offenheit und Toleranz zu fördern.**

Kornelia: Es geht also hier auch um die Vorbildfunktion des Erwachsenen und um die Qualität der von ihm angebotenen Bildungsmöglichkeiten. Das erinnert mich an die heutigen Bildungs- und Erziehungsvereinbarungen in den Bundesländern im Elementarbereich. In der Kindertageseinrichtung sollen für unterschiedliche Bildungsbereiche ausreichend Möglichkeiten zur Verfügung gestellt werden, damit sich die Kinder diese Bereiche weitestgehend selbst erschließen können.

Sriram: Das Bildungsmöglichkeitsfeld wird dem Kind durch Erwachsene vorgegeben. Diese Bildungsbereiche sind dazu da, dass das Kind sich diese Themen anschauen kann und die pädagogische Fachkraft unterstützt das Kind dabei, herauszufinden, was zum Beispiel passiert, wenn es keine Bäume mehr gibt. Es ist schön, dass man in Europa und gerade in Deutschland so früh mit diesen Themen anfängt. Das Kind wird dadurch sensibilisiert hinzuschauen und kann sich philosophischen Fragen nähern. Vielleicht macht es dies im Kindergartenalter noch nicht bewusst, aber spätestens, wenn es acht oder neun Jahre alt ist. In diesem Alter beginnt die Selbstfindung und diese Phase bringt die Frage nach dem „Wer bin ich?“ mit sich. Wie wir oben schon beschrieben haben, gibt es zwei Ebenen von Selbstfindung - im Außen orientiert oder in sich selbst findend. Mit Beginn der Pubertät, so mit zehn oder elf Jahren, will das Kind seine Antwort auf die Frage haben. Es möchte sich körperlich kräftigen, gut aussehen, irgendwie in irgendetwas glänzen. Das Kind definiert sein Selbst-bewusst-Sein.

Kornelia: Kinder in der Altersgruppe neun bis zwölf Jahre befinden sich so gesehen in einer sehr entscheidenden Phase für die Selbstfindung. Wurden dem Kind in seiner Kindergartenzeit die Weichen so gestellt, dass es seine Lust an Entdeckung und Sinnfindung stärken konnte, kann es nun in tiefere philosophische Themen einsteigen. Wie kann der Yoga das Kind unterstützen?

Sriram: Der Lehrer sollte altersentsprechend auf die Fragen der Kinder eingehen und dabei aus der Quelle des Yoga schöpfen, sprich seiner Antwort einen existenziellen Teil hinzufügen. Wenn mich mein Kind fragt: „Wieso darf meine Freundin länger spielen als ich?“, kann ich da eine sehr konkrete Antwort geben und auch eine tröstende. Es kann aber auch eine Betrachtung von Themen wie Zeitgefühl, diverse Sichtweisen und Wandel werden. Selbst wenn das Kind sich bis dahin mehr nach außen orientiert hat, kann es jetzt im Yoga neue Ideen für sich nutzen. Der Yoga kann das Kind darin stärken, sein Selbst aus sich heraus aufzubauen. Dies geht natürlich nur, wenn der Lehrer selbst darum weiß und die Suche und die Fragen des Kindes erkennen kann. Es ist auch im Yoga die Aufgabe des Erwachsenen, dem Kind bewusstzumachen, dass es eine andere Ebene des Selbst gibt, die nichts mit Kraft, Aussehen oder mit äußeren Fähigkeiten zu tun hat. Es ist eher eine Gewissheit, die damit beginnt, zu wissen „Ich bin geboren, ich bin Teil von dieser Familie, ich bin Teil von dieser Gesellschaft, von diesem Land und von dieser Welt oder Universum und es hat einen Sinn, dass ich geboren wurde“.

Kornelia: Und was kann dieser Sinn sein? Wie kann das Kind an diesen Sinn herankommen?

Sriram: Es braucht die Fähigkeit, ganz tief in sich hineingehen zu können, reflektieren zu können oder gar zu meditieren. **Voraussetzung für die Meditation ist, dass dieses Kind sich reflektieren kann und sich traut, die Augen zu schließen und in sich hineinzuhorchen.** Nicht, dass das Kind dann eine konkrete Antwort findet. Die Erfahrung einer solchen Meditation selbst wird die Gewissheit geben, dass solche Fragen zu stellen schon einen Sinn darstellt.

Kornelia: Das heißt, ein Kind soll lernen, in sich hineinhorchen zu können?

Sriram: Das kann ein Kind. Es kann still sitzen und Trataka üben, wie schon beschrieben, oder auch still sitzen mit geschlossenen Augen, bis der Lehrer ein Zeichen gibt. Das kann Kindern Spaß machen. Es ist auch möglich, aus einem Begriff, der für ein Kind viel bedeutet, eine kurze Formel zu bilden, die ihm Kraft geben kann. Diese Formel kann das Kind in der Stille wiederholen. Das Kind lernt dabei, eine Kraft, die ihm wichtig ist, zu benennen und sich selbstständig mit der Kraft zu verbinden.

Kornelia: Wie kann ein Kind dies im Yogaunterricht lernen?

Sriram: Das ist ganz einfach. Stellen wir uns vor, du sitzt im Unterricht mit fünf bis zehn Kindern und du stellst die Frage: Wer bist du? Jedes Kind beantwortet die Frage. Du fragst, wenn du jetzt nicht ein Junge wärst oder ein Mädchen, oder sagen wir mal, wenn du dieses oder jenes nicht hättest, einen anderen Namen hättest, wenn du in einem anderen Ort wohnen würdest, wenn du in eine andere Schule gehen würdest, wenn du ganz anders wärst, wenn du in einen anderen Ort ziehen würdest und nicht mehr bei deinen Eltern leben würdest und in eine andere Schule gehen würdest und ganz andere Freunde hättest, wer wärst du dann? Indem das Kind beginnt, über den Grund nachzudenken, der dem Staunen vorangeht, „warum ist etwas so, wie es ist?“ macht es erste Erfahrungen mit dem, was wir „Philosophieren“ nennen.

Kornelia: Besteht hier nicht die Gefahr, dass wir Kinder überfordern und dass sie evtl. sogar Angst bekommen?

Sriram: Natürlich sollte man es so formulieren und an die Gruppe anpassen, dass die Kinder nicht unsicher werden. Die Frage sollte so gestellt werden, dass sie dem Kind als eine spannende Frage erscheint und nicht als eine verunsichernde Frage. **„Philosophieren“ ist vielleicht die Fähigkeit, im richtigen Moment die richtige Frage zu stellen**. Sie drückt sich zum Beispiel darin aus, einer Warum-Frage nicht mit einem Monolog zu begegnen, sondern mit der Rückfrage: „Was denkst du denn, warum etwas so ist?“. So kann das Kind wieder in sein eigenes Denken eingeladen werden.

Kornelia: Ab welchem Alter würdest du mit solchen Fragen beginnen?

Sriram: Das Nachdenken über diese Fragen würde ich auf jeden Fall vor dem Eintreten der Pubertät ermöglichen. In dieser vorpubertären Phase spielt das Selbstbewusstsein eine ganz wichtige Rolle. Es ist auch die Phase, in der Kinder anfangen, mit anderen zu konkurrieren, sich zu messen auch und gerade, weil sie ihr Selbstbewusstsein brauchen und dieses noch nicht entsprechend aufgebaut ist. Genau wie sie Muskeln brauchen, brauchen sie Selbstbewusstsein. Mit dreizehn bis vierzehn Monaten brauchen sie Selbstbewusstsein, um sich selbst wahrzunehmen, und mit elf oder zwölf Jahren, um in die Pubertät zu gehen. **Philosophieren steigert das Selbstwertgefühl der Kinder. Es wird ihnen bewusst, dass ihre Gedanken wertvoll sind. Sie erfahren, dass sie interessante, bisweilen einzigartige Gedanken produzieren. Das kann auch ein sonst eher schüchternes, zurückhaltendes Kind dazu bringen, aktiv mitzumachen**.

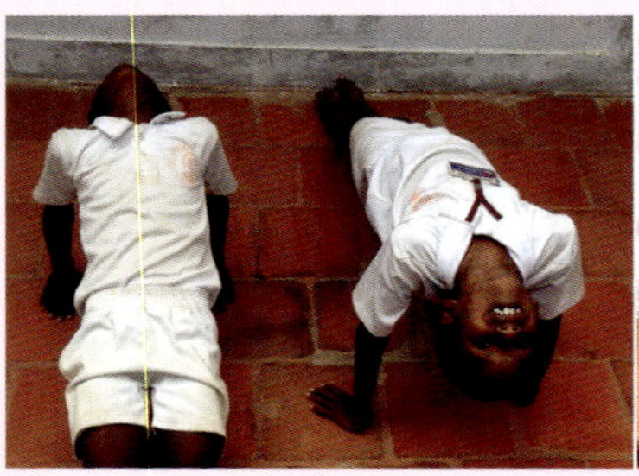
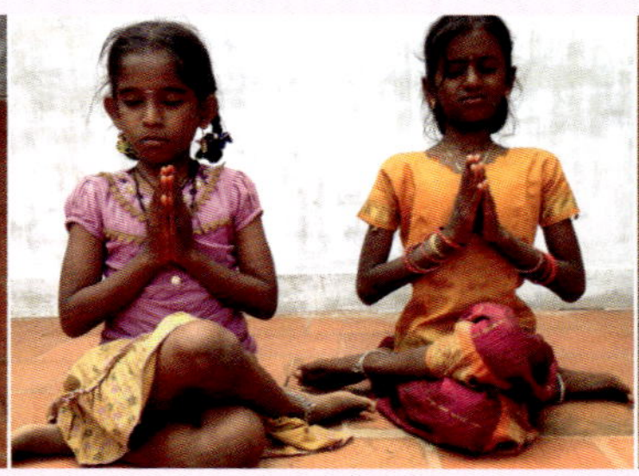
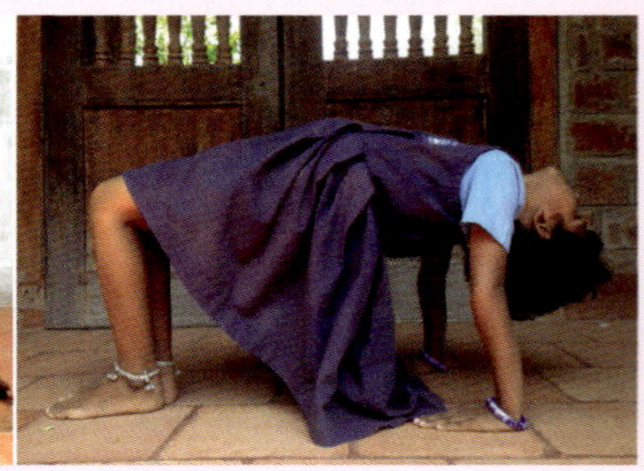

„Selbstwert stärken mit Philosophie.“

Kornelia: Didaktisch ist die Stärkung des kindlichen Selbstwertes und -bewusstsein ein wichtiger Schwerpunkt im Yoga. Kinder sollten also vor dem Eintreten in die Pubertät die Möglichkeit erhalten, an ihrem Weg zu sich selbst zu arbeiten. Sie sollten sich die Frage „Wer bin ich?“ gestellt haben und erste Erfahrungen damit entwickeln dürfen. So kann das Kind, wenn es in der Pubertät mehr nach außen treibt, stark genug sein, um diesem Trieb etwas entgegensetzen zu können. Der Pubertierende kann dann auf etwas aufbauen, was er zuvor angelegt hat. Stärken wir damit also die Wurzeln des Kindes, damit es in seinem nächsten Wachstumsschritt gut geerdet ist?

Sriram: Ohne verwurzelt zu sein, kann das Kind nicht wirklich nach außen wachsen. Es sollte seinen Standpunkt halten können. Als Beispiel: Denken wir an eine Schießübung. Wenn die Person keinen festen Standpunkt hat, kann sie nicht schießen. Wenn sie schießen will, muss sie sich natürlich ganz genau auf das Ziel ausrichten, auf die Scheibe treffen. Um sich so auszurichten, braucht sie eine ungeheure Standfestigkeit. In dem Augenblick, wo der Schuss sich löst, wackelt sie, wenn sie nicht vorher schon trainiert ist. Genau das braucht ein pubertierender Jugendlicher. Diese Standfestigkeit gibt ihm sein Selbstbewusstsein. Und genau dieses sollte zuvor mit Hilfe der beschriebenen philosophischen Betrachtung aufgebaut werden. Dann hat der Jugendliche gelernt, zu reflektieren oder zum Beispiel still zu sitzen oder zu liegen. Zumindest hat er die Fähigkeit wahrgenommen, dass er als Mensch still liegen kann. Diese Fähigkeit gespürt zu haben entspricht jener Qualität, den Atem zu trainieren. Hat er als Kind eine gute Atemqualität erreicht, weiß er sich nun in einem Engpass mit Hilfe der Tiefe des Atems von der Verspannung oder der beengenden Situation zu befreien.

Kornelia: Ist diese Arbeit, diese philosophische Betrachtung, vergleichbar mit einem Bild, welches sich das Kind entwickelt – ein Leitbild von sich selbst?

Sriram: Das könnte man so verstehen. Es gibt auch noch andere Leitbilder, wie zum Beispiel die Einheit oder Verbundenheit von allen mit allen. Als Lehrer kann ich mit einem Kind diese Idee z.B. folgendermaßen ansprechen: „Kann der Flügelschlag eines Schmetterlings in Brasilien einen Tornado im Westerwald auslösen?“

Kornelia: Bei einer solchen Frage wie diesem Schmetterlingseffekt des Meteorologen Edward N. Lorenz geht es dir um die Idee, dass kleine Abweichungen langfristig ein ganzes System vollständig und unvorhersehbar verändern können, oder?

Sriram: Zum einen sicher schon. Es bedeutet aber auch, dass alles auf der Erde in einem gewissen Rhythmus und miteinander verbunden ist. Für diese Einheit können wir die Kinderaugen öffnen. Das mit dem Philosophieren und Reflektieren stets verbundene begriffliche Denken kann helfen, das eigene, selbständige Denken zu schulen und kritisches Denken zu lernen.

Kornelia: Diese Themen zu unterrichten stelle ich mir nicht einfach vor. Wie wurde dies in der Tradition mit Kindern im Unterricht umgesetzt? Wie beginnt der Yogalehrer, das Kind in diese Art des Denkens einzuführen?

Sriram: Dazu braucht der Lehrer, wie zu Beginn bereits angesprochen, Bilder oder Geschichten, die etwas Ähnliches aussagen, wo zum Beispiel alles eine Einheit ist. Dies können Kindergeschichten mit Tieren sein, wo ein Tier dem anderen hilft, wo ein zweites Tier dem dritten hilft, und dieses hilft dem vierten und irgendwann kommt es zu dem ersten Tier wieder zurück. So gibt es in jeder Kultur viele Geschichten, die diese Einheit beschreiben. Und die Geschichte führt dann vielleicht weiter durch die Wissenschaft, zum Beispiel hin zur Umwelt. Wie wichtig es ist, dass der Urwald in Brasilien geschützt werden muss, dass es jetzt keinen sauren Regen gibt oder welche Auswirkungen es hat, dass wir Auto fahren oder irgendwo im Urwald in Australien das Leben weiterbesteht. Auf eine begrenzte Weise kann weitergedacht werden. Es kann an unsere Erde, die wir schützen wollen, gedacht werden, und dass zur Einheit auch z.B. der Mond und der Himmel und die Luft und der Wind und der Raum und die Planeten gehören. Es ist hier die Aufgabe des Lehrers, die Kinder zur Frage nach dem Sinn zu führen. **Dafür braucht er eine achtsame Wahrnehmung, die die Fragen der Kinder entdeckt.**

Kornelia: Geschichten als Brücke für philosophische Gedanken, wie bereits bei den Yama und Niyama angesprochen, kann ich mir ganz gut vorstellen. Wie kann ich Bilder im Unterricht nutzen?

Sriram: Stell dir vor, du siehst die Mondphase. Jetzt kannst du darüber sprechen, wie diese den Ozean beeinflusst und dieser das Pflanzenleben. Die riesige Entfernung des Mondes von der Erde kann angesprochen werden und dass er trotzdem solch einen Einfluss hat. **Du kannst erkennen, dass du auch ein Glied in der Kette bist.** Genauso wie der winzige Schmetterling und sein Flügelschlag wichtig ist, ist

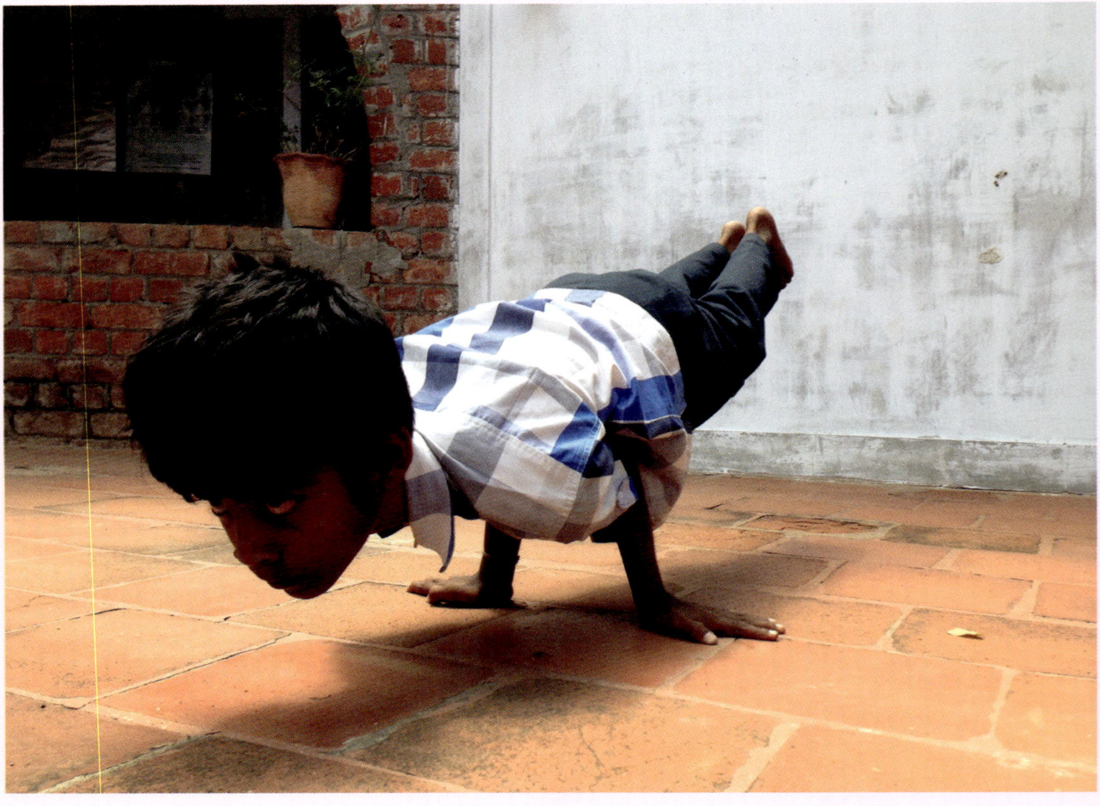

es auch wichtig, dass das Kind lebt und dass es geboren wurde. Das alles spielt eine Rolle im Kosmos. Das ist ein Bild – ein Bild, das du beschreibst.

Kornelia: Gibt es Unterschiede zwischen Mädchen und Jungen bezüglich der Neigung zu Fragen und philosophischen Hintergründen?

Sriram: Wenn wir hier eine Trennung andenken, beginnt sie bereits beim Lehrer. Es ist sicher gut, wenn der Lehrende das gleiche Geschlecht hat. Das gilt auch für die Didaktik. Wenn Kinder älter werden, stimmt vielleicht wirklich dieses Klischee. Ich meine, dass Männer mehr vom Intellekt und Frauen mehr vom Gefühl bestimmt werden. So kann es sein, dass die Fragen, die Mädchen bewegen, ein bisschen anders sind als die der Jungen.

Kornelia: Ist Yoga Religion? Oder irgendeine Idee, die mit Religion zu tun hat, und kann Yoga zur eigenen Religiosität führen?

Sriram: Yoga ist Hinduismus, wenn wir Gymnastik und griechische Philosophie als Christentum bezeichnen. Yoga ist eine Körper-Geist-Psycho-Lehre. Er ist erwachsen aus der indischen Kultur und ist sehr stark von ihr geprägt. Yoga sieht ein körperliches, geistiges und psychisches Gleichgewicht als eine wunderbare Grundlage dafür an, seine eigene Religiosität zu entwickeln. Diese Religiosität wird von der kulturellen und religiösen Erziehung und dem Umfeld des Kindes geprägt. **Im Yoga geht es lediglich um die Reinigung des Gefäßes – des Körper-, Geist- und Psyche-Raumes. Diese sind dann dazu bereit, Religion oder Religiosität zu empfangen**.

Kornelia: Welchen Beitrag kann Yoga zur Entwicklung einer gesunden, friedvollen Religiosität leisten?

Sriram: Eine nur äußerlich praktizierte Religiosität ist immer gefährlich, wenn sie nicht mit einem dazugehörigen Glauben verbunden ist oder verknüpft wird. **Yoga kann helfen, den Glauben an sich selbst zu entwickeln, und das ist eine ganz wichtige Grundlage dafür, den Glauben an das Außen stärker zu entwickeln.** Das Kind stärkt sein Selbstbewusstsein und lernt Schritt für Schritt Wandel zu akzeptieren. Hierbei handelt es sich um einen sehr religiösen Gedanken. **Das Kind kann die Natur und ihre Wege akzeptieren. Dadurch nimmt es die Schöpfung an und ist damit auch sehr nah bei religiösem Gedankengut**.

Didaktik und Methodik des Yoga für Kinder und Jugendliche

Grundlage jeder Didaktik im Yoga ist, wie bereits beschrieben, das Yoga Sutra von Patanjali, der darin den achtgliedrigen Übungspfad vorgibt. Vor diesem Hintergrund, insbesondere der ersten drei Glieder (Yama, Niyama und Asana), entwickelte T.K.V. Desikachar die Arbeit seines Vaters T. Krishnamacharya mit Kindern und Jugendlichen weiter. Er baute ein ausgeklügeltes Unterrichtssystem mit vier Bausteinen auf. Damit sicherte er ein gutes Gelingen des Lernens von einem Stoff, der aus Übungen für Körper, Atem und Geist bestand.

Wir widmen uns jedem der vier Konzeptbausteine:

1. **Regelmäßiger Gruppenunterricht für Kinder und Jugendliche 1x pro Woche;**
2. **Yoga als Schulfach mit ausgebildeten Lehrkräften, die selbst Yoga üben;**
3. **Einzelunterricht mit Kindern und Jugendlichen, die körperliche oder geistige Beeinträchtigungen haben;**
4. **Aus- und Weiterbildung der Lehrkräfte, die mit den Kindern arbeiten.**

Drei wichtige didaktische Regeln sind hier zu erwähnen:

1. **Jedes Kind ist ein Einzelwesen und bringt spezielle Bedürfnisse, Möglichkeiten und Interessen mit, die es zu respektieren gilt.**
2. **Der Lehrer bedrängt nie ein Kind mit seinem Wissen, sondern lauscht, um im richtigen Moment dem Kind seinen Lerninhalt zu präsentieren.**
3. **Yoga ist ein Fach für sich und ist nicht zu verwechseln mit einer Entspannungs-, Gymnastik- oder Spielstunde.**

In Chennai/Südindien werden Kinder und Jugendliche in dieser Art des Yoga-Unterrichts begleitet. In Deutschland wird in der Regel Yoga für Kinder und Jugendliche in Gruppen unterrichtet. Vermehrt taucht Yoga auch in Schulen auf und Trainings für Lehrkräfte sprießen nur so aus dem Boden. Einzelunterricht im Yoga für Kinder und Jugendliche hat noch Seltenheitswert.
Ob, und wenn ja, wie auch im deutschsprachigen Raum das vier Module umfassende Konzept in einer für die Kinder unterstützenden Qualität eingesetzt werden könnte, damit setzen wir uns im Folgenden auseinander.

„Die Didaktik muss den Kindern selbstständige Wege eröffnen, wenn sie Selbst-Tun nicht auf Wollen-Müssen beschränken will."

Gerd Schäfer

Gruppenunterricht aus Sicht der Pädagogik

Es ist eine lustige, aber auch traurige Feststellung des berühmten englischen Dichters Bernard Shaw: „Die einzige Zeit, in der meine Ausbildung unterbrochen wurde, war meine Schulzeit" Das ist eine wirklich schlechte Beurteilung unseres pädagogischen Systems. Zum Glück gab es **in der Pädagogik in den letzten Jahren eine kleine Revolution.** Die kindzentrierte Pädagogik hält Einzug in der Kindertageseinrichtung (KiTa) und in der Schule und damit richtet sich der Fokus von der Gruppe auch auf das einzelne Kind. ErzieherInnen und LehrerInnen sind gehalten, die im Kind angelegten Fähigkeiten zu entdecken und anzusprechen. Sie zu fördern ist die Aufgabe, damit das Kind langfristig sein Leben meistern kann. Dabei wird es eine weitere Aufgabe sein, Kindern zu helfen, mit ihren Schwächen umzugehen und sie als Teil ihres Wesens zu akzeptieren. So werden heute in der KiTa Kinder immer mehr individuell im Gruppenkontext begleitet. Man beobachtet Lern- und Bildungsprozesse des einzelnen Kindes und versucht rückschließend daraus auf die individuellen Neigungen und Voraussetzungen einzugehen. Projekte sollen mit den Kindern gemeinsam entwickelt und durchgeführt werden. Jedes Kind soll die Möglichkeit erhalten, in der Auseinandersetzung mit seiner Lebenswelt, in realen Situationen, an realen Fragen und an den für das Kind bedeutsamen Themen seine Basiskompetenzen zu entfalten. (36)

Als **Basiskompetenzen** versteht man die Selbst-, Sozial-, Sach- und Methodenkompetenz sowie die Entwicklung einer lernmethodischen Kompetenz des Kindes.

Selbstkompetenz: Die Fähigkeit, seine eigene Identität zu entwickeln, zu erproben und zu bewahren sowie eigene Fähigkeiten und Stärken zu kennen und damit verantwortlich und situationsgerecht umzugehen.

Sozialkompetenz: Die Fähigkeit, Bedürfnisse, Wünsche, Interessen und Erwartungen anderer zu erkennen und im eigenen Verhalten angemessen zu berücksichtigen.

Sach- und Methodenkompetenz: Die Fähigkeit, sachbezogen zu urteilen, entsprechend zu handeln und Wissen auf unterschiedliche Situationen zu übertragen. (37)

Lernmethodische Kompetenz: Die Fähigkeit, zu wissen, dass man lernt, was man lernt und wie man lernt.

Auch in den Schulkonzepten wirken sich die neuen Ideen aus. Einige Schulen sind in den letzten Jahren bemüht, Kinder mit Hilfe von Projektarbeiten gleichzeitig in mehreren Kompetenzen zu fördern und zu lehren, wie man die unterschiedlichsten Kompetenzen verbindet und die daraus sich ergebenden Synergien nutzen kann. Das selbstständige Lernen des Kindes steht dabei im Vordergrund.
Es geht darum, das Bewusstsein des Kindes für seine eigenen Lernprozesse durch entsprechende Begleitung zu stärken. Mit Hilfe sogenannter Portfolios kann die Bildungs- und Entwicklungsbegleitung eines Kindes möglichst genau beschrieben werden.

Die pädagogische Fachkraft richtet ihr Augenmerk gleichzeitig auf den Lerninhalt und auf den Lernprozess, den sie mit dem Kind immer wieder bespricht. **Die Gespräche mit dem Kind über sein Lernen sind ein wesentlicher Bestandteil heutigen Lernens**. Das Kind erfährt so, dass Lernen nicht nur der Erwerb von Wissen ist, sondern „dass es lernt", „was es lernt" und „wie es lernt". Diese Lernkompetenz regt das Kind zum Nachdenken an, lässt es seine eigenen Lösungen finden. Der Pädagoge unterstützt das Kind dabei, sich seines Lernens bewusst zu werden und wahrzunehmen, dass es selbst für seine Lernerfolge die Verantwortung trägt. Diese Fähigkeit, über das eigene Lernen nachzudenken und mit anderen darüber zu reflektieren, auch als lernmethodische Kompetenz bezeichnet, ist eine Grundlage für lebenslanges Lernen (38).

ErzieherInnen und LehrerInnen äußern dabei nicht selten die allergrößten Bedenken, weil sie eine unerträgliche Mehrbelastung befürchten aufgrund der individuellen Begleitung jedes einzelnen Kindes. Doch dort, wo dieses neue Denken wirklich umgesetzt wird, wollen die meisten Pädagogen nicht mehr zurück zum alten Denken. Als Gründe werden hier eine höhere Lernmotivation des einzelnen Kindes, kein Abmühen mehr mit über- und unterforderten Kindern, auftretende Lehr-Lern-Synergien zwischen Kindern und die für den Pädagogen lohnende Aufgabe genannt, möglichst jedes Kind an seine Potenziale heranzuführen. Die Sorge, dass das Kind nicht ausreichend gefördert werde, bewahrheitete sich nicht. Ganz im Gegenteil zeigte sich, dass Kinder, die immer wieder von außen motiviert und angetrieben wurden, ihre Lernlust verloren haben und Leistungsminderungen die Folge waren. Eine permanente Motivation von außen, die vom Kind oft als Druck definiert wurde, verschlimmerte eher die Lernsituation. „Wird der Unterricht nicht individualisiert, sind die Folgen für einen erheblichen Prozentsatz der Schüler gravierend. Denn es muss zwangsläufig zu mehr Über- oder Unterforderungen kommen. Die Auswirkungen sind eine tiefgreifende Demotivierung beim Lernen, weil Erfolgserlebnisse oftmals über Jahre ausbleiben. Damit verbunden sind unzählige Enttäuschungen und Versagensgefühle, die zu einem verminderten Selbstwertgefühl führen." (39)

Neurobiologisch gesehen verändert sich kein Hirn, indem man von außen zieht und drückt oder das Hirn mit Wissen abfüllt. Das Zauberwort, so der Hirnforscher Hüther, heißt: Es muss unter die Haut gehen. Es sollte für das einzelne Kind bedeutsam sein! Nur dann werden die emotionalen Zentren im Mittelhirn aktiviert und sogenannte neuroplastische Botenstoffe ausgeschüttet, die wie Dünger für das Hirn wirken. Begeisterung und Lernen gehören zusammen. Kinder erleben täglich ungefähr 50 bis 100 solcher Begeisterungsstürme im Hirn. Da wird also mehr als 50-mal die Gießkanne der Botenstoffe ausgeschüttet.

Um diese Stürme der Begeisterung zu nutzen, braucht es einen individuellen Zugang zum Kind. **Dazu ist es notwendig, Kinder genau zu be(ob)achten, um zu erkennen, was für das jeweilige Kind bedeutsam ist.** Ein solches Beobachtungsmanagement gehört zu den didaktischen Feinheiten heutiger Pädagogik in Kindertageseinrichtungen und Schulen. Aus den Ergebnissen der Beobachtung können dann unterschiedliche Angebote zusammengestellt werden, die den Interessen der Kinder gerecht werden und gleichzeitig die Lernaufgabe im Blick haben.

Die modernen pädagogischen Bildungseinrichtungen bemühen sich, Kinder und Jugendliche so zu begleiten, dass ihnen eigenständiges Denken und Erarbeiten ermöglicht wird. Auch deshalb darf Yoga nicht zu einem „Animationsprogramm" werden, bei dem man „Kinderyoga" macht! Aufzuzeigen, dass es auch anders und vor allem für die Entwicklung der Kinder sinnvoll geht, ist uns ein großes Anliegen.

Gruppenunterricht aus Sicht des Yoga

> „Wenn wir den besonderen Menschen in seiner Eigenheit respektieren, dann heißt das auch: Wir beginnen von dort, wo dieser besondere Mensch ist, (...) nicht jede und jeden mit dem Gleichen abzuspeisen."
>
> Desikachar (40)

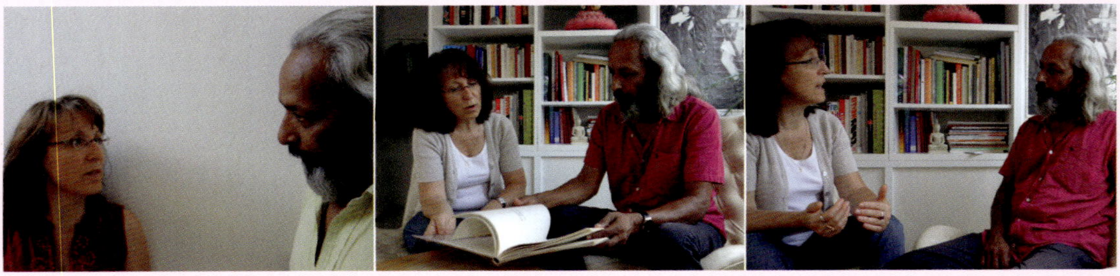

„Die Rolle des Lehrers“

Kornelia: Wie wenden wir als Yogalehrer diese pädagogischen Schlüssel, zieldienlich für das einzelne Kind in der Gruppe, an?

Sriram: Eine große Bedeutung hat der Lehrer in seiner Rolle als derjenige, der den Kindern einen geistigen Schatz zeigt und ihnen zu einem Vorbild wird. Als Mensch, der Erfahrungen mit dem, was er lehrt, gemacht hat und der seine persönliche Lebenssicht, sein Verhalten mit anderen und mit sich selbst dem einzelnen Kind präsentiert. **Alle Werkzeuge, die aus dem großen Fundus des Yoga genutzt werden können, erhalten ihre Wertigkeit und ihre Qualität durch den Umgang mit ihnen und das Wissen um sie.** Dessen sollte der Lehrende sich bewusst sein und dahingehend reflektieren, was beim Kind ankommt und ankommen soll. Jedes Kind in der Gruppe sollte zu ihm Vertrauen haben können. Es braucht eine liebevolle und wertschätzende Begleitung, möchte gesehen werden. Spürt ein Kind diese persönliche Annahme und das Vertrauen des Erwachsenen in sein Tun, kann es ausprobieren und seine Erfahrungen machen und von seinen Entdeckungen und Erprobungen profitieren.

Kornelia: Die von dir beschriebene Haltung der Yoga-Lehrenden steht in einer langen Tradition. Umso spannender ist es, dass in der heutigen Zeit in der Säuglings- und Entwicklungsforschung davon ausgegangen wird, dass sich Kinder auf Grundlage ihrer eigenen Wahrnehmungsvorgänge eigenständig bilden. „Wahrnehmen ist ein breit angelegter, innerer Verarbeitungsprozess, an dem die Sinnesorgane, der Körper, Gefühle, Denken und Erinnerung beteiligt sind.“ (41). Ein Kind braucht dazu eine Begleitung, die eigenständiges Erkunden zulässt, ihm ein Übungsfeld mit angemessenen Herausforderungen anbietet und ihm die Sicherheit einer verlässlichen Beziehung gibt. Wie kann eine innere Haltung des Lehrers genauer geschrieben werden, die es den Kindern in der Gruppe ermöglicht, die Welt des Yoga so kennen zu lernen?

Sriram: Als Lehrer sollte ich jedes Kind in meiner Gruppe wertschätzen, es ernst nehmen und mir meiner Vorbildfunktion bewusst sein. Diese Vorbildfunktion umfasst die Freude am eigenen Tun, der eigenen yogischen Übungspraxis und die Bereitschaft, sich immer wieder neu zu reflektieren und die eigene Sicht der Dinge in Frage zu stellen. **Es ist wichtig, dass wir Erwachsene uns bewusst werden, wie unser Vorbild für die Kinder aussieht**. Wollen wir das, was wir von uns zeigen, wirklich an das Kind, die Kinder weitergeben?

Als Yogalehrer brauche ich einen eigenen Erfahrungsschatz und ein gut fundiertes yogisches Wissen. Ein Wissen um die kindlichen Besonderheiten, und die grundlegende Haltung, dass jedes Kind seinen Weg gehen wird und alles, was es dazu braucht, schon in sich trägt. Dazu gehört auch, dass nicht das Kind oder der Jugendliche an den Yoga angepasst werden muss, sondern der Yoga auch im Gruppenunterricht an das jeweilige Kind. Selbstverständlich übt der Lehrende selbst Yoga und hat, ebenso wie das Kind, einen eigenen Lehrer, auf den er zurückgreifen kann, wenn er selber Fragen hat.

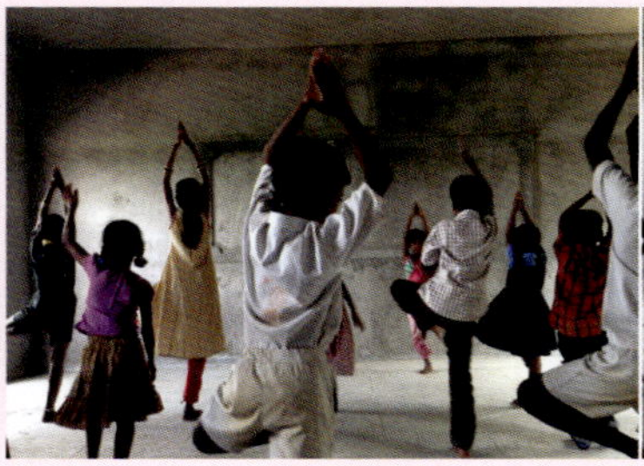

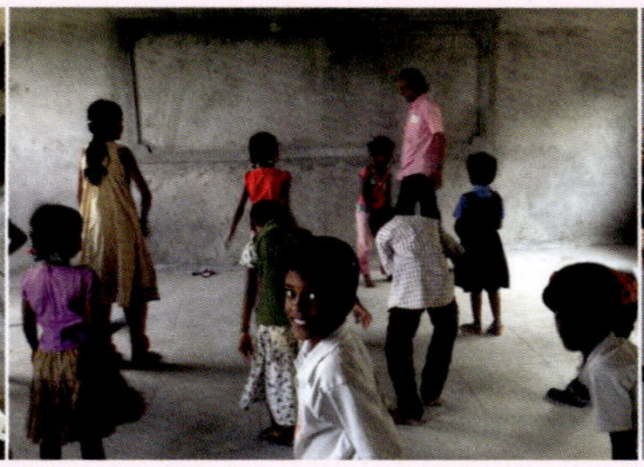

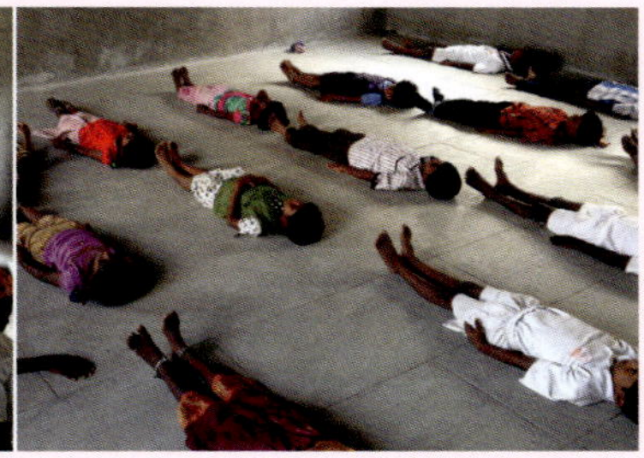

„Die Rolle der Gruppe“

Kornelia: Der Yogalehrer sollte Vorbild für die Kinder sein. Bietet der Gruppenunterricht auch die Möglichkeiten für ein Kind selbst Vorbild zu sein?

Sriram: Ein Kind lernt selten allein, sondern in sozialen Räumen mit Erwachsenen und anderen Kindern. Kinder haben Freude daran, mit anderen Kindern etwas auszuprobieren, nachzuahmen und ihr Können zu messen. In der Gruppe können sie lernen, sich mit den besonderen Fähigkeiten der unterschiedlichen Geschlechter auseinanderzusetzen, wie beispielsweise die Biegsamkeit der Mädchen und die Aufrichtung der Jungen und dabei die eigene Geschlechtlichkeit zu achten.

Bis zum dreizehnten Lebensjahr fällt es den meisten Kindern leicht, in gemischten Gruppen voneinander zu lernen und zu profitieren. **Die Gruppe übernimmt dabei die Rolle eines sehr wichtigen Lernfeldes: ich und andere**. Das einzelne Kind kann sich besser kennen lernen und von anderen über sich lernen.

Wenn Nils die Haltung Bakasana bereits gut beherrscht, freut er sich und zeigt sie mit Begeisterung seinem Lehrer und den anderen Kindern. Er strahlt vielleicht vor Stolz und nimmt sie immer wieder ein. Auch entdeckt er sie in den Übungsabläufen und kann immer fließender auch aus dieser Haltung in die nächste wechseln. Während Nils damit beschäftigt ist, diese ihn begeisternde Haltung immer besser auszuführen, fungiert er ohne sein Wissen als ein Vorbild für die anderen Kinder. Denen wiederum wird dadurch bewusst, dass sie, genau wie Nils, diese Haltung auch schaffen können. Wenn Nils selbst hart daran gearbeitet hat, diese Haltung zu meistern, spornt er damit auch andere Kinder an, die vielleicht noch daran zweifeln, dass sie eine solche Haltung schaffen könnten. So ist Nils ein Beispiel für die Gruppe und entfacht mehr Interesse und Lust auf Neues, als der Lehrer anregen könnte.

Das sind ganz natürliche Bestrebungen, zu schaffen, was andere können, sich bei anderen abschauen, wie sie zum Beispiel schwierige Haltungen einnehmen und halten können. Als didaktisches Mittel kann Nils auch eingeladen werden, die Haltung einzunehmen und die anderen schauen zu. Nun kann der Lehrer noch einzelne Feinheiten korrigieren, von denen dann Nils im Besonderen und auch alle anderen Kinder profitieren können.

Im Yoga mit Kindern nutzen wir die Möglichkeit des Vorbilds ganz bewusst. So schulen wir ohne Belehrung. Wird es als normal angesehen, ein Vorbild für andere zu sein, fällt es Kindern überhaupt nicht schwer, sich darauf einzulassen. Hier ist es die Aufgabe des Lehrers, darauf zu achten, wen er wann zum Vorzeigen auswählt.

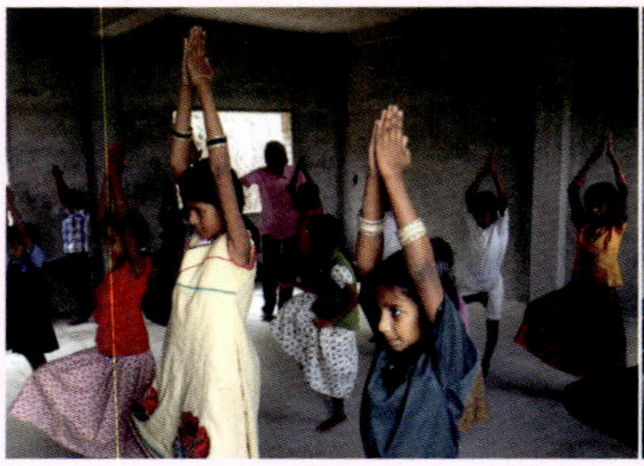
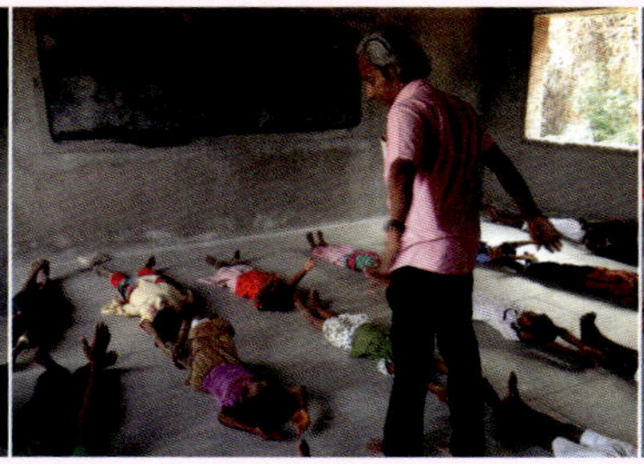
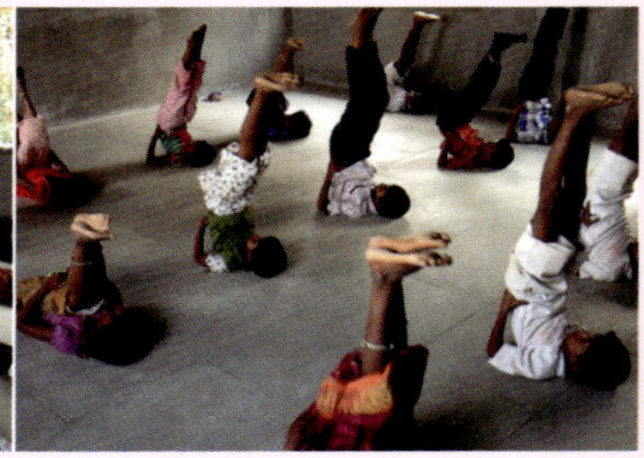

„Didaktik der Gruppe“

Kornelia: Die Gruppe übernimmt also auch Lehrfunktion. Wie groß darf eine Gruppe sein, um als Lehrer noch die notwendige Achtsamkeit auf das Tun des einzelnen Kindes richten zu können und den Kindern Zeit und Ruhe zur Eigenerfahrung ermöglichen zu können?

Sriram: Wie schon gesagt, Kinder brauchen andere Kinder. **Um die Ziele des Yoga erreichen zu können, sollten nicht mehr als sechs bis acht Kinder in einer Gruppe üben**. Bei größeren Gruppen könnte es sonst schnell zur Überforderung des Lehrers kommen.

Kornelia: Zum Yogaüben ist ein gewisses Maß an Ruhe und Aufmerksamkeit notwendig. Das ist auch ein Grund, warum die Gruppe nicht zu groß sein sollte. Zu den Kursen kommen auch viele kleine Kinder, die ihre Welt noch mit allen Sinnen und, im wahrsten Sinne des Wortes, über Bewegung wahrnehmen. Diese Kinder lassen oft nicht nur ihre Augen im Raum umherfliegen. Sie zeigen ihr Interesse, indem sie umherlaufen, alles anfassen müssen, was sie entdecken, und natürlich auch ausprobieren, was man damit machen kann und wie es zum Beispiel klingt. Das bringt schon eine gewisse Unruhe mit sich. Dabei scheint Bewegung und das Erzeugen von Geräuschen bei jüngeren Kindern gleich wichtig und untrennbar miteinander verbunden zu sein. Innere Bewegung (Bilder, Gedanken, Gefühle) drängen sich immer wieder nach außen und zeigen sich in Ausdruck und Aktion. Das ist im Unterricht nicht immer leicht zu handhaben und wird auch manchmal eher als Toben und Lärmen und als ziel-

und sinnlos verstanden. Ab welchem Alter ist es daher überhaupt sinnvoll, dass Kinder Yoga üben?

Sriram: T. Krishnamacharya hat einmal gesagt, dass ein Kind Yoga zu lernen beginnen kann, wenn es fähig ist, einen Löffel selbstständig zum Mund zu führen. Das bedeutet, dass ein Kind selbst aktiv sein sollte und seine eigenen Bewegungen steuern können muss. Das kann ein Kind in der Regel mit zwei Jahren. Ein solches Kind ist noch sehr von seinen Sinnen gelenkt, kann seine Impulse noch nicht gut kontrollieren und Bewegung und Wahrnehmung sind in diesem Alter noch sehr verbunden. Beginnen wir mit Yoga in diesem Alter, kann dies nur auf sehr spielerische Art und Weise und in sehr kleinen Zeit-Einheiten von vielleicht zehn Minuten erfolgen. Dies kann im Rahmen einer vorschulischen Einrichtung wie in einer KiTa geleistet werden.

Für den Gruppenunterricht in Kursen ist allerdings ein Alter von mindestens fünf Jahren sinnvoll. In diesem Alter kann das Kind gut angeleitet werden, seine Muskeln sind so ausgebildet, dass es aufgerichtet stehen, gehen, hüpfen und sich aufrichten kann. Zu der eigenen Koordinationsfähigkeit gehört auch die Konzentrationsfähigkeit. Es ist jetzt für etwa eine halbe bis zu einer Stunde in der Lage, dem Unterricht auch teilweise gut konzentriert zu folgen. Konzentriert zu folgen bedeutet bei kleinen Kindern aber nicht, absolut leise zu sein. Meist ist es wie in einem Taubenschlag und erst langsam kehrt Ruhe ein.

Die Vielzahl einfacher und sehr vielfältig kombinierbarer Körperhaltungen, die im Yoga geübt werden, ermöglicht es dem Lehrer, immer wieder neu zusammengestellte Übungsabläufe anzubieten. So werden die Sinne des Kindes auf eine ganz besondere und vielfältige Art und Weise angesprochen. Die Wahrnehmung und damit die Sinne des Kindes werden dabei immer mehr auf sich selbst ausgerichtet, ein wichtiger, doch in der heutigen Zeit immer selten werdender Fokus: sich selbst zu riechen, anzufassen, zu fühlen, zu erfahren, wahrzunehmen, wie die eigene Stimme klingt, und sich im Inneren tief von der Erfahrung mit sich selbst bewegen zu lassen – **von sich selbst bewegt zu sein!**

Kornelia: Warum macht das aus yogischer Sicht ruhig?

Sriram: Bei der heutigen schnellen und medialen Welt, in der unsere Sinne von äußeren Reizen immer mehr von uns weg gelenkt werden, in der viele Menschen nicht mehr wahrnehmen können, wenn ihr Körper um Hilfe ruft, ist es ein „Überlebensvorteil", sich bei sich selbst auszukennen. Zu wissen, wie ich mich selbst anfühle, wie ich reagiere, mich bewege, wie ich atme, wo ich in mir zu Hause bin. Es wirkt sehr beruhigend, einen stabilen Kern in sich zu wissen, auf den ich mich verlassen kann.

„Altersgemäße Gruppengestaltung"

Kornelia: Bis zum siebten/achten Lebensalter haben Kinder immer noch einen ausgeprägten Bewegungsdrang und eine sehr phantasievolle Denkweise. Das magische und mystische Denken wird mit zunehmendem Alter abgelöst vom logischen und abstrakten Denkvermögen. Hier lässt sich eine deutlich veränderte Verhaltens- und Interessenslage bei den Kindern entdecken. Diese Phase entspricht auch dem Beginn der Schulzeit: Das Kindergartenkind wird zu einem Schulkind. Gibt es im Yoga eine Unterteilung in Altersgruppen bei Kindern und Jugendlichen?

Sriram: Die Zusammenstellung der Gruppe ist eine der wichtigsten Voraussetzungen für den Erfolg des Yogaübens. Auch im Yoga ist es sinnvoll, die Gruppen nach gewissen Altersstufen zu unterteilen. **Das kleine Kind, das Schulkind, der Jugendliche von zwölf bis sechzehn und der ältere Jugendliche ab siebzehn Jahre**. Jedes Gruppenalter hat ganz besondere Lernmuster und eigene Entwicklungsaufgaben zu bewältigen. Darauf sollten wir im Yoga eingehen, um Kinder und Jugendliche altersgemäß in ihren Herausforderungen zu unterstützen.

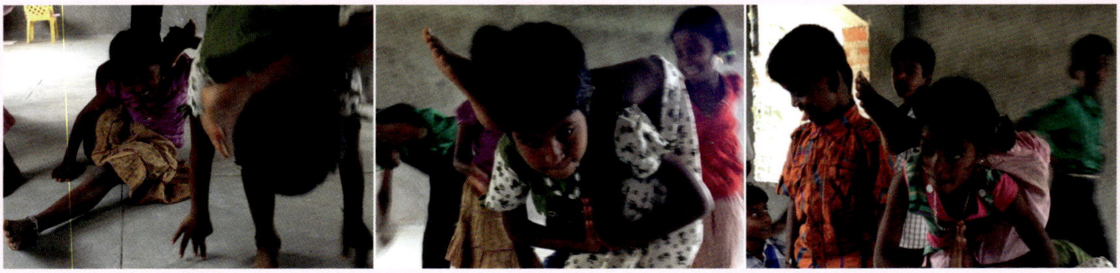

„Kinder von fünf bis sieben Jahre"

Kornelia: Beginnen wir mit den Besonderheiten der Altersgruppe der fünf bis sieben Jahre alten Kinder. Die Entwicklungspsychologie beschreibt, dass in diesem Alter das Kind zum ersten Mal gravierend seine körperlichen Proportionen verändert. Arme und Beine beginnen verstärkt zu wachsen, der Rumpf wird schlanker und gestreckter, die Taille bildet sich aus, der kleinkindhafte Bauch wird flacher, die Muskeln treten stärker hervor und die Schulterbreite nimmt zu. Insgesamt wirkt das Kind nun länger und schlanker. Auch seelisch verändert sich das Kind. Es wirkt teilweise sehr labil, es kommt häufiger zu starken Stimmungsschwankungen mit explosivem Entladen der Gefühle und das Kind ist vernünftigen Argumenten nicht immer zugänglich. Es fällt ihnen schwer, die eigene Meinung zu vertreten und Entscheidungen zu fällen. Außerdem fehlt es oft an Geduld und Ausdauer in diesem Alter. Das Kind wirkt manchmal desorientiert, klagt über Langeweile, da für wirkliche Begeisterung und Entdeckerlust die entsprechenden Anreize meist fehlen. Die Kinder streben nach mehr Eigenständigkeit und Selbständigkeit; dennoch sehnen sie sich gleichzeitig nach Liebe und Geborgenheit in der Familie. Jetzt bräuchte es neue „Abenteuer". Das eigene soziale Umfeld ist die Lernbühne dieser Altersgruppe, die in sich wiederum eine große Spannbreite in ihrem Lernverhalten, ihrer Reflexionsfähigkeit und in ihrem komplexer werdenden Verständnis der Welt zeigt. Die Verhaltensweisen in dieser Phase sind Ausdruck eines Reifungsprozesses, den die Kinder für die Entwicklung der eigenen Identität durchlaufen, bei dem sie aber auch besonders auf das Verständnis der Erwachsenen angewiesen sind. Wie wird im Yoga dieser Altersgruppe begegnet?

Sriram: Die Rolle des Erwachsenen ist zentral. Das Kind braucht eine gute Beziehung zu ihm, um sich selbstwirksam zu erleben und wahrzunehmen. Als Lehrer sind wir im Yoga gefordert, das kleine Kind anzuspornen, es zum Ausprobieren zu ermutigen und beharrlich dran zu bleiben, ohne es vor der Gruppe besonders hervorzuheben. Ein idealer Lehrer bietet nur wertschätzende Orientierungshilfen und achtet darauf, Gelingendes bei allen Kindern gezielt zu loben und unpassendes Verhalten zu verzeihen, statt zu strafen. Ein idealer Lehrer sollte situationsgerecht, ganz spontan, das kleine Kind loben beziehungsweise ihm verzeihen können. In diesem Alter sind das Lernen durch Versuch und Irrtum sowie Nachahmung wichtige Lernmuster des Kindes. Durch Irrtümer schärfen wir die Unterscheidungsfähigkeit, heißt es im Yoga Sutra (2.23). Das Wichtigste in dieser Phase ist, dass der Lehrer den Yogaunterricht als einen Raum sieht, in welchem die Kinder scham- und angstfrei den Yoga-Lerninhalten begegnen, die alle mit dem Körper, dem Verhalten, dem Atem und dem Geist zu tun haben.

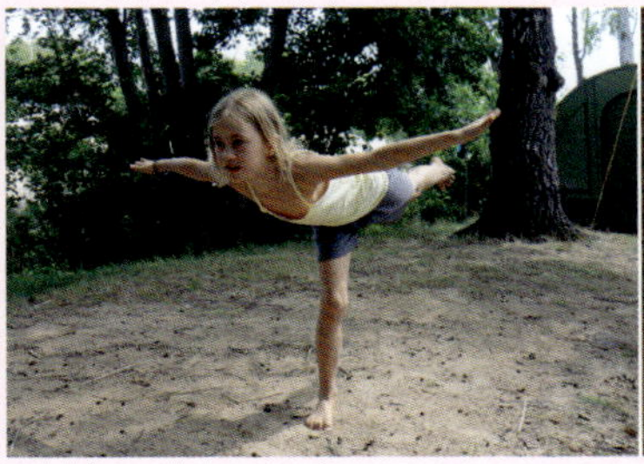

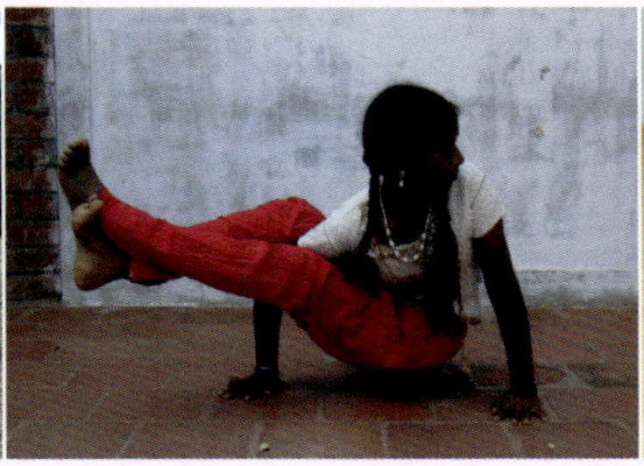

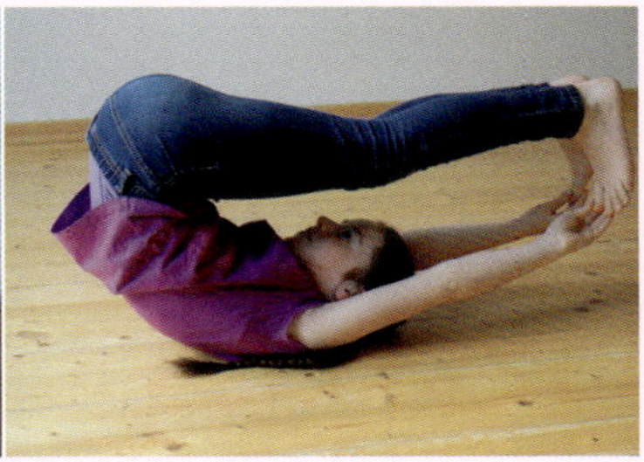

„Kinder von acht bis elf Jahre"

Kornelia: Die Körperproportionen von Kindern im Alter zwischen neun und elf Jahren ähneln schon sehr denen der Erwachsenen. Die Entwicklungspsychologie beschreibt diese Zeit als eine körperlich konstante und moderate Zunahme von Größe und Gewicht – natürlich variierend in Abhängigkeit unter anderem von den sozio-ökonomischen Lebensbedingungen. Auch emotional ist diese Phase eher als entspannt zu bezeichnen. Viele Kinder spüren eine Leistungslust. Sie wollen sich beweisen und zeigen, was sie können. Dabei ist es wichtig, dass sie sich ernst genommen fühlen. Die Bereitschaft, sich an Verbindlichkeiten zu halten, um mit anderen zusammen zu sein und mit ihnen etwas zusammen zu unternehmen, ist groß. Das Kind gestaltet seine Lebenswelt zunehmend autonomer und erobert sich immer größere Freiräume, bei denen es sich immer öfter der Kontrolle der Erwachsenen entzieht. Es erhält aber auch weniger ungeteilte Aufmerksamkeit. Auf der einen Seite leben diese Kinder in der Gegenwart, dem Hier und Jetzt, und erleben alles sehr intensiv. So können sie völlig im Spiel aufgehen und die Zeit vergessen. Sie sind sehr kontextbezogen und erfahren ihre Umwelt sinnlich-zusammenhängend. Dies macht sie empfänglich für starke Reize und daher leicht verführbar für den Konsum von Waren und Medien. Auf der anderen Seite entwickeln sie eine Vielzahl neuer kognitiver und sozialer Kompetenzen. Die bildhafte, magische Denkweise wandelt sich hin zu logischem und abstraktem Denkvermögen. Die Kinder erproben die Kooperation mit Gleichaltrigen ebenso wie den Wettbewerb.

Moralische Prinzipien wie Gleichheit, Gerechtigkeit und die Verpflichtung auf gemeinsam aufgestellte Regeln werden zunehmend wichtiger. Im Spiel benutzen sie viele Gegenstände zweckentfremdet und lassen ihrer Phantasie und Kreativität freien Lauf. Wie wird im Yoga dieser Altersgruppe begegnet?

Sriram: Der Fokus im Yoga ist nun unter anderem auf die Entdeckung von komplexeren Bewegungsmöglichkeiten ausgerichtet. Andere in ihrem Tun beobachten, sich daran zu orientieren, aber auch Lernen über Einsicht sind wichtige Lernmuster des Kindes in diesem Alter. Beweglichkeit, Leistungsfreude und das Vergleichen mit anderen stehen jetzt im Vordergrund und dienen als Orientierung und Abgleichen des eigenen Selbstbildes. Das kann im Yogaunterricht manchmal zweischneidig sein. Die Idee zur Einführung eines neuen Asanas, ein Kind als Vorbild für die Gruppe auszuwählen, ist didaktisch gut. Doch wer sollte ausgewählt werden? Das Kind, das sehr gelenkig ist und schnell auch komplexere Asanas einnehmen kann? Kinder sind nicht alle gleich gelenkig. Wie wir bereits an anderer Stelle betonten, braucht es für ein Modell mehr noch die Inspiration von einem Kind, das durch intensives Üben eine Haltung einzunehmen lernt und damit allen anderen zeigt, dass Steifheit überwunden werden kann. Der Lehrer kann ohne Belehrung Anregungen geben, dem Kind konkret und wertschätzend spiegeln, wo es gerade steht und so gezielt diesem Kind weiterhelfen und gleichzeitig alle Kinder auf die noch zu bewältigenden Hürden aufmerksam machen. In dieser Altersphase ist es notwendig, den Kindern möglichst viele Asanas beizubringen, da sie körperlich am formbarsten sind. Hier können Kinder auch gut und schnell lernen. Asanas, die die Biegsamkeit fördern, sind jetzt für Jungen wichtig. Asanas, die die Kraft im Oberkörper fördern, sind für Mädchen wertvoll. So kommt man den Mängeln zuvor, die ab der Pubertät auftreten können. Es sollte viel mit der Stimme in Verbindung mit Bewegungen geübt werden, wie mit Tönen, Lauten, Gesängen, Summen, je nach dem, was gerade für den Unterricht passend erscheint. Das wird dem Atem und dem Geist zur Stille verhelfen. In diesem Alter wird die Fähigkeit, den Atem bewusst zu zügeln, noch nicht ausreichend vorhanden und die Gehemmtheit der Pubertät, zum Glück, noch nicht da sein.

„Kinder ab zwölf Jahre“

Kornelia: Die Pubertät, die heute schon manchmal bei Zwölfjährigen einsetzt, wird aus entwicklungspsychologischer Sicht – insbesondere die Zeit bis zum sechzehnten Lebensjahr – als eine Zeit erheblicher körperlicher als auch psychischer Veränderungsprozess definiert. Das kindliche Schema weicht nun, für alle erkennbar, immer mehr und macht Platz für die weibliche oder männliche Form. Der Körper beginnt bestimmte Hormone, wie Testosteron bei den Jungen und Östrogen bei den Mädchen, zu produzieren. Mädchen bekommen ihre Menarche, Jungen die erste Ejakulation und häufig einen Stimmbruch. Das Wachstum verläuft insgesamt eher unharmonisch. Zuerst wachsen Kopf, Hände und Füße, anschließend Arme, Beine und Rumpf. Bei Jungen geschieht dies zu allem Überfluss auch noch schubweise, sodass sie sich teilweise unsicher und ungeschickt fühlen, vor allem in feinmotorischen Abläufen. Die Schultern und die Muskeln entwickeln sich bei den Jungen besonders gut. Jungen zeigen ein vermehrtes Bewegungsbedürfnis und Wettbewerbsdrang. Bei den Mädchen entwickelt sich der Beckengürtel und sie bekommen breitere und rundlichere Hüften. Sie bewegen sich gerne, insbesondere filigrane und komplexe Bewegungsfolgen werden mit Begeisterung ausgeführt. Sich selbst fühlen und auch mit anderen Mädchen über die eigenen Gefühle zu sprechen, ist jetzt interessant.

Im Alter von circa elf Jahren hatten beide Geschlechter noch ähnliche Muskelkraft. Dies verändert sich jetzt zunehmend. Mit der geschlechtlichen und körperlichen Reife ändern sich viele Strukturen im Gehirn, das sich quasi neu organisieren muss. Der Pubertierende ist diesem Sturm im Kopf meist hilflos ausgeliefert. Das, was er bis hierher über sich und den Umgang mit anderen gelernt hat, bestimmt nun, wie wertschätzend und achtsam er mit sich und anderen sein kann. Die emotionalen Wechselbäder und ein großer körperlicher Veränderungsprozess lassen den Jugendlichen oft stark selbstfokussiert wirken und äußerst ambivalent, von Ausgelassenheit bis hin zu Antriebslosigkeit. Wie wird im Yoga dem Pubertierenden begegnet?

Sriram: Die sensible Beobachtung, ob und wo Grenzen aufgezeigt werden, sowie eine einfühlsame Begleitung entsprechen den jetzt geforderten Qualitäten des Yogalehrenden. Der große Unterschied auf körperlicher, emotionaler und mentaler Ebene in dieser Altersspanne und die Notwendigkeit, gerade jetzt ein gutes Gespür für den eigenen Rhythmus zu finden, machen den Unterricht komplexer. Viele der Jugendlichen klagen über körperliche sowie psychische Beschwerden wie Rückenschmerzen, Versagensgefühle, Schulängste, Konzentrationsprobleme, Schlafstörungen, Übergewicht. Hier sollte mit rückenkräftigenden Vinyasa begonnen werden, die die Bewegungskoordination fördern. Die Bewusstmachung des Atems und Atemtechniken hin zu einem bewussten „langen" Atem sollten in den Stundenkonzepten bedacht werden. In gemischten Gruppen kommt es häufiger zu Verlegenheitsbekundungen, wenn Übungen vorgemacht werden sollen oder wenn sie mit gleichzeitigem Tönen geübt werden sollen. Abwehr oder Heiterkeit können das Ergebnis sein.

Der Lehrer sollte einfühlsam sein und wahrnehmen, was passend für die Gruppe ist. Es kann beispielsweise hilfreich sein, die geübten Sequenzen aufzumalen und dem Jugendlichen mit nach Hause zu geben, wo er sie ungestört weiter ausprobieren kann. In dieser Altersspanne ist eine gleichgeschlechtliche Gruppenstruktur einfach und sicher auch sinnvoll für einen guten Unterricht. Jungen bevorzugen kraftvolle, dynamische, fordernde und außergewöhnliche Haltungen, am besten eingebettet in Abfolgen. Übungen in Bauchlage sind hingegen nicht sehr beliebt. Mädchen bevorzugen intensive Stand- und Gleichgewichtshaltungen und lieben es, komplexe, filigrane Bewegungsmöglichkeiten auszuprobieren. Übungen, die den Schulterbereich stark fordern, können für Mädchen unangenehm werden. In der Auswahl der Asanas und deren Varianten sollte dies bedacht werden. Auch in den Bedürfnissen, sich über Themen auszutauschen, unterscheiden sich die Geschlechter voneinander. Jungen bevorzugen eine sachliche Auseinandersetzung mit einem Thema. Mädchen brauchen die Reflektion über ihre Gefühle und Empfindungen auch innerhalb von Themen.

„Vermittle aus Yoga nur das, was du erfahren hast und nur so, wie es für den Menschen, der von dir lernt, richtig ist."

T. Krishnamacharya

Betrachtet man die Kurs- und Stundengestaltung im Yoga aus pädagogischer, bildungstheoretischer Sicht, so hat sie zum Ziel, die Bildungsinitiativen des Kindes wahrzunehmen und die Möglichkeiten sowie das Handeln im Yoga auf die Bedürfnisse des Kindes auszurichten. Statt des Anhäufens von Wissen steht dabei die Ermöglichung von Eigenerfahrung im Vordergrund. Doch bevor mit der inhaltlichen Planung eines Kurses mit Kindern und Jugendlichen begonnen wird, sollten einige Vorüberlegungen gemacht werden.

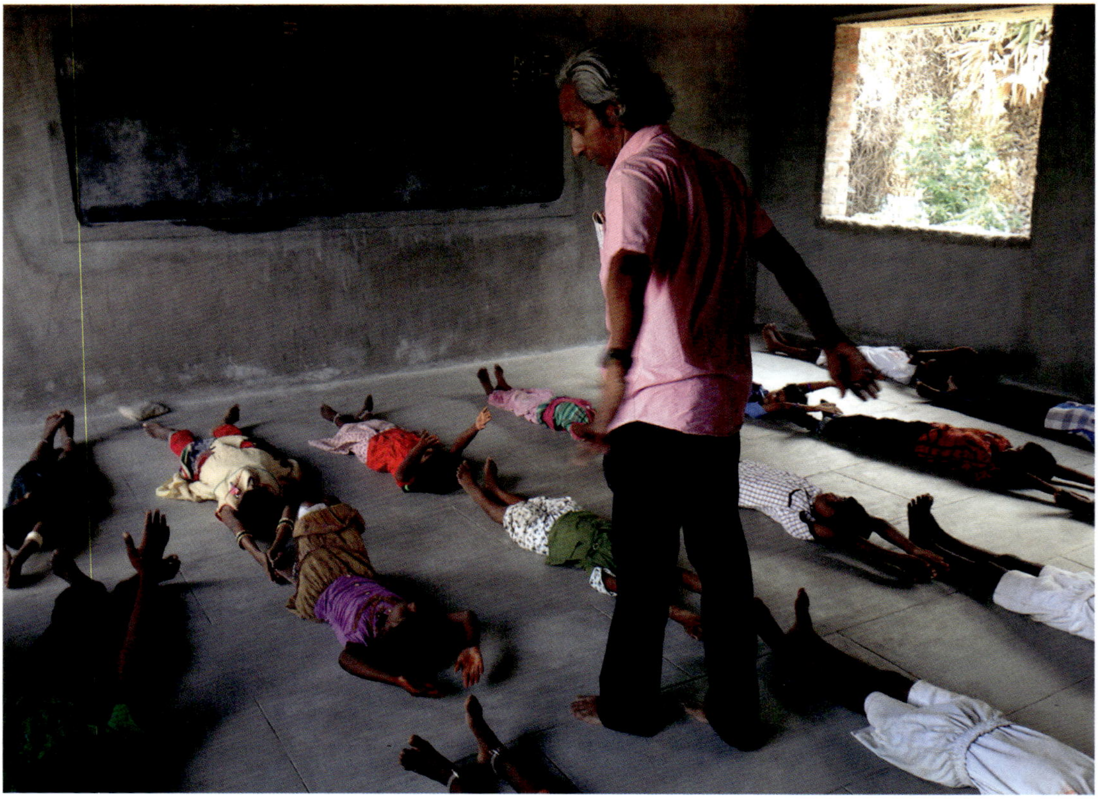

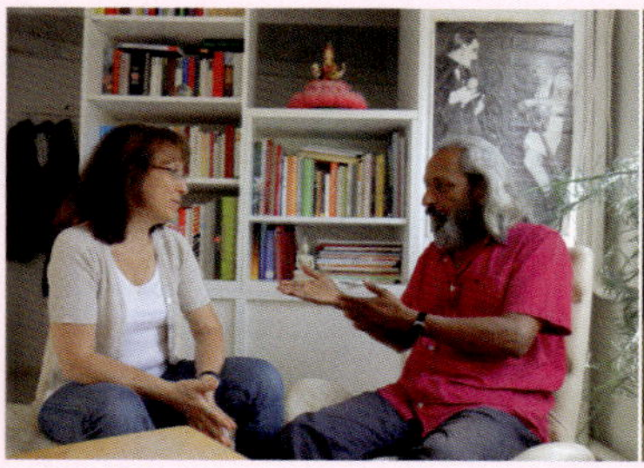
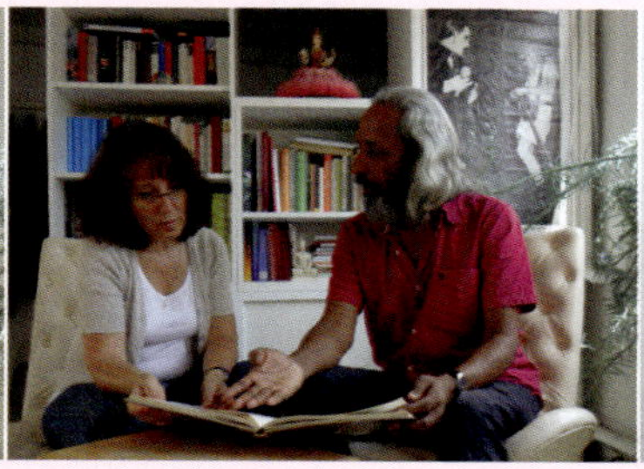
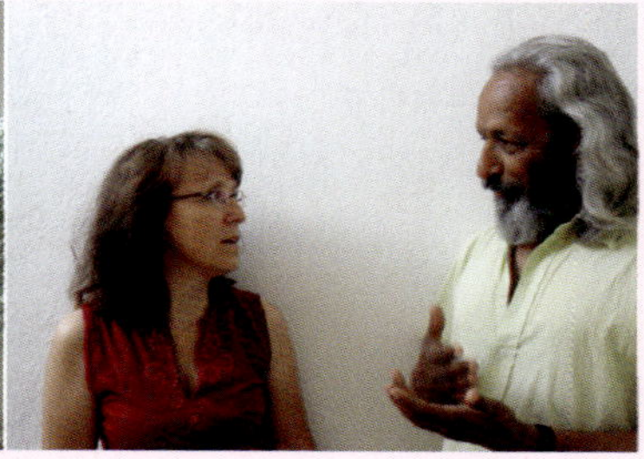

„Vorplanungen“

Kornelia: Wie groß sollte eine Gruppe maximal sein?

Sriram: Eine Yogagruppe mit Kindern oder Jugendlichen besteht bestenfalls aus sechs bis acht Kindern. Diese Gruppenstärke ermöglicht eine gute Qualität des Unterrichtens, da jedes Kind gut wahrgenommen und in seinem Üben unterstützt werden kann. Ruhe und eine konstruktive Disziplin können so einfacher und wirkungsvoller umgesetzt werden.

Kornelia: Welche Alterszusammenstellung sollte es sein?

Sriram: Die Altersstaffelung in fünf bis sieben Jahre, acht bis elf Jahre und zwölf bis sechzehn Jahre passt zum einen in oft von der Schule vorgegebene Zeitfenster für Freizeitangebote und ermöglicht, dass auf die altersspezifischen Besonderheiten eingegangen und ein für die jeweilige Zielgruppe passendes Konzept erarbeitet werden kann. Ist die Gruppe zu unterschiedlich, wird sie schnell unruhig und es kommt Unzufriedenheit auf.

Kornelia: In der Pädagogik wird der Raum, in dem Kinder sich aufhalten, als dritter Erzieher verstanden. Wie sollte die Lernumgebung für Yoga gestaltet sein?

Sriram: Auch im Yoga ist es wichtig, einen ansprechenden Raum für die Stunde zu haben, damit er das Kind in seinem Erfahrungslernen unterstützt. Der Boden sollte rutschfest sein oder es sollten rutschfeste Matten zur Verfügung stehen. Der Raum sollte relativ leer und groß genug sein, um Bewegungsfreiheit für die Kinder zu ermöglichen. Doch nicht nur der begehbare Raum als solcher ist entscheidend. Es braucht auch gewisse Verhaltensregeln, die zu Beginn des Kurses mit den Kindern und Jugendlichen angesprochen werden, damit der Raum als ein Lernraum definiert ist und entsprechend betrachtet wird. Mit Lernraum meine ich den (unsichtbaren) Raum der entsteht, wenn Lehrer und Schüler gemeinsam sich mit einer Sache auseinandersetzen.

Kornelia: Kinder halten sich ja gerne an Regeln. Ich gebe zu Beginn des Kurses einige wenige Hinweise, wie das Kind seine Yogastunde beginnen sollte. Mit den Jugendlichen spreche ich diese Punkte kurz durch und für die Kleinen händige ich ein Infoblatt für die Eltern aus:

1. **Eine Stunde vor Beginn bitte „kein Futter“ für deinen Bauch!**
2. **Gehe bitte vor der Stunde zur Toilette.**
3. **Komm bitte mit bequemer Kleidung.**
4. **Sei pünktlich zu Beginn der Stunde da.**

Sriram: Zum einen brauchen Kinder einige Verhaltensregeln wie diese für einen guten Start in die Stunde. Zum anderen sind für den Übungsablauf einige Regeln notwendig. Viele Kinder stehen schon vor einer großen Herausforderung, wenn sie während der Übungen auf ihrer Matte bleiben sollen oder wenn sie sich auf das konzentrieren sollen, was sie gerade tun. Wenn diese Regeln als wichtige Lernaufgaben für das Kind formuliert werden, damit es die Asanas auch ausführen kann, hilft das oft schon, erste vorprogrammierte Stresssituationen im Gruppengeschehen zu vermeiden. Der Lehrer sollte sich der für ihn wesentlichen Verhaltensregeln bewusst sein und sie den Kindern gleich zu Beginn transparent machen. Ein paar Beispiele für solche Regeln:

- **Wenn mir etwas nicht passt, dann sage ich das sofort dem Lehrer, anstatt andere zu stören.**
- **Wenn ich wütend werde über jemand, dann spreche ich das gleich mit dem Lehrer an und greife nicht zu Gewalt in Tat oder Wort.**
- **Wenn mir eine Übung nicht gefällt oder nicht gut bekommt, melde ich das sofort, anstatt etwas Eigenes oder anderes zu machen.**

Der Lehrer sollte auf jeden Fall adäquate Alternativen bereithalten, wenn ein Kind sich auf diese Weise verhält.

Kornelia: Ist eine aufeinander aufbauende Kurs- und Stundengestaltung sinnvoll?

Sriram: Ein Kurs ist wie ein Schuljahr und sollte daher auch einen eigenen Aufbau bekommen. Wir sprachen über stabile Erfahrungen. Diese erfolgen nur, wenn sich mehrere Stunden mit einem gleichen Thema auseinandergesetzt wird. Das bedeutet, **wir haben ein Thema für einen Kurs**. Dieses Thema wird in den Kursstunden als zentraler Punkt angesprochen. Ein paar Beispiele, die für verschiedene Altersgruppen passend sein können:

- **Stabilität im Stehen auf einem Bein;**
- **die Dauer des unentwegten Stillhaltens der Pupillen in einer gewissen Haltung;**
- **eine lange Reihenfolge von Stellungen, die gelernt werden soll;**
- **die Fähigkeit, eine Reihe von Stellungen mit Namen zu benennen und über deren Sinn zu sprechen;**
- **sich über ein Thema, wie „Der Einfluss von Veränderung“ aus den gemachten Erfahrungen im Verlauf des Kursus zu vertiefen;**
- **sich mit dem Thema, „Wie ist mein Atem, wenn ich am Einschlafen bin?“ auseinanderzusetzen.**

Kornelia: Wie baue ich die einzelne Stunde auf? Gibt es dazu ebenfalls eine Art roter Faden?

Sriram: Jede Stunde kann in drei Phasen unterteilt werden:

1. Zu Beginn werden die Kinder eingeladen, in der Stunde anzukommen. Ein ritualisierter Einstieg, vielleicht einige sanfte Bewegungsfolgen oder eine Sitzhaltung ermöglichen einen entspannten Zugang. Sind die Kinder unruhig und nervös, wird diese Phase noch um einige Bewegungsfolgen erweitert. Erst wenn mehr Ruhe eingekehrt ist, kann die nächste Phase der Stunde beginnen. Nun geht es um das Entladen von Spannungen. Die Idee, dass Kinder sich entspannen oder, wie es heute genannt wird, chillen, indem sie vielleicht am PC spielen, einen Film schauen, eine Hör-CD ablaufen lassen, greift nicht. Entspannung mit Reizen von außen führt selten zur Entladung von Spannung. Aktive Vinyasa schaffen eine gute Grundlage und können sehr entladend wirken.
2. Als nächste Phase der Stunde kann der Fokus auf den Atem ausgerichtet werden. Die Atmung wird mit dem Rezitieren von (philosophischen) Texten, heilsamen Tönen und Gebeten oder auch nur einfachen Tönen oder poetischen Versen entwickelt und gleichzeitig die geistige Haltung positiv ausgerichtet. Besonders bei den älteren Kindern ab zwölf Jahren kann dies mit der Ausrichtung auf kraftvolle Asanas einhergehen, die dann auch einige Atemzüge gehalten werden dürfen. Wichtig ist von Anfang an einen offenen Zugang zum Atem und seiner Präsenz beim Kind zu entwickeln. Kann es langsam seinen Atem verlängern bis hin zu einer vollständigen Ausatmung, setzt sich langsam wieder die ursprüngliche gesunde Atmung durch. Ab einem Alter von neun bis zwölf Jahren kann es dann mit Atemtechniken weiterarbeiten. Hier beginnen wir mit Bhramari (tiefes Summen) und als nächsten Schritt, mit Zeigefinger und Daumen die Ohren zu schließen, um nur den eigenen Klang der Stimme zu hören.
3. Als letzten Teil der Stunde ist es passend, die Selbst-Reflexion des Kindes anzuregen. Dies kann bei kleineren Kindern z.B. durch Erzählen von Geschichten, deren ethische Ausrichtung thematisiert werden kann, erreicht werden. Bei älteren Kindern können dann mehr die Fragestellungen aus der Yogaphilosophie und Diskussionsrunden dazu genutzt werden.

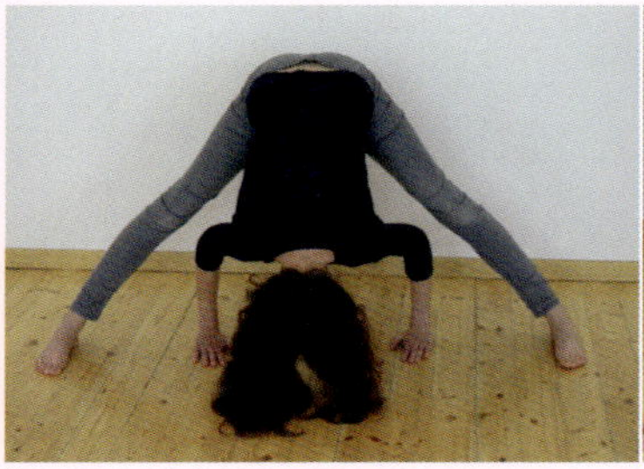
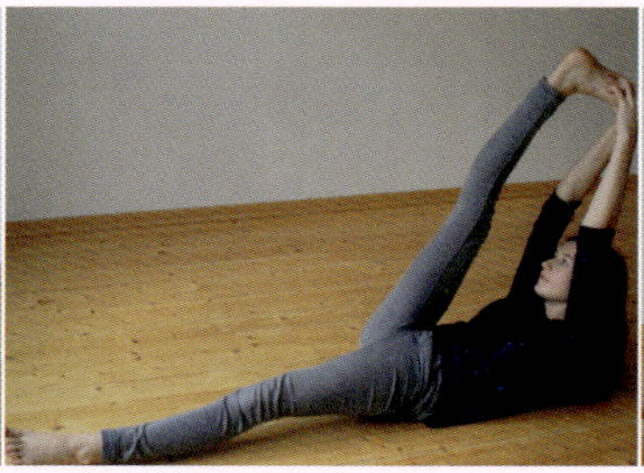
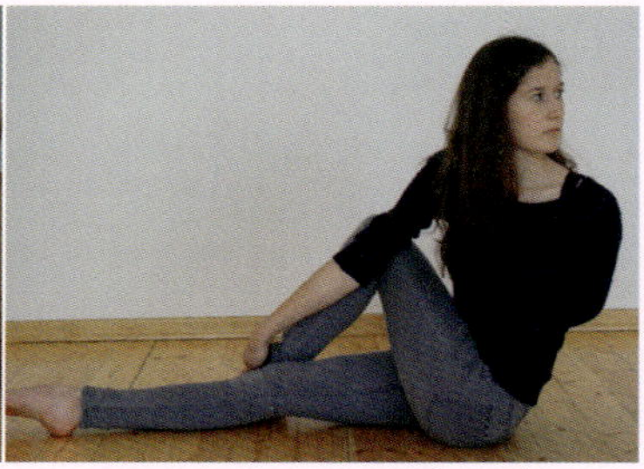

„Stundenablauf"

Kornelia: Wie kann der ritualisierte Beginn aussehen?

Sriram: Zunächst sollen die Kinder ankommen. Es reicht aus, zu Beginn mit den Kindern für eine Minute ganz still zu werden. Es kann dem Ton einer Klangschale nachgehorcht oder gemeinsam ein Vers rezitiert werden. Oder ein Kind erzählt etwas, während alle anderen dabei sitzen und zuhören, oder es wird mit allen Kindern gemeinsam der Raum schön gestaltet. Auch am Ende sollte ein ähnliches Abschlussritual die Stunde abrunden. So wird deutlich: Jetzt fängt der Yoga an und hier hört er auf.

Kornelia: Kinder in der Gruppe sind selten in einer einheitlichen Stimmung. Die einen sind noch sehr unruhig, andere müde, wieder andere träge und unmotiviert. Wie kann dieser Spagat gemeistert werden?

Sriram: Für den Lehrer gilt, dass er weiß, wann er mitübt und wann nicht! Das gewährleistet, dass er den Ablauf klar leitet, indem er aufpasst, dass die Stimmung nicht kippt. Er zeigt, korrigiert, lässt Kinder, die eine Übung verstanden haben, vormachen und benutzt Worte, um zu korrigieren. Phasen von Stille, in denen der Lehrer nicht spricht, nichts zeigt oder korrigiert, sind im Unterricht wichtig, auch wenn diese Phasen jeweils nur kurz sind. Der Lehrer sollte die Asanas gut genug kennen, um spontan Variationen anzubieten, um das Interesse wach zu halten. Wichtig ist das Frische, nicht das Neue! Beständige Aufmerksamkeit ist tiefe Konzentration. Die Kinder können von Beginn an an einen Unterrichtsstil gewöhnt werden, bei dem es nicht jedes Mal um etwas Neues geht, sondern die Aufmerksamkeit immer wieder gefordert wird, durch beispielsweise Ansage von mehreren Variationen einer vertrauten Haltung. Didaktisch sollte der Lehrer Verständnis für ein störendes Kind zeigen, aber vermehrtes Interesse den aufmerksamen Schülern geben. Es geht darum, einem störenden Kind auch nicht die geringste ausnutzbare Aufmerksamkeit zu schenken!

Kornelia: Mit welcher Vorbereitung geht der Lehrer in die Stunde?

Sriram: Der Lehrer sollte mit den angebotenen Haltungen vertraut sein und sie in vielfältigen Variationen, auch immer wieder spontan, der jeweiligen Situation angemessen, anbieten können. Eine gut ausgearbeitete Stunde und ein festes Konzept, dass die Eigenerfahrung des Kindes in den Fokus stellt, ist die Orientierung. Es braucht gleichzeitig eine gewisse Flexibilität des Lehrers, die eigenen Planungen zugunsten kindlicher Bedürfnisse und Stimmungen zu ändern. Wenn erforderlich, kann das Konzept dann auch für die nächsten Stunden angepasst werden.

Kornelia: Welche Qualitäten braucht der Lehrer?

Sriram: Im Yoga wird in emotionalen, zwischenmenschlichen Situationen von vier Tugenden gesprochen, den Bhavana Liebe, Mitgefühl, Mitfreude und Gleichmut, die es zu entwickeln gilt. Eine solche Betrachtungsfähigkeit entwickelt sich laut Yoga durch das Kultivieren des „Sichhineinversetzens in den anderen". Wenn der Lehrer diese Tugenden ausbildet und im Unterricht vorlebt, vermittelt er – ohne es verbalisieren zu müssen – den Kindern die Fähigkeit, diese auch zu entwickeln.

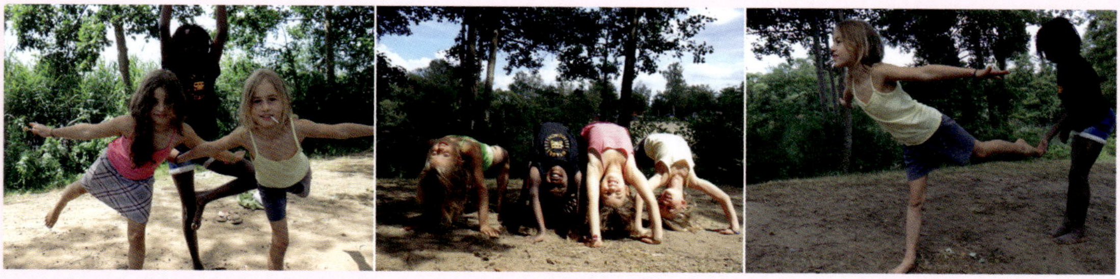

„Schwierige Situationen“

Kornelia: Empathisch, mitfühlend und gelassen zu sein gelingt einfach, wenn es eine ruhige Gruppe ist. Was macht man bei Kindern, die eher albern den Übungen begegnen, stören und oft ihre eigenen Defizite mit „Das ist ja blöd“ kaschieren?

Sriram: Hier müssen wir einfach verschiedene Taktiken ausprobieren. Der Lehrer sagt zum Kind: „Du kannst diese Übungen gerne mit mir versuchen, aber es ist sehr schwer. Du musst dabei ganz still sein, ob du das schaffen kannst? Wenn du das willst, wollen wir es einmal gemeinsam probieren?“ Die Idee ist hier, eine Lernaufgabe zu formulieren und dem Kind somit die Verantwortung zur Erfüllung der Aufgabe zu geben. Der Lehrer teilt die Gruppe in kleinere Einheiten. Zwei oder drei Kinder helfen sich gegenseitig bei der Ausführung einer Übung. Es können auch kleine Aufgaben verteilt werden, die in der jeweiligen Situation gerade passend erscheinen. Das bietet auch solchen Kindern wieder eine ganz andere Möglichkeit, mitzumachen, ohne das „Gesicht zu verlieren“. Kinder sind ja Forscher. Der Lehrer kann z.B. dazu anregen, dass alle daran mitarbeiten, wie eine Übung am besten eingenommen werden kann. Dabei achtet er darauf, dass er den Kindern nie Ergebnisse anbieten sollte, wenn sie im Prozess einer Entdeckung sind.

Es ist wichtig, dass der Lehrer die unterschiedlichen Lernmuster und deren Prinzipien (siehe vorangegangene Erläuterungen) für die jeweilige Altersgruppe kennt und sie während des Übens der Kinder einsetzt, wie beispielsweise das Prinzip von Loben und Verzeihen. Es ist wichtig, in der Stunde Situationen zu schaffen, in denen die Kinder gelobt werden können und der Lehrer auch verzeihend darüber hinwegschaut, wenn das eine oder andere Kind manches noch nicht so umsetzen kann.

Kornelia: Wie gehe ich als Lehrer mit Kindern im Gruppenunterricht um, die aufgrund von Verhaltensauffälligkeiten und Aufmerksamkeitsstörungen das Unterrichten schwermachen?

Sriram: Hier können nur situative Entscheidungen getroffen werden. Das störende Kind kann einstweilen ein Begleiter des Lehrers sein mit der Aufgabe, anderen Kindern beim Üben behilflich zu sein oder zu sehen, wer Hilfe braucht. Damit wird das Kind mit einer Verantwortung beschwert. Oder der Lehrer initiiert einen achtsamen, respektvollen Austausch mit der Gruppe und dem betroffenen Kind.

„Man soll Denken lehren, nicht Gedachtes!“

Cornelius Gurlitt

Yoga in der Schule ist heute nicht mehr undenkbar. Im Rahmen ihrer Dissertationen konnten Marcus Stück (1996) und Suzanne Augenstein (2002) eine ausgleichende Wirkung von Yoga auf die immer häufiger auftretenden Stressoren bei Kindern und Jugendlichen und deren Folgen im Schulkontext festhalten. Mit psychophysiologischen Messmethoden und subjektiven Schätzskalen wies Stück nach, dass „verschiedene personelle Bedingungen verändert bzw. stabilisiert [werden], die wir als Voraussetzung für das erfolgreiche Bewältigen von Stress ansehen.“ (42a) Seine Studienergebnisse zeigten einen messbaren Einfluss von Yoga auf die Minderung kindlicher Angstzustände sowie die Stärkung der Konzentrationsfähigkeit und Selbstsicherheit der Kinder. Suzanne Augenstein konnte eine Steigerung der motorischen Leistungsfähigkeit und der allgemeinen Konzentrationsleistung durch Yoga aufzeigen. Zahlreiche wissenschaftliche Studien belegen, dass Yoga gerade im Schulkontext eine wichtige Komponente darstellt, dass es die „Fächer“ abdeckt, die im Schulalltag noch fehlen, ein Lehrfach zu den Basiskompetenzen, die wir detailliert in diesem Buch in Teil 1 beleuchtet haben.

Doch Lernen geht nicht ohne Lehren. Unter der Kunst des Lehrens vesteht man, einen anderen Menschen etwas zu lehren, was man selbst weiß, ohne ihn zu belehren. Das ist gar nicht so einfach und setzt ein Gefühl für die Stärkung des aktiven und selbstbestimmten Lernens des Schülers voraus. Getragen wird diese Sichtweise durch aktuelle neurobiologische Forschungserkenntnisse, die besagen, dass Menschen nur wahrnehmen, was sie wahrnehmen können. „Dies bedeutet, dass Lernen einer inneren Logik folgt und demzufolge in stärkerem Maße von Emotions-, Deutungs- und Handlungsmustern bestimmt wird als von den Anregungen und Informationen, die an das Individuum herangetragen werden“ (42b). Jedes Kind muss sich daher seine eigenen Lernstrategien aneignen, indem es selbstbestimmt handelt, herausfindet, welche Vorgehensweisen erfolgreich sind und welche nicht. Die beschriebene lernmethodische Kompetenz unterstützt es dabei, wahrzunehmen, wie es am besten lernen kann. Nur so kann es seine in ihm schlummernden großen Potenziale an Initiative, Kreativität und Lernbereitschaft nutzen lernen.

Durch das wiederholende Erleben einer tiefen Befriedigung, wenn es etwas erreichen konnte, wird es sich gerne engagieren, interessiert sein und bereit sein, Verantwortung zu übernehmen. Ivan Illich, einer der wohl radikalsten politischen und sozialen Denker des letzten Jahrhunderts und ein Vorreiter der modernen freien Erziehung, sagt: „Den größten Teil dessen, was wir wissen, haben wir alle außerhalb der Schule gelernt. Schüler lernen das meiste ohne ihre Lehrer und häufig trotz dieser. … Wie man leben kann, lernt jeder außerhalb der Schule. Wir lernen, sprechen, denken, lieben, fühlen, spielen, fluchen, politisieren und arbeiten, ohne dass ein Lehrer einen Anteil daran hätte. Selbst Kinder, die Tag und Nacht unter der Obhut von Lehrern und Erziehern sind, bilden da keine Ausnahme. Ob Waisenkinder, geistig Behinderte oder Lehrersöhne, sie lernen das meiste von dem, was sie lernen, jenseits des für sie geplanten „Bildungsweges"." (43) Dahingehend ist auch heute noch ein Umdenken notwendig und wir sollten solche konstruktiv-kritischen Stimmen ernst nehmen, um neue Wege zu finden.

Lehrer suchen Möglichkeiten, wie Kinder und Jugendliche verstehen lernen, sich reflektieren und eine eigene Haltung zu sich und der Welt entwickeln lernen können. „Bildung hat für mich sehr viel mit einem Verständnis für diese Welt zu tun, mit Sichtweisen, wie die Welt wahrgenommen und erklärt werden kann, und mit der Art und Weise, wie wir mit dieser Welt und insbesondere mit den Menschen umgehen sollten." (44). Die systemisch-konstruktivistische Didaktik zum Beispiel hat zum Ziel, die Bildungsinitiativen des Kindes wahrzunehmen und die pädagogischen Möglichkeiten sowie das pädagogische Handeln auf die Bedürfnisse des Kindes auszurichten. Statt der Herstellung von Wissen steht die Frage nach der Ermöglichung von Wissensaneignung im Vordergrund – das Lernen lernen und der Lernende selbst.

Im Yoga ist diese Art des Lehrens eine zentrale Voraussetzung, um die Möglichkeiten des Yoga den Kindern und Jugendlichen zu eröffnen. Sie wurde in den vorherigen Kapiteln beschrieben.

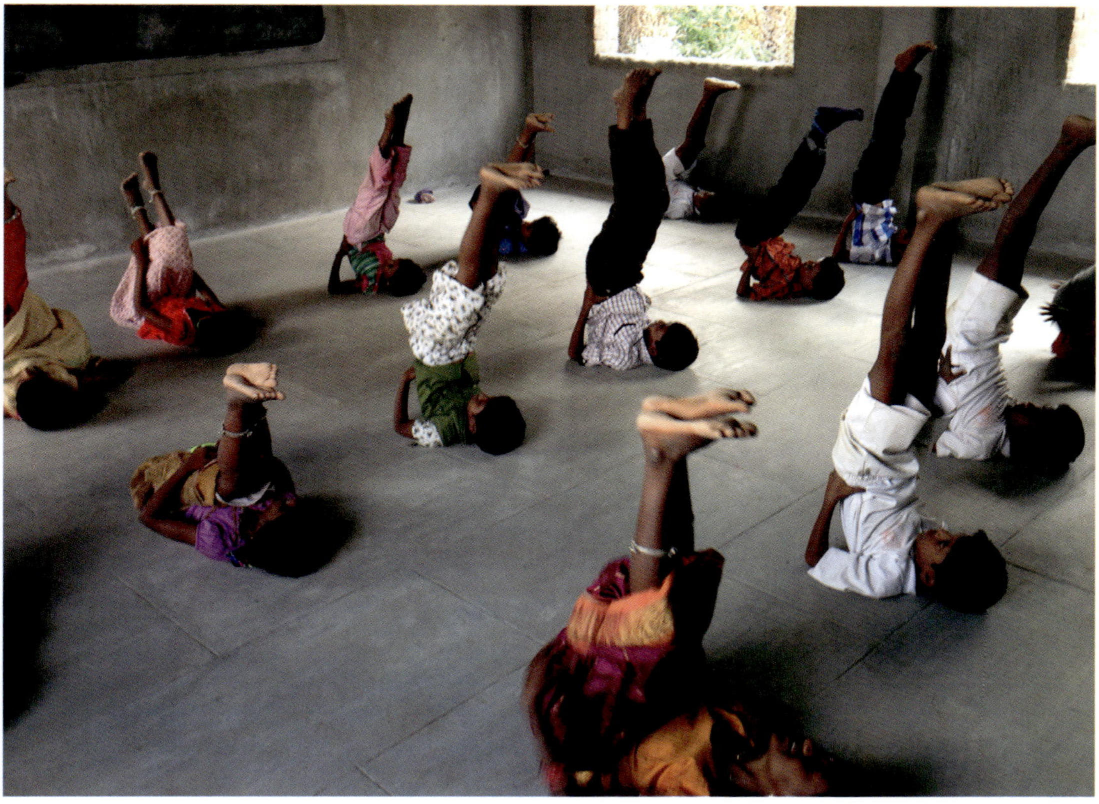

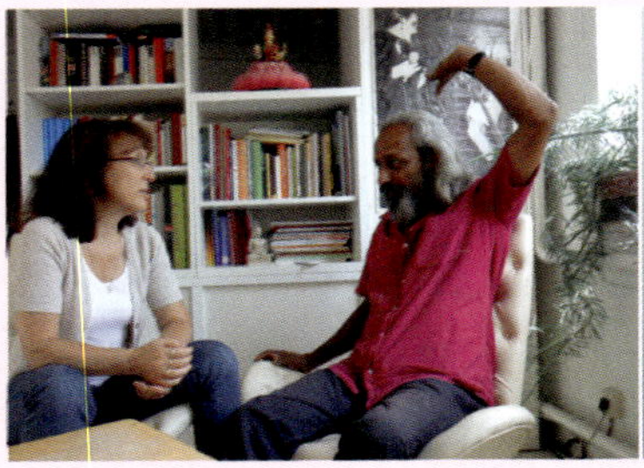 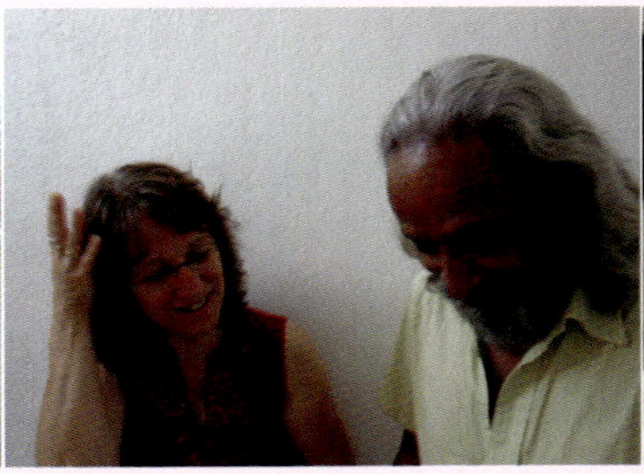 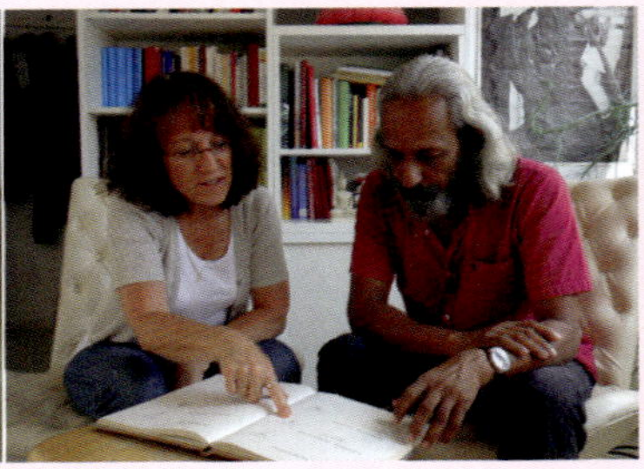

„Selbstständigkeit, Konzentration und Aufmerksamkeit"

Kornelia: Yoga im Schulalltag für Kinder und Jugendliche, wie könnte das aussehen?

Sriram: Yoga kann als eigenes Schulfach eingeführt werden, in kleinen Kurseinheiten in Form von AGs oder im Rahmen des Sportunterrichts mit einem Teil der Klasse unterrichtet werden. Letzteres bietet sich insbesondere für Yogalehrer an, die selbst als Sportlehrer tätig sind. Wichtig ist, dass der Lehrer dann die sich unterscheidenden Ausrichtungen des Yogas und des Sportunterrichts beachtet und klar voneinander trennt, um den Kindern beide Erfahrungen zu ermöglichen. Im Yoga geht es darum, beim Kind eine ganz besondere Neugier zu wecken, die Lust, sich mit sich und dem eigenen Körper auseinanderzusetzen. **Nicht die Genauigkeit der einzelnen Haltung ist das Ziel, sondern die körperliche Stabilität und mentale Ausrichtung.** Hier darf Yoga nicht mit einem sportlichen Gedanken vermischt werden, bei dem es mehr um das Erreichen eines definierten Zieles geht. Yoga kann eine Lücke schließen und bei Kindern und Jugendlichen die oftmals fehlende Selbstständigkeit, Konzentration und Aufmerksamkeit schulen.

Kornelia: Kannst du die wesentlichen Punkte, die beachtet werden sollten, benennen?

Sriram: Kinder und Jugendliche lernen im Yogaunterricht auf ihren Körper zu hören, sich selbst zu regulieren, indem sie lernen, in sich hineinzuspüren und eine innere Balance zu finden. Ein sich daraus entwickelndes Gesundheitsbewusstsein und ein Respekt für die eigenen Grenzen und Möglichkeiten trainieren nicht nur die sozialen Fähigkeiten. Es sind yogische Lernziele, die über das Üben des bewussten Wahrnehmens einer harmonischen Körper- und Atemaktivität erfahrbar werden. **Kinder und Jugendliche stärken sich dabei in ihren grundlegenden Fertigkeiten und schulen ihre Basiskompetenzen,** wie wir in Teil 1 detailliert ausgeführt haben. Abstraktes Denken wird durch das Erfahren der Stille angeregt und das Interesse für Zusammenhänge durch ein ganzheitliches System, welches Yoga ist, geweckt.

Kornelia: Das Schulsystem öffnet sich diesen Gedanken, nimmt teilweise Yoga als Idee auf und ist doch immer noch verbunden mit Benotungen und Wettkampf. Wie passt das zum Yoga?

Sriram: Ich habe etwa drei Jahre lang täglich an der J. Krishnamurti-Schule – einer Schule mit freien Erziehungsprinzipien, gegründet vom Philosophen J. Krishnamurti – in Chennai unterrichtet. Es gab diese Art von Benotung und Wettkampf nicht. Inzwischen ist Yoga dort ein Wahlfach, das in den höheren Klassen benotet wird. Bei Jugendlichen muss das nicht zu einem Problem werden, sondern kann eine Gelegenheit sein, ihr Verständnis von der Yogaphilosophie zu stärken: **Sie lernen zu akzeptieren, dass die Benotung ihren momentanen Wissensstand zeigt und keine Beurteilung ihrer Person ist.** Sie begreifen, dass alles, was sie lernen, zu einer Erfahrung werden muss, die letztlich sowieso nie benotet werden kann. Sie sollten wissen, was ihre persönlichen Ziele sind. Hier helfen die Betrachtungen von einigen Yoga Sutras, wie zum Beispiel:

- **Es gibt unterschiedliche Sichtweisen auf ein gleiches Etwas (YS 4.15).**
- **Unser Zustand ist stets im Wandel begriffen (YS 2.15).**
- **Von der Intensität unseres Wunsches hängt die Nähe eines Zieles ab (YS 1.32).**

Kornelia: Nehmen wir an, eine Lehrerin an einer Schule interessiert sich für Yoga und möchte gerne mit den Kindern Yoga üben. Was sollten die Mindestkriterien dafür sein, dass sie ein solches Angebot für ihre Schulklasse macht?

Sriram: Ein/e Lehrer/in an einer Schule oder ein/e Erzieher/in in einer Kindertageseinrichtung, die sich dafür interessiert, Yoga mit „ihren" Kindern zu üben, sollte ein paar wichtige Voraussetzungen mitbringen:

- **Gute Grundkenntnisse der Asanas, vom Atem und der Lehren des Yoga Sutra, der Lehrschrift, sodass sie die Kinder yogagerecht begleiten kann;**
- **ein paar Jahre eigene Übungserfahrung mit Yoga;**
- **einen stabilen Charakter, der die Kinder nicht bevormunden will;**
- **pädagogisches Geschick, ein junges Herz zu verstehen;**
- **Geduld;**
- **die Bereitschaft zu kontinuierlicher Weiterentwicklung und des Übens im Yoga.**

Ob Yoga dann im Rahmen einer ganzen Schulklasse umgesetzt werden sollte oder als eigenes Angebot innerhalb des Schulunterrichtes, wäre dann zu diskutieren.

„Erfolg hat drei Buchstaben: TUN“

Johann Wolfgang von Goethe

In der Regel wird Yoga für Kinder und Jugendliche in Deutschland in Gruppen unterrichtet. Für T. Krishnamacharya war es aber durchaus sinnvoll, mit einzelnen Kindern Yoga zu üben. Die heutige Lebenssituation der Kinder begünstigt leider auch Störungen in der Entwicklung des Kindes.

Innere Unruhe, Angespanntheit oder Hyperaktivität sind einige Auswirkungen dieser Störungen. Viele Kinder beißen zum Beispiel ständig die Zähne aufeinander, sind sehr unruhig oder aggressiv. Andere ziehen sich immer mehr aus ihrem sozialen Umfeld zurück, spielen nicht mehr mit anderen Kindern oder werden zu Einzelgängern in der Schule. Solche Entwicklungen kann es für Eltern und Pädagogen und Yogalehrer schwer machen, das Kind zu begleiten.

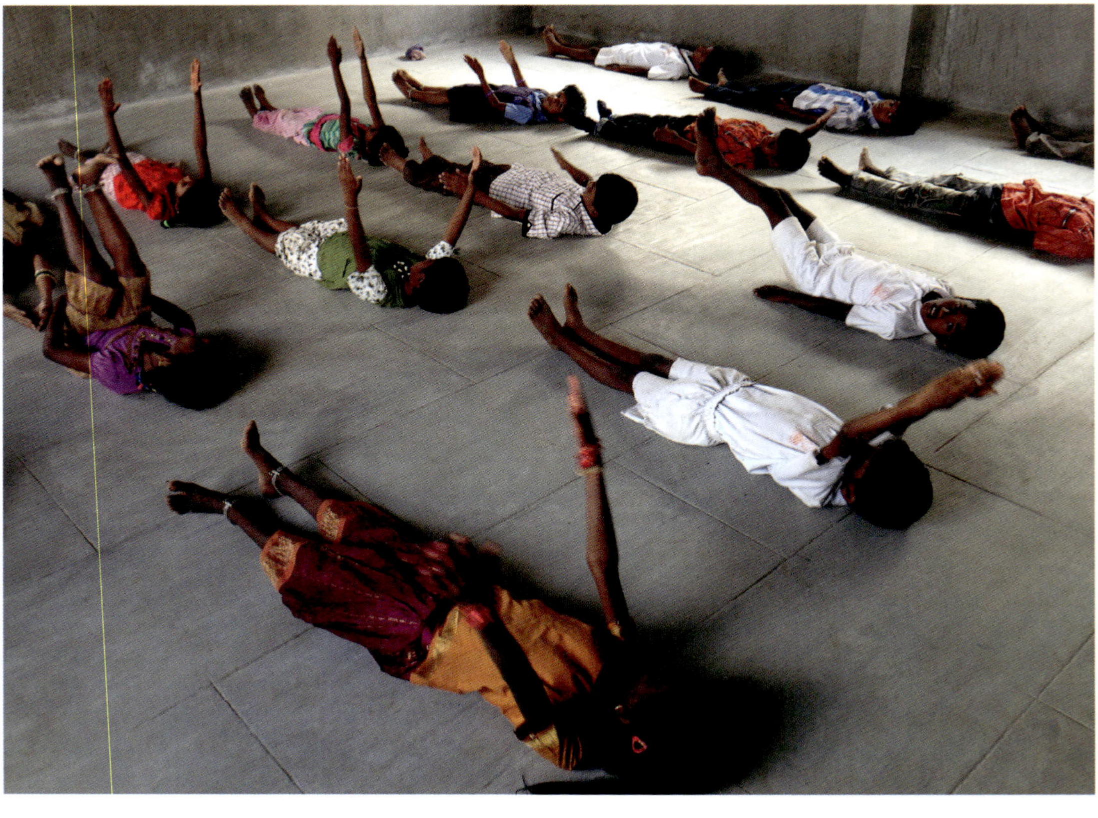

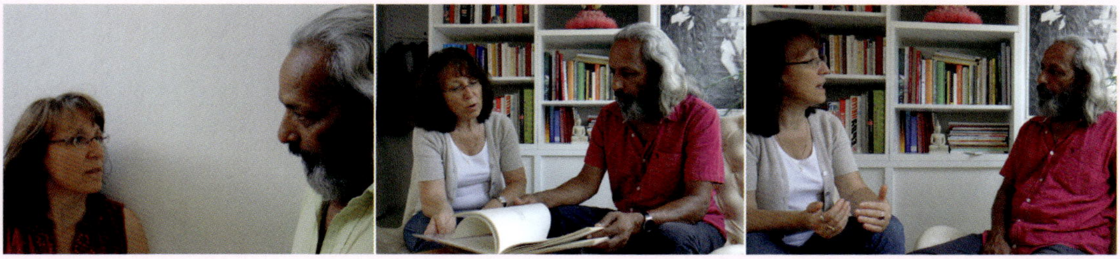

„Einzelunterricht"

Kornelia: Warum unterrichtete T. Krishnamacharya auch Kinder und Jugendliche im Einzelunterricht?

Sriram: Im Yoga ist der Einzelunterricht die Norm. Insofern ist es nichts Besonderes gewesen, Kindern Privatunterricht zu geben. Wenn ein Kind klares Interesse zeigt, ist es wichtig, es gezielt im Einzelunterricht zu fördern. Die Fähigkeit, innerlich still zu werden, kann am besten in einem privaten Austausch erlernt werden. Auch ist der Privatunterricht wichtig, wenn ein Kind Bedürfnisse oder Schwierigkeiten hat, die besondere Aufmerksamkeit erfordern. Diese gleichen Gründe gelten auch für uns heute.

Kornelia: Bei welchen Problemen kann Yoga gut helfen?

Sriram: Es gibt typische Kinderprobleme, zum Beispiel Bauchdeckenverkrampfungen. Sie gehen in der Regel mit Verdauungsstörungen und Blähungen einher und beruhen oft auf schlechter Atmung. Die Bauchdecke kann entkrampft werden durch das Erlernen ruhiger Atmung mithilfe von Körpertechniken. Oft geht es um Schlafprobleme. Hier lernt das Kind, ruhig zu atmen in einer stillen liegenden Position. Oder wenn es die Atmung nicht erlernen kann, übt es Stellungen aus, die den Atemfluss positiv lenken. Es ist hilfreich, dem Kind beizubringen, zu seinem Bauchraum hin zu spüren.

Kornelia: Welche Asanas empfiehlst du für das Kind?

Sriram: Im Bereich der Asanas sind Drehungen, Vorbeugen und Umkehrhaltungen sinnvoll. Es geht um Haltungen die dem Kind ermöglichen, die Bauchdecke richtig loszulassen. Das Kind lernt so zu üben, dass es spürt, ab wann seine Bauchdecke entspannt ist.

Kornelia: Viele Kinder werden von ihren Eltern zum Yoga gebracht, weil sie z.B. Ängste, Konzentrationsprobleme oder AD(H)S haben sollen. Nutze ich somit diese drei Methoden des Yoga, kann ich dann auch bei Kindern mit Verhaltensauffälligkeiten, Konzentrationsmangel oder Ängsten eine ausgleichende und stärkende Wirkung erzielen. Wie werden diese Themen im Yoga angeschaut?

Sriram: Vom Standpunkt des Yoga bilden Körper, Atem und Seele ein Netzwerk und wir können diese Störungen als ein Problem dieses Netzwerkes sehen. (Ich benutze das Wort „Seele" anstelle von

„Psyche", da es sich um Kinder handelt.) Wenn irgendetwas das Gleichgewicht in einem der drei Bereiche stört, nimmt das Einfluss auf den Atem oder den Körper und so weiter. Sie werden als körperliches Ungleichgewicht wahrgenommen und sind dann im Atem sichtbar. Daher ist es mit diesem Ansatz des Yoga möglich, Einfluss auf dieses Netzwerk zu nehmen.
Beispiel Konzentrationsstörung: Die Augen folgen einer Linie während einer Bewegung – so werden ein Sinnesorgan und ein externes Objekt miteinander verbunden. Alternativ folgen die Augen unentwegt der eigenen Hand während einer Armbewegung oder die Ohren der eigenen Stimme während einer Vorbeuge. Der Geist kann fixiert gehalten werden auf einen Körperpunkt, während eines Bewegungsablaufes oder des Verharrens in einer Position. In dieser Weise werden die drei Ebenen miteinander verbunden gehalten. Das hilft, die Konzentration zu trainieren.

Kornelia: Das Kind, das sich intensiv mit Yoga beschäftigt, schult seine Wahrnehmung. Es übt sich und entdeckt, dass sich nicht nur die Dinge in seinem Umfeld ändern, sondern auch die Veränderungsmöglichkeiten in sich selbst. Wie versteht der Yoga diese Veränderungsprozesse?

Sriram: Im Yoga sprechen wir von Wandel, als Parinama bezeichnet. Ein Kind lebt in einem ständigen Parinama, ohne sich dessen bewusst zu sein. Für das Kind ist dieser ständige Wechsel ganz normal. Spürt es eine Erwartung anderer, kann es diese vielleicht sogar als eine Bedrohung empfinden. Schnell erkennt das Kind, dass Parinama für sich eine Bedrohung sein kann und daher ist es wichtig, dass es sich damit auseinandersetzen darf. Im Yoga wird das Kind ermutigt, diesem Parinama eine Akzeptanz entgegenzubringen.

Kornelia: Welche Ideen sind hilfreich, damit ein Kind zu Hause üben wird, und wie oft in der Woche sollte ein Kind zu Hause üben?

Sriram: Die Übungsaufgabe sollte so klein gehalten werden, dass das Kind sich nicht schwertut, ins Üben reinzukommen. Das Kind sollte einerseits ermutigt werden, selbständig zu üben und seine Empfindungen zu äußern. Andererseits sollte ein Elternteil immer bereit sein, mitzuüben. Es wäre gut, wenn sich eine Regelmäßigkeit ergibt, mindestens viermal die Woche.

Kornelia: In welchen Abständen und wie lange arbeitet das Kind mit dem Yogalehrer zusammen?

Sriram: Das Kind kommt circa alle drei bis vier Wochen und erhält dann eine neue Übungseinheit. Wenn das Kind passende Ideen aus dem Yoga für seine speziellen Bedürfnisse gelernt hat, kann es in die Gruppe gehen.

Aus- und Weiterbildung der Lehrkräfte, die mit den Kindern arbeiten

„Ich habe keine Lehre. Ich zeige nur etwas. Ich zeige Wirklichkeit, ich zeige etwas an der Wirklichkeit, was nicht oder zu wenig gesehen worden ist. Ich nehme ihn, der mir zuhört, an der Hand und führe ihn zum Fenster. Ich stoße das Fenster auf und zeige hinaus. Ich habe keine Lehre, aber ich führe ein Gespräch."

Martin Buber

Yoga für Kinder und Jugendliche ist immer mehr ein Trend, und das Interesse an Yoga für diese Zielgruppe nimmt weiter zu. Das führt dazu, dass immer mehr Schulen oder Kindertagesstätten, aber auch Fitnessstudios oder Sportvereine nach qualifizierten Lehrern suchen. Da ist die Versuchung groß, mit einer schnellen Ausbildung diese Zielgruppe bedienen zu können. Offenbar suggeriert der Begriff „Kinderyoga" – über den wir uns zu Anfang des Buches schon kritisch geäußert haben – dass dafür eine „kleine" Ausbildung ausreichend ist. Wenn Sie bis hierher gelesen haben, ist Ihnen bewusst, dass auch für diese Zielgruppe fundiertes Wissen im Yoga notwendig ist. Auch in diesem Bereich gilt, dass Qualität nur mit Qualität erreicht werden kann. Ein guter Yoga für Kinder und Jugendliche braucht einen guten Yogalehrer.

Grundsätzlich sollte eine Ausbildung die notwendigen beruflichen Handlungsfähigkeiten, Vermittlung und erforderlichen praktischen Erfahrungen ermöglichen.

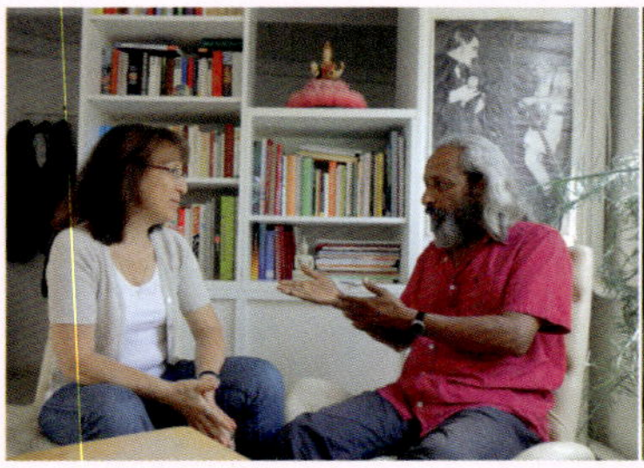
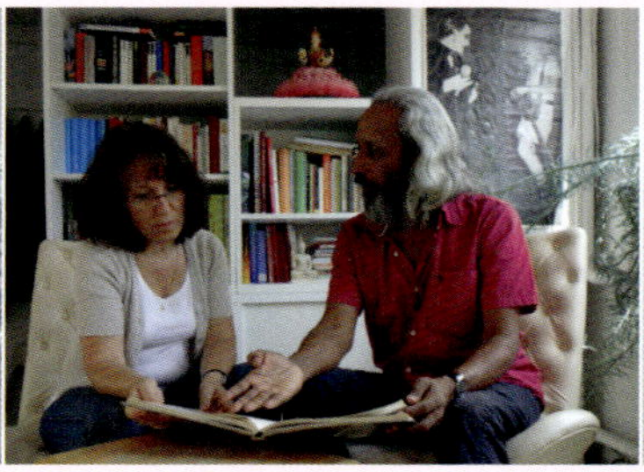
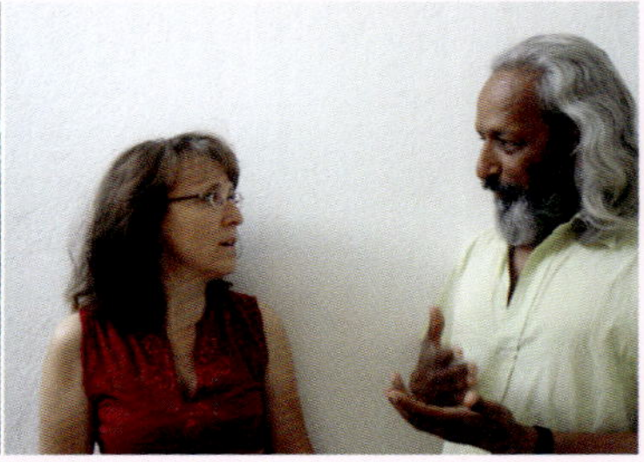

„Ausbildung der Lehrkräfte"

Sriram: Wie sollte eine solide Ausbildung für eine Lehrkraft für Yoga mit Kindern aussehen?

Kornelia: Dazu zählen im Rahmen einer yogischen Ausbildung zur Qualifizierung der beruflichen Ausübung das Wissen um die Grundlagen des Yogas, seine Lehrschriften, Ziele und die im Yoga definierte Didaktik. Die Ausbildung zur Lehrkraft für Yoga für Kinder und Jugendliche beinhaltet:

- das Wissen um die Asanas, ihre Anwendungsmöglichkeiten und Variationen;
- das Wissen um den Atem und seine Bedeutung im Yoga, grundlegende Atemtechniken und deren sinnvolle Anwendung;
- das Wissen um die pädagogischen Werte des Yoga, wie die Schulung des Sozialverhaltens, der sozialen Kompetenz (Yama), der inneren und äußeren Haltung, der Selbstwertentwicklung (Asana), der Wahrnehmungsschulung (Svadhyaya) und Konzentration (Dharana, Dhyana) und deren Vermittlung an Kinder und Jugendliche;
- das Wissen um den didaktischen Aufbau von Kurs- und Stundenkonzepten, der es Kindern und Jugendlichen ermöglicht, von der gesamten Breite des Yoga für ihre physisch-psychische-soziale Entwicklung, für ihre Lern- und Bildungsschritte zu profitieren;
- Erfahrungen mit Yoga durch eine eigene mehrjährige und andauernde Übungspraxis.

Da es sich bei der angestrebten Ausbildung um eine Arbeit im sozialen und pädagogischen Bereich handelt, sind **gewisse Fertigkeiten wie Kommunikationsstärke, Einfühlungsvermögen, Empathie, zuhören können, ein gewisses kreatives Potential, realistische Selbsteinschätzung, Kritikfähigkeit und die Fähigkeit, sich abgrenzen zu können,** nützlich. Du hast diese Qualitäten sehr schön mit dem pädagogischen Geschick und stabilem Charakter sowie Geduld bezeichnet. Dies ist eine Grundhaltung, die in einem pädagogisch orientierten Beruf als Voraussetzung angelegt sein sollte.

Als pädagogische Handlungsfähigkeiten benötigt der Lehrer

- ein Bild vom Kind als eigenständiges, kompetentes Wesen, das über ausreichende Ressourcen und Kompetenzen verfügt, um seine Entwicklungs- und Bildungsprozesse voranzubringen und seine Potenziale zu entfalten;

- das Wissen um den bedeutenden Einfluss des Umfeldes, insbesondere der Erwachsenen, die das Kind begleiten, und sei dies auch nur partiell;
- die oben beschriebene pädagogische Grundhaltung, die getragen ist von Empathie, Echtheit, Transparenz und liebevoller Wertschätzung;
- das Wissen um grundlegende physische, psychische und soziale Entwicklungsschritte der unterschiedlichen Altersgruppen;
- das Wissen um die Erkenntnisse der (Entwicklungs-) Pädagogik, (Lern-) Psychologie und Hirnforschung;
- das grundlegende Wissen zum Ablauf und zu den Merkmalen von Bildungs- und Lernprozessen bei Kindern und Jugendlichen und etwaige Störungen;
- das Wissen um aktuelle Lern- und didaktische Modelle, Gruppendynamiken und Gruppenlernen (symmetrische Beziehungen) als Unterstützung der individuellen Lernprozesse und der Erweiterung des kindlichen Erfahrungsraumes;
- das Wissen um die Entwicklung einer Balance zwischen von Erwachsenen geleiteten und von Kindern initiierten Interaktionen und Stundenaktivitäten.

Neben dem theoretischen Wissen sollte die Lehrkraft die Möglichkeit haben, Assistenzzeiten und selbstgeleitete Yogakurse mit Supervision eines erfahrenen Yogalehrers durchzuführen. Schließlich sollte ein Yogalehrer belegen können, dass er sein Wissen in regelmäßigen Abständen auf weiterführenden Seminaren und im Einzelunterricht bei seinem Lehrer aktualisiert und vertieft, um die neuen Entwicklungen und wissenschaftlichen Erkenntnisse in seiner beruflichen Tätigkeit zu berücksichtigen, gezieltes Wahrnehmen zu schulen und immer mehr die Sensibilität für kindereigene Denk- und Handlungswege zu verstehen.

Eine solche Aus- und Weiterbildung befähigt die Lehrkraft, professionell Yoga für Kinder und Jugendliche anzubieten. Die Trias aus fachspezifischem und fachdidaktischem Wissen, die Handlungsroutine wie, wann, was passend erscheint, und die Haltung des Lehrers, welche die Verantwortung, das Engagement und das Einhalten bestimmter Grundsätze beinhaltet, vertieft sich im Tun mit den Kindern. Ein so begleitetes Kind wird sich nicht in einen Baum verwandeln, sich nicht wie eine Katze räkeln oder wie ein Löwe brüllen. Nein, **ein so begleitetes Kind erfährt sich über die Praxis des klassischen Yoga.** Und wenn die Kinder im Unterricht dann noch aktiver sind als der Lehrer selbst, haben sie eine tolle Lebenserfahrung gemacht.

Seit 2004 bilde ich Lehrkräfte im Yoga für Kinder und Jugendliche in Seminarform und seit 2013 im klassischen Einzelunterricht aus. Gerade im Rahmen des Einzelunterrichts für Lehrkräfte konnte ich besonders positive Erfahrungen in der Ausbildung der beschriebenen Handlungskompetenzen machen. Diese Form der Ausbildung ermöglicht, die beschriebenen yogischen und pädagogischen Kompetenzen sehr individuell, ganz auf das Vorwissen und die Erfahrung des angehenden Lehrers ausgerichtet, zu vermitteln.

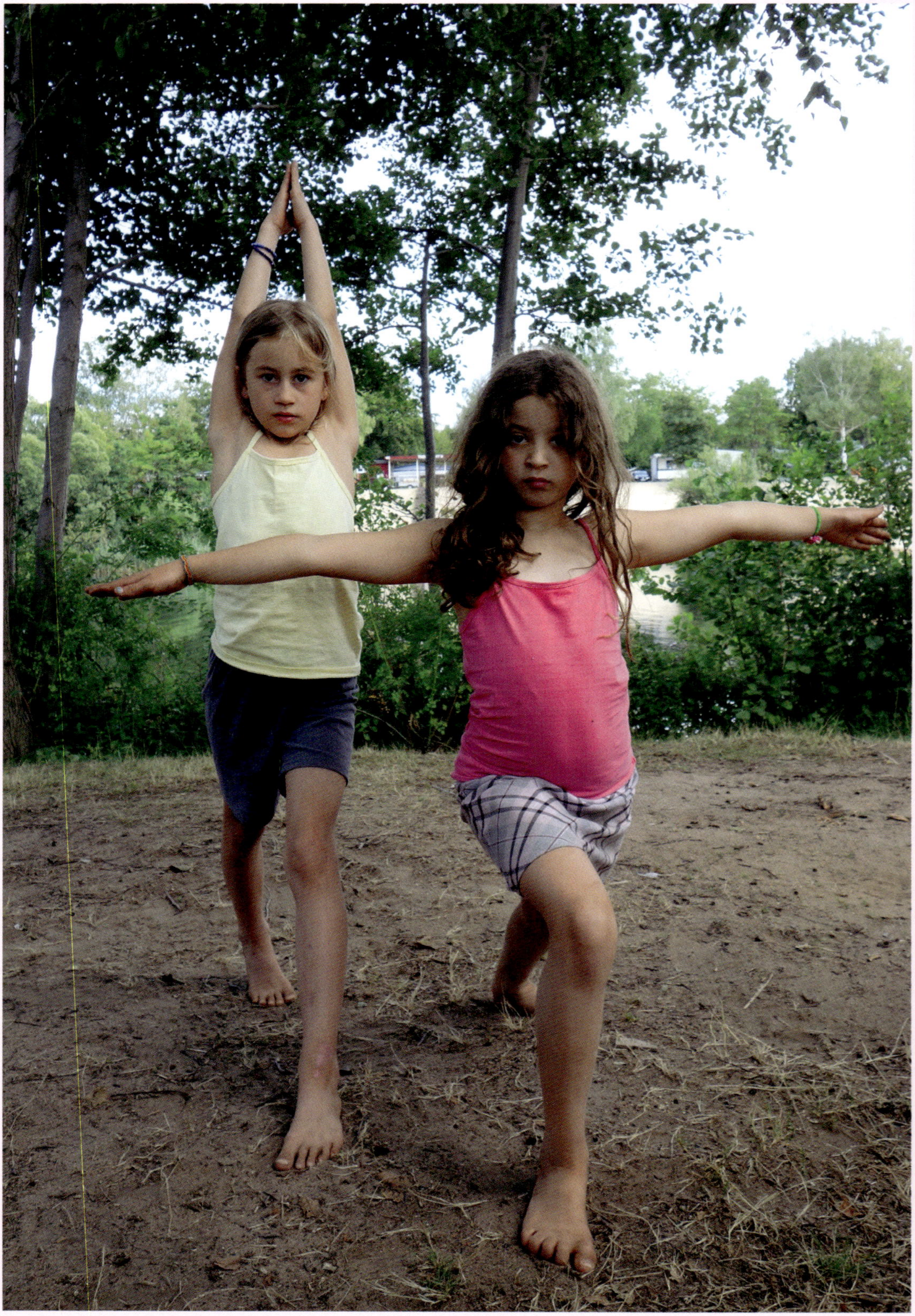

Sriram: Was können Eltern dazu beitragen, dass Kinder Yoga lernen und üben?

Kornelia: Karl Valentin sagte einmal: „Erziehung lohnt nicht, sie machen uns doch nach". Eltern, die selbst Yoga üben und diese Art der Auseinandersetzung mit sich selbst als wertvoll empfinden, wecken oft von ganz allein das Interesse ihres Kindes, sich ebenfalls im Yoga zu erproben. Generell ist es wichtig, warum Eltern ihr Kind zum Yoga-Kurs anmelden. Soll es dadurch schneller, besser und leistungsstärker in der Schule werden? Soll es sich besser in Gruppen integrieren können und sich nicht immer ablenken lassen? Soll es sich endlich mal besser konzentrieren können oder mal ruhig sitzen üben? Oder soll es seine Ängste verlieren und Druck abbauen? Solche und ähnliche Ansprüche an den Yoga sind verständlicherweise kontraproduktiv für ein freudvolles Yogalernen und -üben.

Ein Kind, das in den Unterricht kommt und sagt: „Ich muss Yoga üben, damit ich mich wieder konzentrieren kann" oder „Ich soll Yoga machen, damit ich nicht mehr so zapplig bin", verbindet Yoga mit Medizin oder Therapie, die es zu nehmen oder zu befolgen hat, damit es konzentriert oder ruhig ist. Es wird nicht verstehen, dass es in seiner Verantwortung liegt, sich zu verändern, und wartet darauf, dass der Yogalehrer es verändert. So fragte mich ein siebenjähriges Kind in meinem Kurs: „Kornelia, wie mache ich Ruhe?" Auf meine Frage hin, warum es Ruhe machen möchte, bekam ich die Antwort: „Meine Mama sagt, dass ich ja jetzt im Yoga bin und Ruhe geübt habe und darum am Tisch jetzt Ruhe machen kann." Ihm entgeht dabei, dass Yoga ein Weg sein kann, sich und die eigenen Fähigkeiten kennenzulernen und Verantwortung für sich selbst zu übernehmen. Ist es aber selbstmotiviert und gelingt es ihm, eine von ihm angestrebte Haltung einzunehmen, wird es hochmotiviert weiterüben und diese innere Haltung des Dranbleibens zum Beispiel in seinen übrigen Alltag übertragen. Eltern sind oft erstaunt zu erfahren, dass Konzentration, Ausgeglichenheit und Selbstständigkeit keine Fähigkeiten sind, die Kinder einfach mit auf die Welt bringen, sondern ein langer Reifungs- und Lernprozess, der nicht durch Stillsitzen, sondern durch bewusste Bewegung gestärkt werden kann. Eltern, die Yoga als eine solche Lerneinheit verstehen, unterstützen ihr Kind dabei, Yoga zu lernen und zu üben, indem sie Interesse an den verschiedenen Körperpositionen und den Themen im Unterricht zeigen, ohne immer nur auf die gewünschten Ergebnisse zu schauen oder ihr Kind mit anderen Kindern im Üben zu vergleichen. Sie verstehen, dass es für ihr Kind darauf ankommt, ohne Druck und Leistungsforderung das eigene Maß zu finden. Dass es nicht darauf ankommt, eine Haltung perfekt einzunehmen, sondern herausfordernde Übungen aufmerksam, bewusst und konzentriert einzunehmen. Sie motivieren ihr Kind dabei, seinen Körper wahrzunehmen, sein Gleichgewicht, sein Durchhaltevermögen und seine Koordination zu schulen sowie zu lernen, den eigenen Atem als Kraftquelle zu nutzen.

Sriram: Was können Eltern dazu beitragen, dass Jugendliche Yoga lernen und üben?

Kornelia: Eltern, die darum wissen, dass Stabilität in der pubertären Entwicklung von innen kommen muss und Konzentration und Leistungslust, wie zum Beispiel das Abitur zu machen, auch eine körperliche Komponente haben, können ihrem Jugendlichen Yoga als eine Schulung innerer Stabilität und als Training für anstehende Herausforderungen anbieten. Diese Eltern übertragen dem Jugendlichen im Alltag eigene Aufgaben und räumen ihm auftretende Schwierigkeiten nicht aus dem Weg. Sie empfinden Aufgaben und Belastungen als normal und als eine Möglichkeit, daran zu wachsen. Sie zeigen Verständnis für seine jeweilige Situation und signalisieren, dass Durchhaltevermögen, Kraft und Ausdauer eines eigenen Trainings bedürfen. Auch hier gilt, dass, wenn die Eltern selbst aktiv etwas für ihre innere Stabilität tun, es für den Jugendlichen leichter ist, ein Angebot für eine Yogastunde anzunehmen.

„Sind die Kinder klein,
müssen wir ihnen helfen, Wurzeln zu fassen.
Sind sie aber groß geworden,
müssen wir ihnen Flügel schenken."

Indische Weisheit

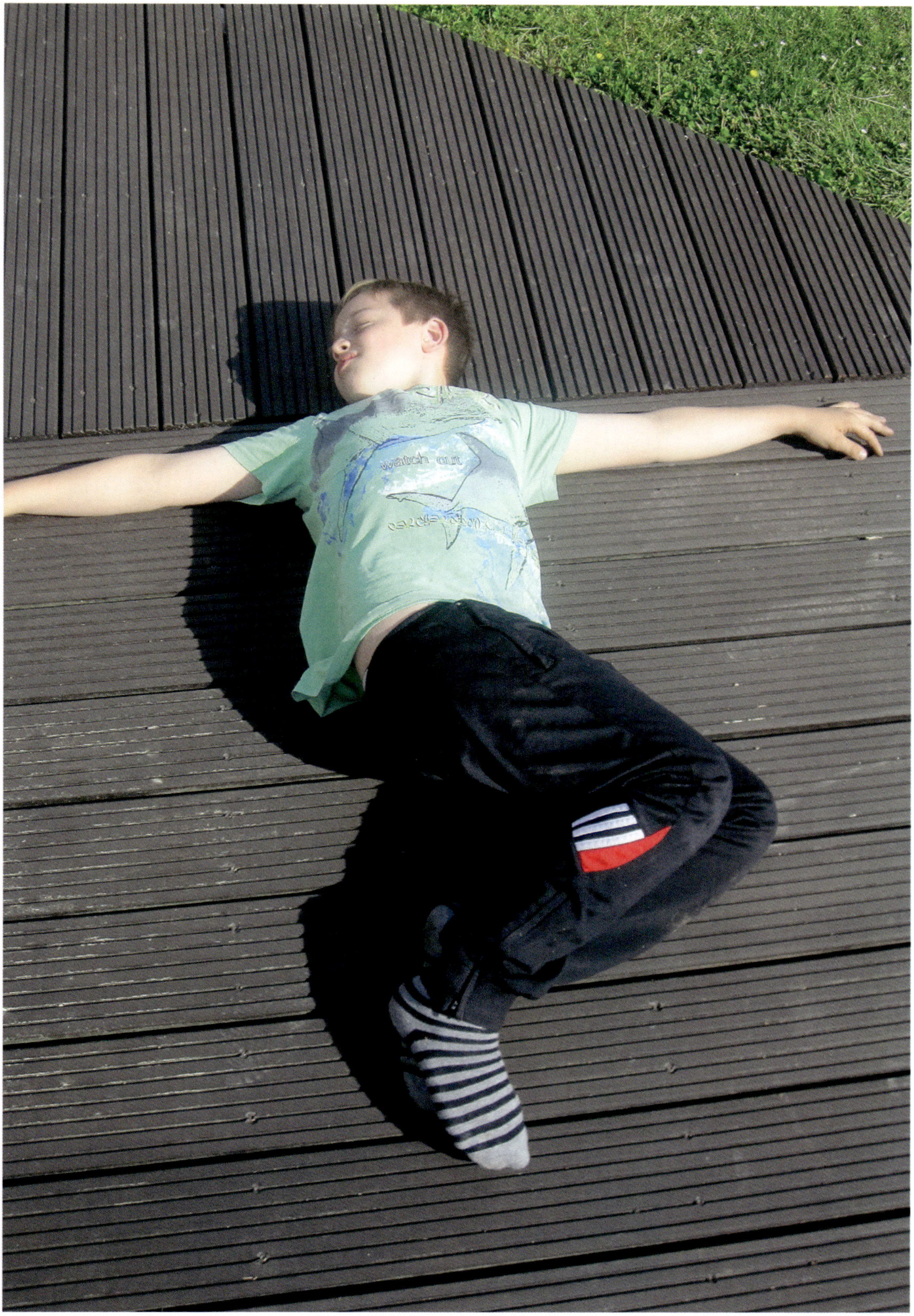
watch out

Anhang 1 – Alle Haltungen (Asanas) im Überblick

V = Vorschulkinder, **G** = Grundschulkinder, **J** = Jugendliche.

Stehende āsanas - *einfach*

samasthiti (VGJ)	sama - gleich; sthiti - Zustand
tāḍāsana (VGJ)	tāḍa - Palmbaum
uttānāsana (VGJ)	uttāna - nach oben streckend
pārśva uttānāsana (GJ)	pārśva - seitlich; uttāna - nach oben streckend
vīrabhadrāsana 1 (VGJ)	vīrabhadra - ein mutiger Held
vīrabhadrāsana 2 (VGJ)	vīrabhadra - ein mutiger Held
trikoṇāsana (VGJ)	tri - drei; koṇa - Winkel
utkaṭāsana (VGJ)	utkaṭa - Hocke
ardha utkaṭāsana (VGJ)	adrha - halb; utkaṭa - Hocke
ardha uttānāsana (GJ)	ardha - halb; uttāna - nach oben streckend
prasārita pāda uttānāsana (VGJ)	prasārita - gespreizt; pāda - Bein; uttāna - nach oben strecken
adhomukhaśvānāsana (VGJ)	adho - nach unten schauend; mukha - Gesicht; śvāna - Hund

Stehende āsanas - *schwierig*

ūrdhvamukhāsana (GJ)	ūrdhva - nach oben schauend; mukha - Gesicht
ūrdhvamukhaśvānāsana (GJ)	ūrdhva - nach oben schauend; mukha - Gesicht; śvāna - Hund
caturaṅga danḍāsana (GJ)	catur - vier; aṅga - Gliedmaßen; danḍa - Stab
ekapāda uttānāsana (GJ)	eka - ein; pāda - Bein; uttāna - nach oben streckend
pārśva koṇāsana (GJ)	pārśva - seitlich; koṇa - Winkel
bhagīrathāsana (VGJ)	Bhagīratha - legendärer betender König
utthita ekapādāṅguṣṭhāsana (GJ)	utthita - stehend; eka - ein; pāda - Bein; aṅguṣṭha - großer Zeh

Stehende āsanas - *anspruchsvoll*

utthita pārśva pādāṅguṣṭhāsana (GJ)	utthita - stehend; pārśva - seitlich; pāda - Bein; aṅguṣṭha - großer Zeh
garuḍāsana (VGJ)	garuḍa - Adler
vaśiṣṭhāsana (GJ)	Vasisṭha - Name eines unangreifbaren Weisen
yoganṛsiṃhāsana (VGJ)	yoga - Stille; nṛ - Mensch; siṃha - Löwe
vātāyanāsana (GJ)	vātāyana - Pferd
naṭarājāsana (GJ)	naṭa - Tanz; rāja - König

Sitzende āsanas - *einfach*

sukhāsana (VGJ)	sukha - bequem
daṇḍāsana (VGJ)	daṇḍa - Stock
parvatāsana (VGJ)	parvata - Berg
jānuśīrṣāsana (VGJ)	jānu - Knie; śīrṣa - Kopf
paścimatānāsana (VGJ)	paścima - Osten (Rücken); tāna - Streckung
catuṣpādapīṭham (VGJ)	catus - vier; pāda - Beine; pīṭham - Podest
pūrvatānāsana (VGJ)	pūrva - Westen (Körpervordersetite); tāna - Streckung
nāvāsana (GJ)	nāva - Boot

Sitzende āsanas - *schwierig*

vīrāsana (VGJ)	vīra - Held
siddhāsana (VGJ)	siddha - Sieger
gomukhāsana (VGJ)	go - Kuh; mukha - Gesicht
mahāmudrā (VGJ)	mahā - großer; mudra - Siegel
baddhakoṇāsana (VGJ)	baddha - geschlossene; koṇa - Winkel
upaviṣṭakonāsana (GJ)	anum ṣṭa - Sitz; kona - Winkel
marīcyāsana (GJ)	Marīci - Name eines furchtlosen Weisen
yogamudrā (VGJ)	yoga - Stille; mudrā - Siegel
bharadvājāsana (GJ)	Bharadvaja - Name eines mutigen Weisen
ardha matsyendrāsana (GJ)	ardha - halb; Matsyendra - Name eines Weisen
krauñcāsana (GJ)	krauñca - Brachvogel / Fischadler
kūrmāsana (VGJ)	kūrma - Schildkröte

Sitzende āsanas - *anspruchsvoll*

pāśāsana (GJ)	pāśa - Seil
ubhaya pādāṅguṣṭhāsana (GJ)	ubhaya - beide; supta - liegend; pāda - Bein; aṅguṣṭha - großer Zeh
hanumānāsana (GJ)	Hanumān - der Name des fliegenden Affengottes
ekapāda śīrṣāsana (GJ)	ekapāda - ein Bein; śīrṣa - Kopf
padmāsana (VGJ)	padma - Lotos
baddhapadmāsana (VGJ)	baddha - geschlossener; padma - Lotos
cakorāsana (J)	cakora - Rebhuhn
lolāsana (GJ)	lola - Schaukel
kukkuṭāsana (GJ)	kukkuṭa - Hahn

Umkehrhaltungen - ***einfach***

viparītakaraṇī (GJ)	viparīta - Umkehr; karaṇī - Körperübung
sarvāṅgāsana (GJ)	sarva - alle; aṅga - Glieder
ākuñcanāsana (J)	ākuñcana - Schließhaltung
bakāsana (GJ)	baka - Kranich

Umkehrhaltungen - ***schwierig***

halāsana (GJ)	hala - Pflug
suptakoṇāsana (GJ)	supta - liegender, koṇa - Winkel
garbhapiṇḍāsana (GJ)	garbhapiṇḍa - Fötus
śīrṣāsana (GJ)	śīrṣa - Kopf
śīrṣadaṇḍāsana (GJ)	śīrṣa - Kopf; daṇḍa - Stock

Umkehrhaltungen - ***anspruchsvoll***

mayūrāsana (GJ)	mayūra - Pfau
piñcamayūrāsana (GJ)	piñca - Feder; mayūra - Pfau
vṛkṣāsana (GJ)	vṛkṣa - Baum

Kniende Asanas - ***einfach***

cakravākāsana (GJ)	cakravāka - mythischer Vogel
vajrāsana (GJ)	vajra - Diamant
parighāsana (GJ)	parigha - Querbalken

Kniende Asanas - ***schwierig***

hasti niṣādanam (GJ)	hasti - Elefant; niṣādanam - Sitz
godhāpīṭham (GJ)	godha - Eidechse; pīṭham - Podest
uṣṭrāsana (GJ)	uṣṭra - Kamel

Kniende Asanas - ***anspruchsvoll***

ekapāda uṣṭrāsana (GJ)	eka - ein; pāda - Bein; uṣṭra - Kamel

Bauchlage - ***einfach***

makarāsana (GJ)	makara - Delphin
bhujaṅgāsana (GJ)	bhujaṅga - Kobra
śalabhāsana (GJ)	śalabha - Heuschrecke
vimānāsana (GJ)	vimāna - Flieger

Bauchlage - ***schwierig***

dhanurāsana (GJ)	dhanur - Bogen
bhekāsana (GJ)	bheka - Frosch
pārśva dhanurāsana (GJ)	pārśva - seitlich; dhanus - Bogen
padma bhujaṅgāsana (GJ)	padma - Lotos; bhujaṅga - Kobra
siṃhāsana (GJ)	siṃha - Löwe

Bauchlage - ***anspruchsvoll***

rājakapotāsana (GJ)	rāja - König; kapota - Taube
kapotāsana (GJ)	kapota - Taube
viparītaśalabhāsana (J)	viparīta - Umkehr; śalabha - Heuschrecke
gaṇḍabheruṇḍāsana (GJ)	gaṇḍa - Wange; bheruṇḍa - qualvoll

Rückenlage - ***einfach***

śavāsana (GJ)	śava - Leiche
taḍākamudrā (GJ)	taḍāka - Teich; mudrā - Siegel
apānāsana (GJ)	apāna - Körperwind
dvipādapīṭham (GJ)	dvi - zwei; pāda - Beine; pīṭham - Podest
jaṭhāraparivṛtti (GJ)	jaṭhāra - Bauch; parivṛtti - Drehung
ūrdhva prasṛta pādāsana (GJ)	ūrdhva - nach oben; prasṛta - geweitet; pāda - Bein

Rückenlage - ***schwierig***

supta baddhakoṇāsana (GJ)	supta - liegend; baddha - geschlossene; koṇa - Winkel
supta pādāṅguṣṭhāsana (GJ)	supta - liegend; pāda - Bein; aṅguṣṭha - großer Zeh
supta eka pādāṅguṣṭhāsana (GJ)	supta - liegend; eka - ein; pāda - Bein; aṅguṣṭha - großer Zeh
suptajānuśīrṣāsana (J)	supta - liegend; jānu - Knie; śīrṣa - Kopf
paryaṅkāsana (GJ)	paryaṅka - Bett
matsyāsana (GJ)	matsya - Fisch

Rückenlage - ***anspruchsvoll***

ūrdhvadhanurāsana (GJ)	ūrdhva - nach oben schauend; dhanur - Bogen
ūrdhvamukha paścimatānāsana (J)	ūrdhva - nach oben schauend; mukha - Gesicht, paścima - Osten (Rücken); tāna - Streckung
samasaṃsthānam (GJ)	sama - gleich; saṃsthānam - das Weilen

Weitere Asanas finden Sie bei Smith, M.J.N., siehe Literaturverzeichnis.

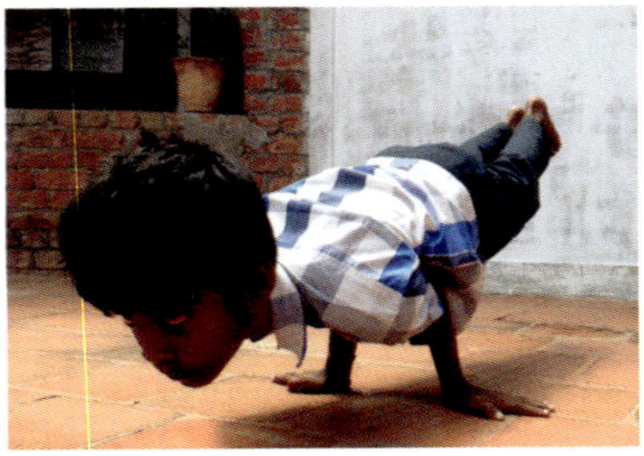

mayūrāsana

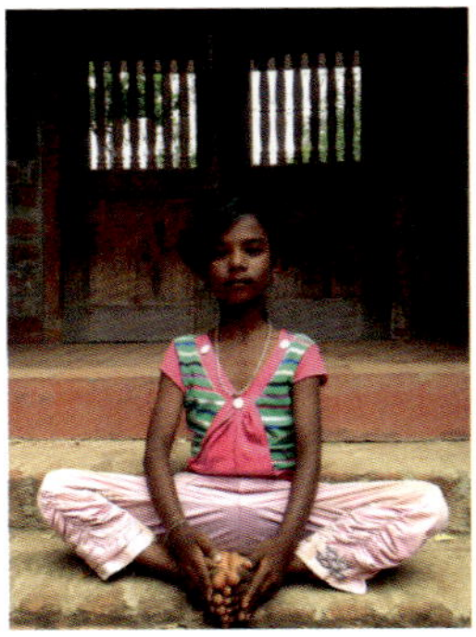

baddhakoṇāsana

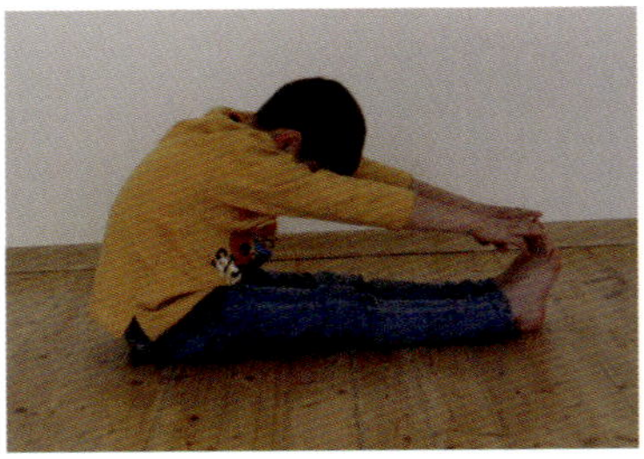

paścimatānāsana

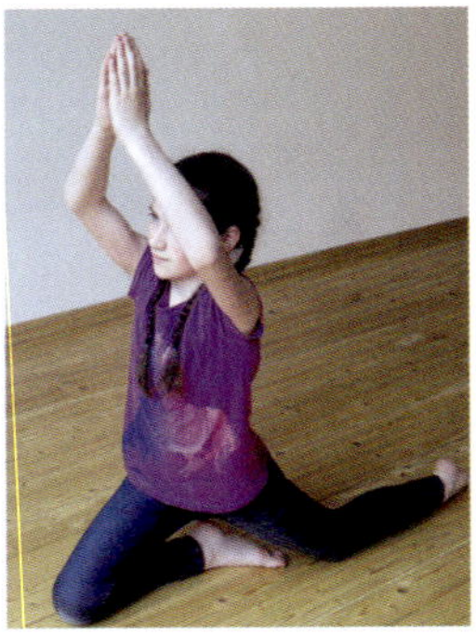

godhāpīṭham

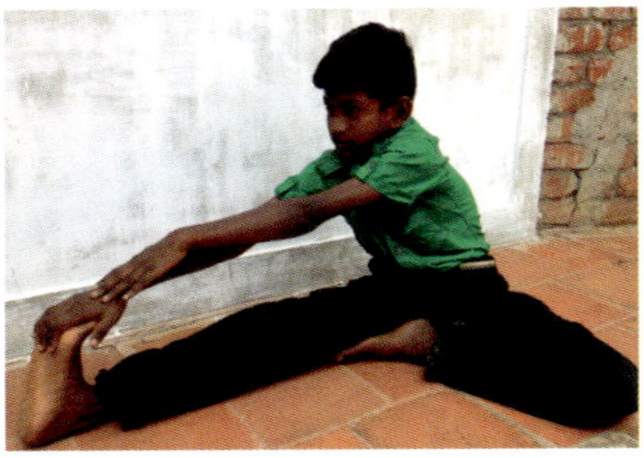

mahāmudrā

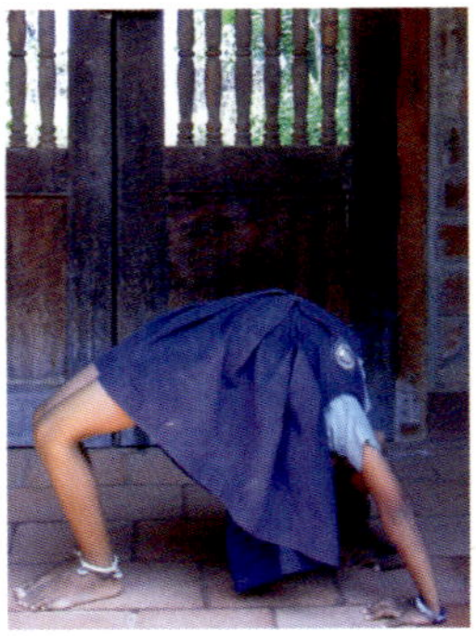

ūrdhvadhanurāsana

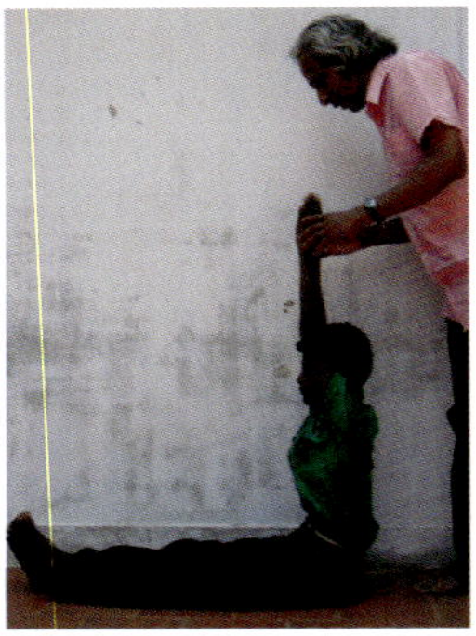

daṇḍāsana

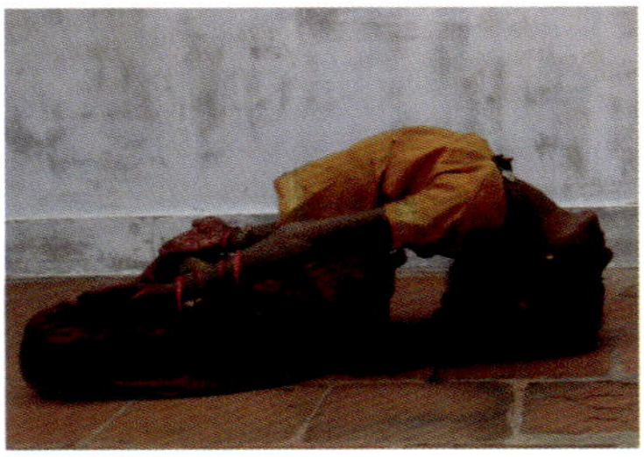

matsyāsana

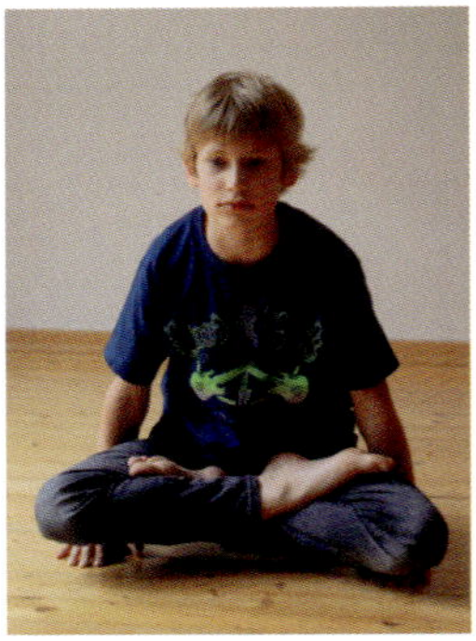

lolāsana

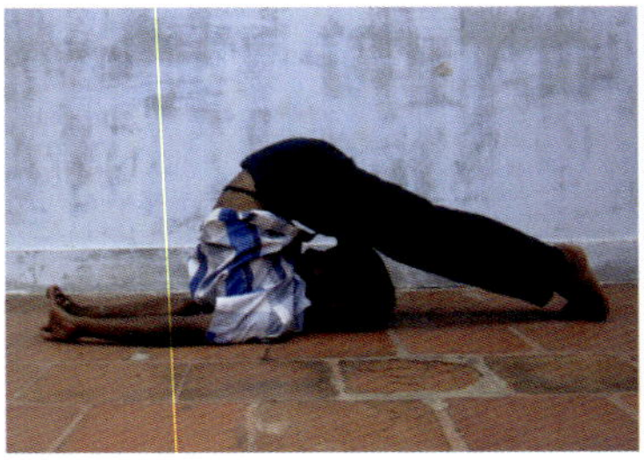

halāsana

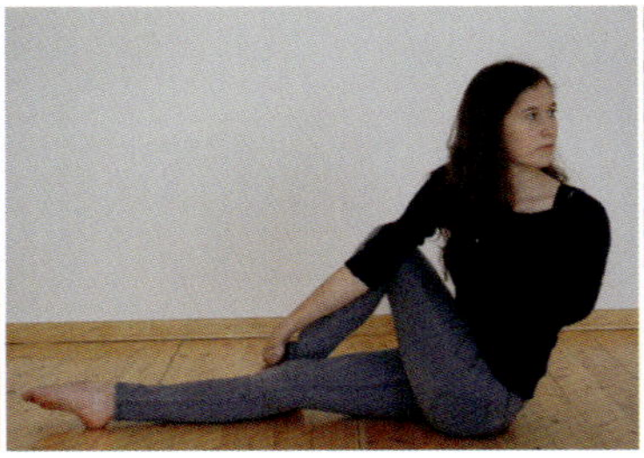

ardha matsyendrāsana

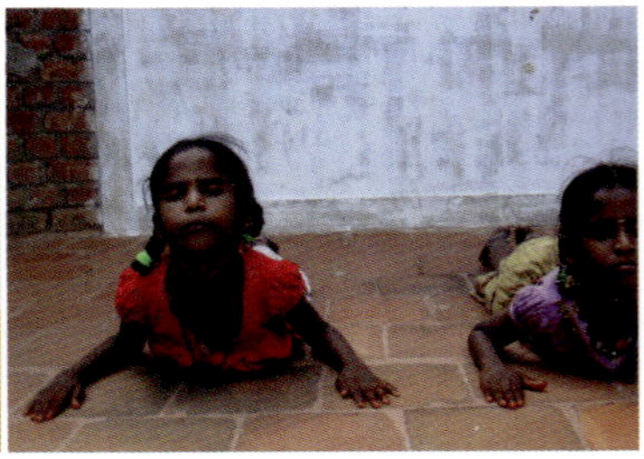

makarāsana

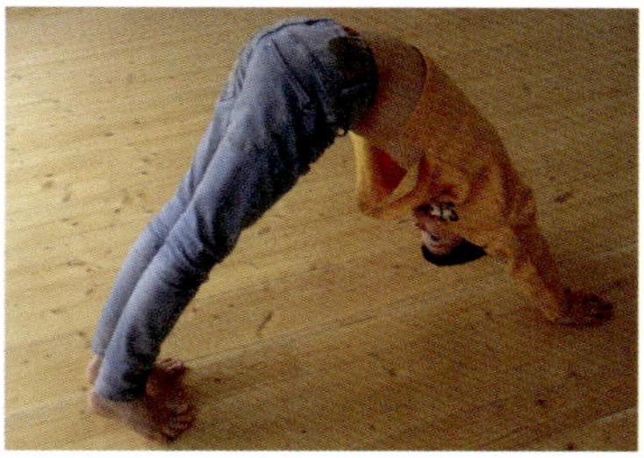

adhomukhaśvānāsana

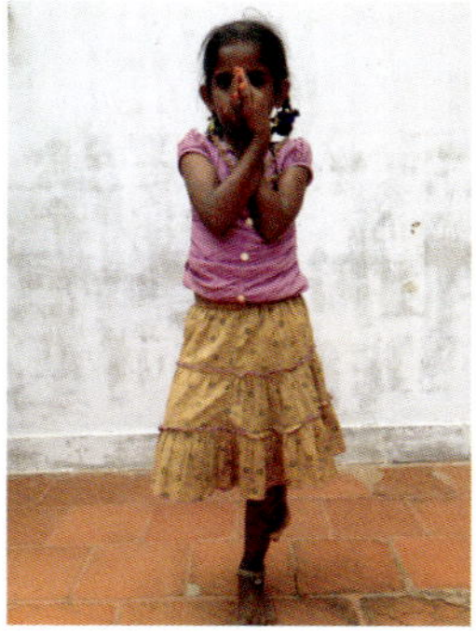

garuḍāsana

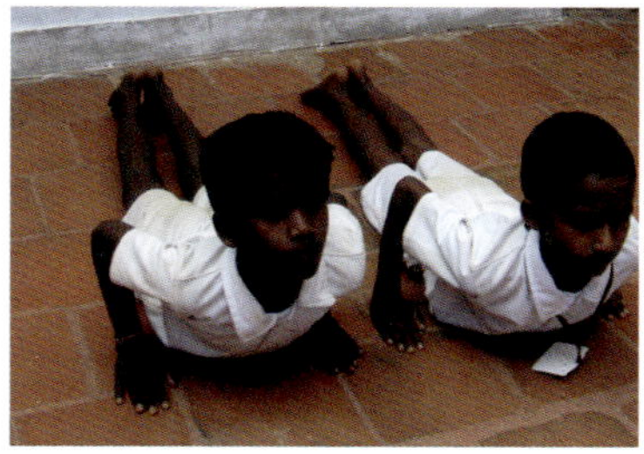

bhujaṅgāsana

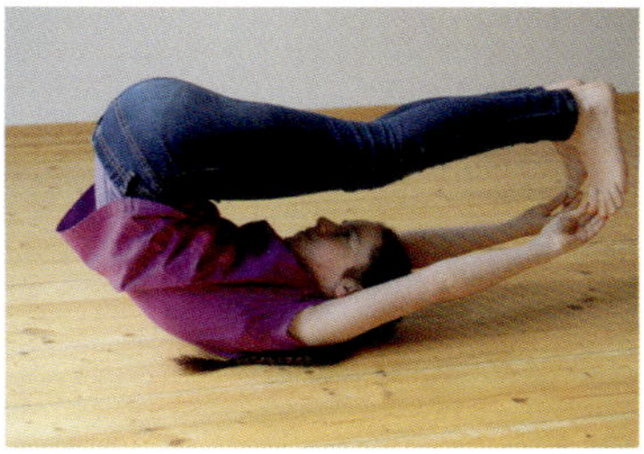

ūrdhvamukha paścimatānāsana

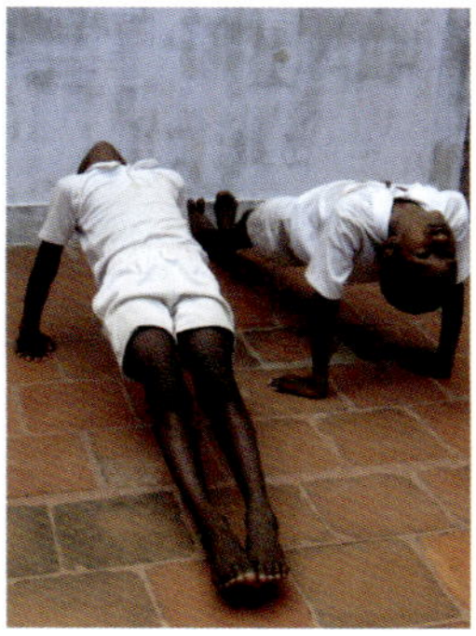

pūrvatānāsana

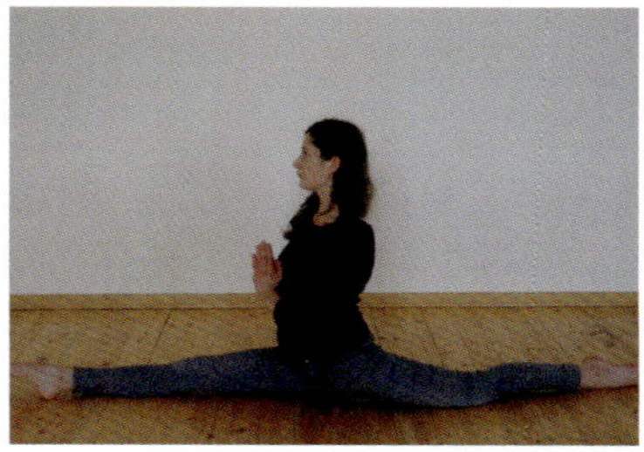

hanumānāsana

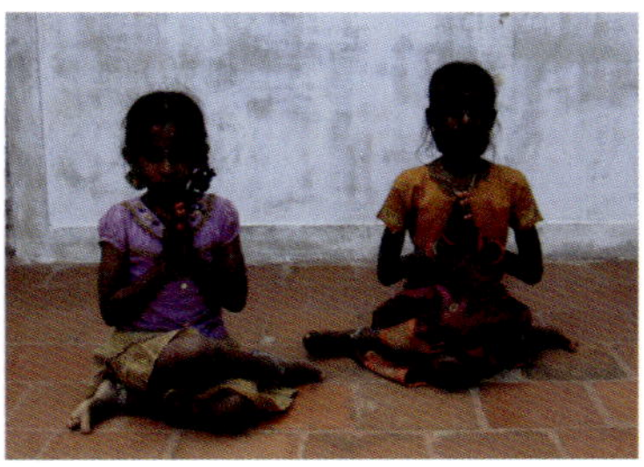

gomukhāsana

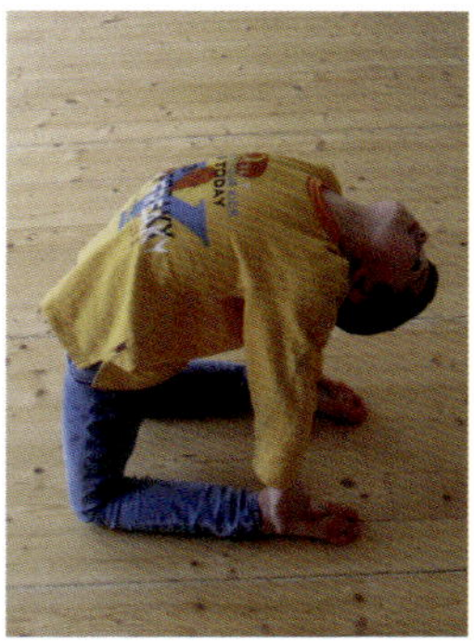

uṣṭrāsana

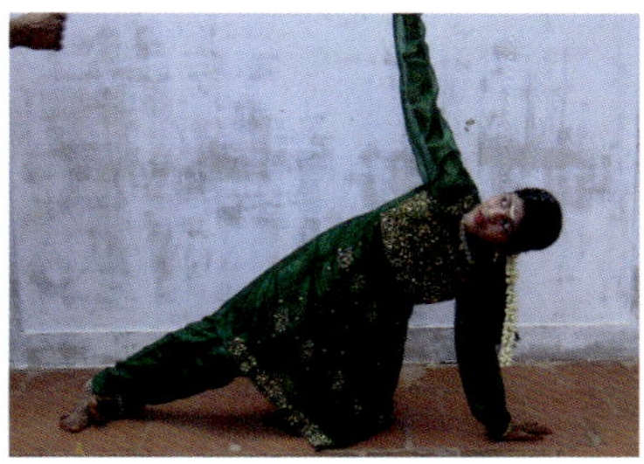

vaśiṣṭhāsana

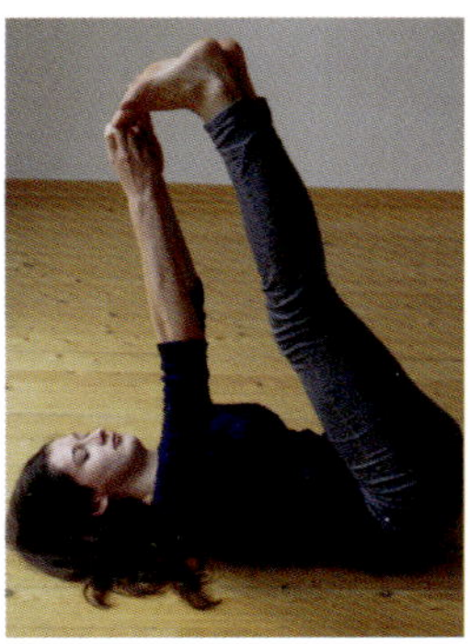

supta pādāṅguṣṭhāsana

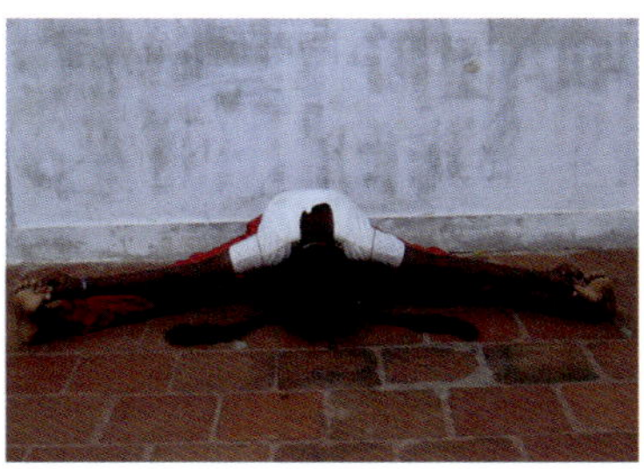

upaviṣṭakonāsana

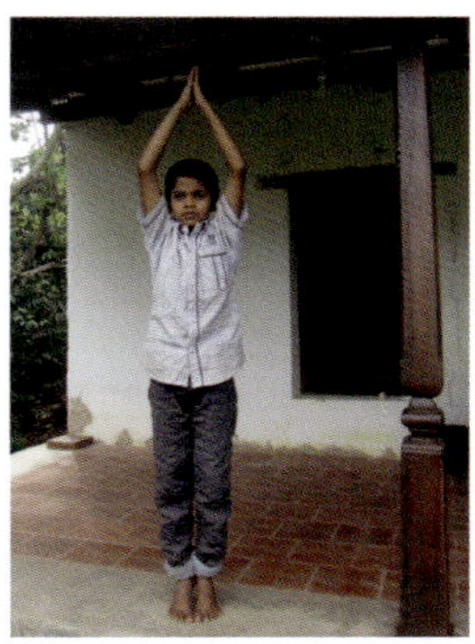

tāḍāsana

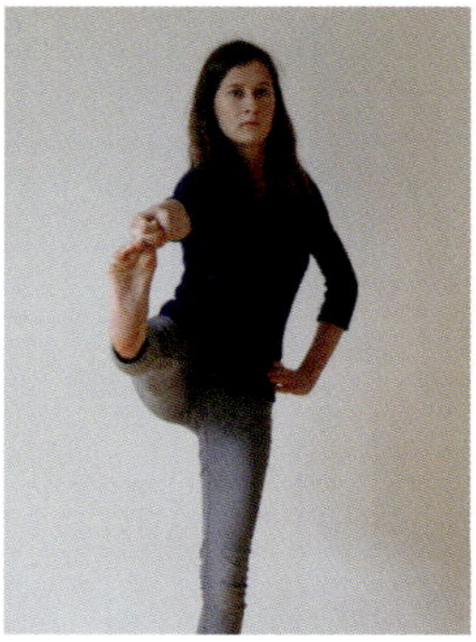
utthita ekapādāṅguṣṭhāsana

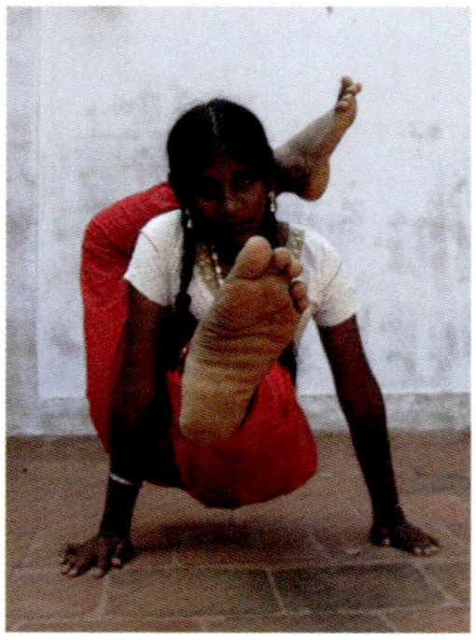
cakorāsana

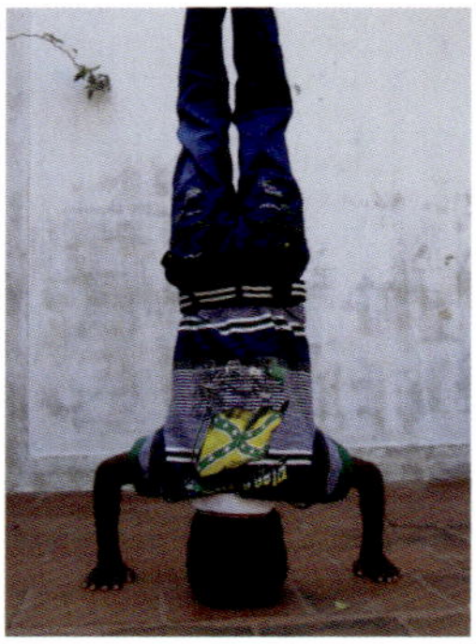
śīrṣāsana

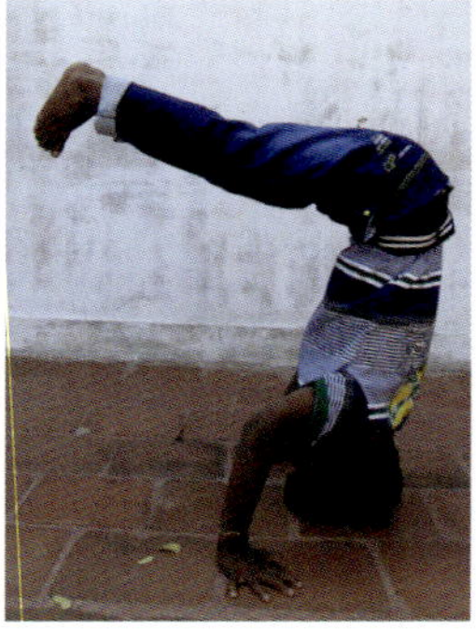
śīrṣadaṇḍāsana

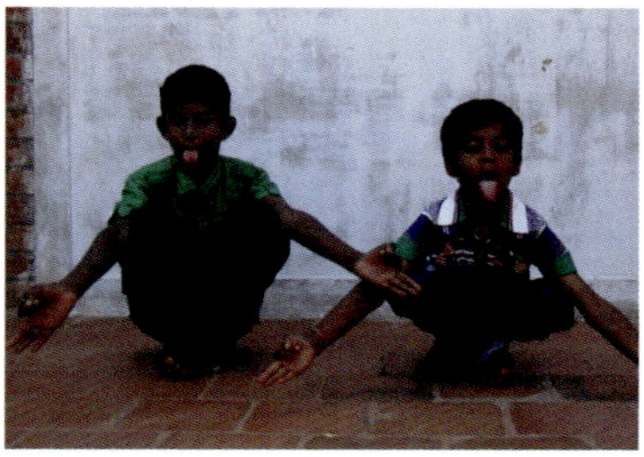
yoganṛsiṃhāsana

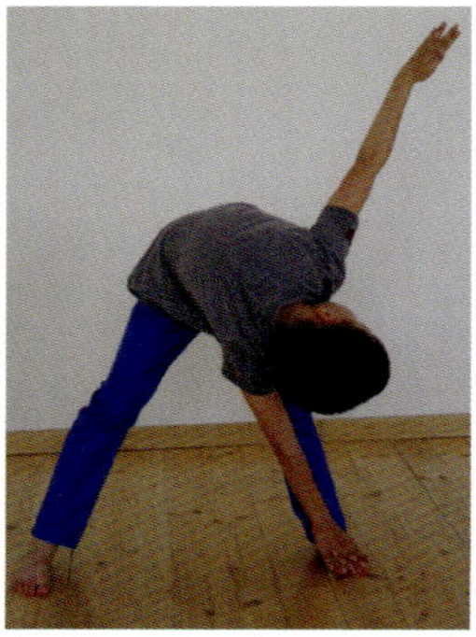
trikoṇāsana

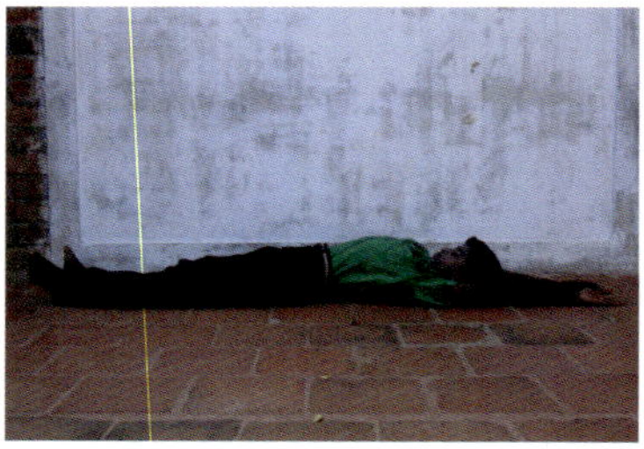
taḍākamudrā

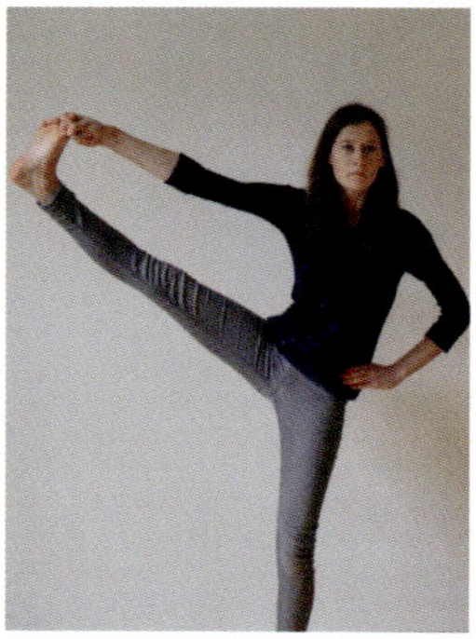
utthita pārśva pādāṅguṣṭhāsana

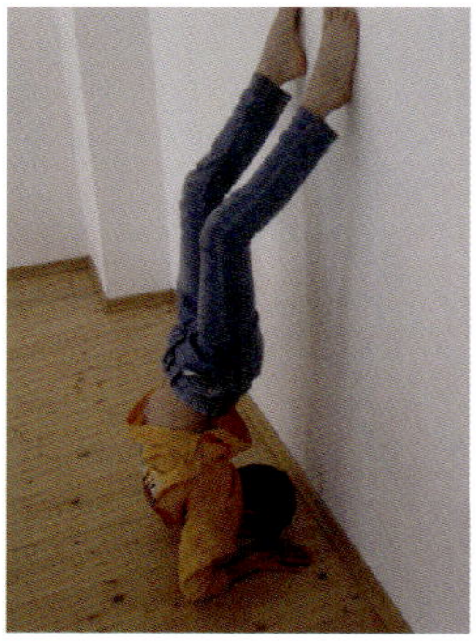
piñcamayūrāsana

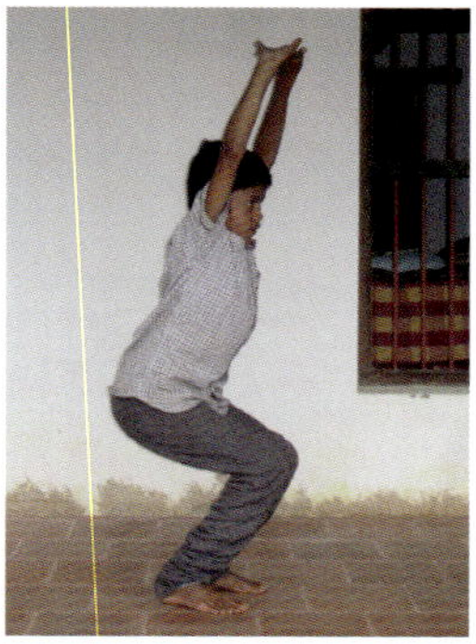
ardha utkaṭāsana

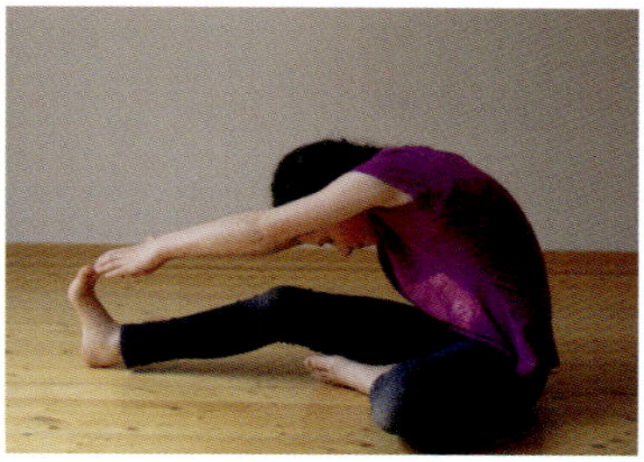
jānuśīrṣāsana

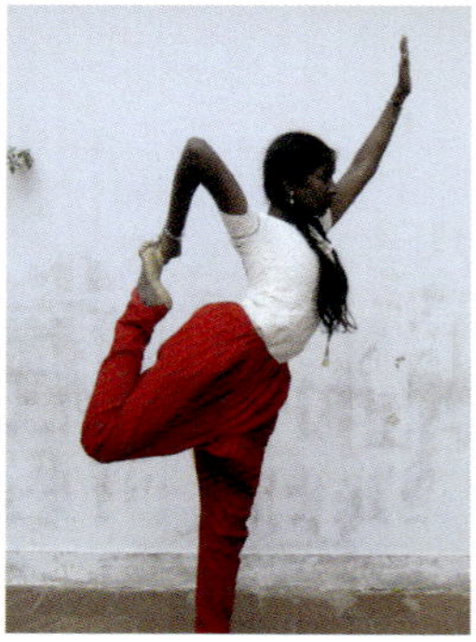
naṭarājāsana

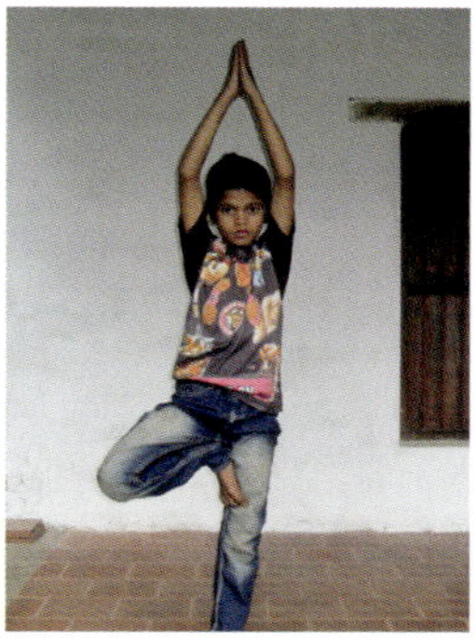

bhagīrathāsana

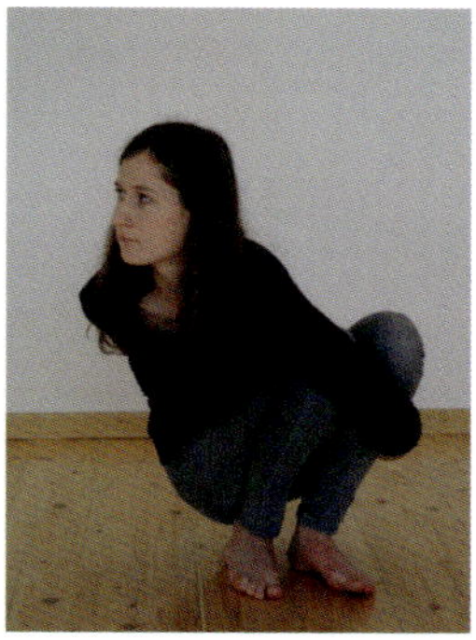

pāśāsana

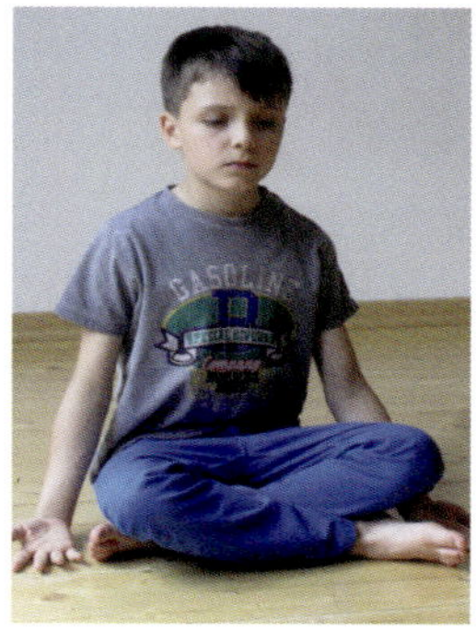

sukhāsana

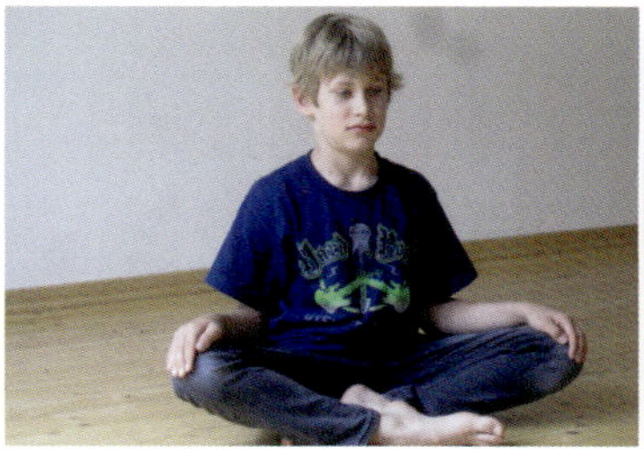

siddhāsana

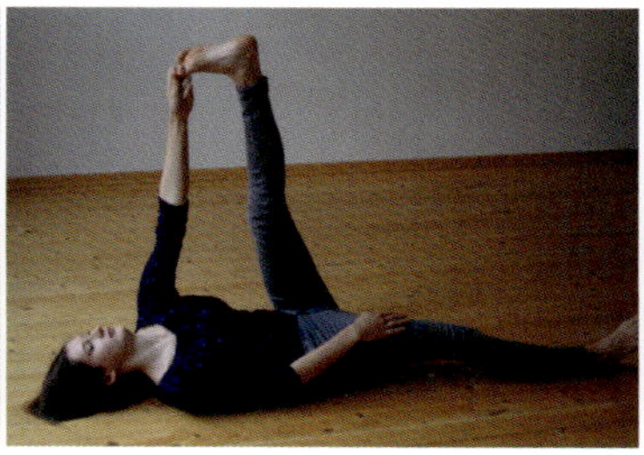

supta eka pādāṅguṣṭhāsana

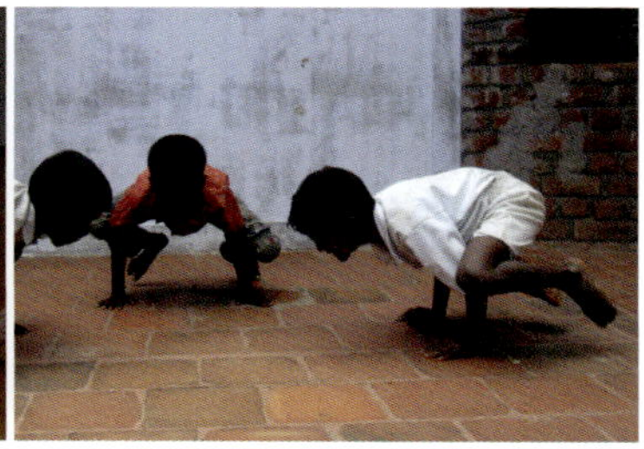

bakāsana

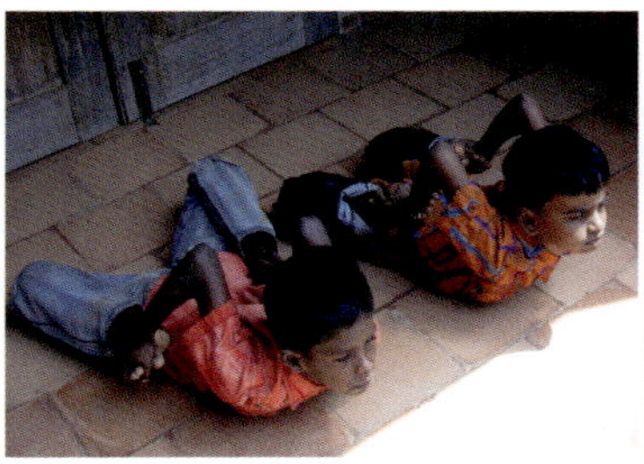

bhekāsana

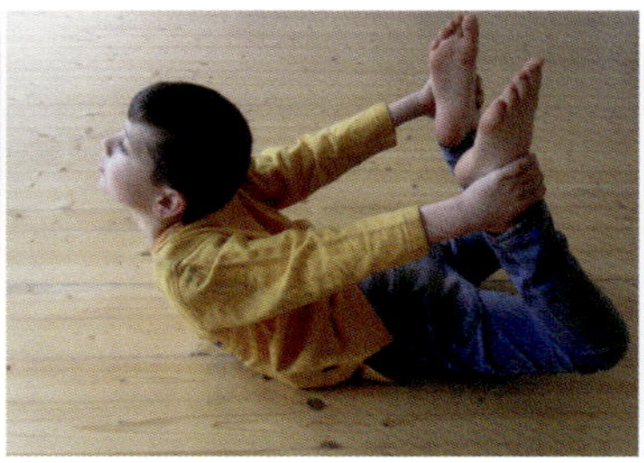

dhanurāsana

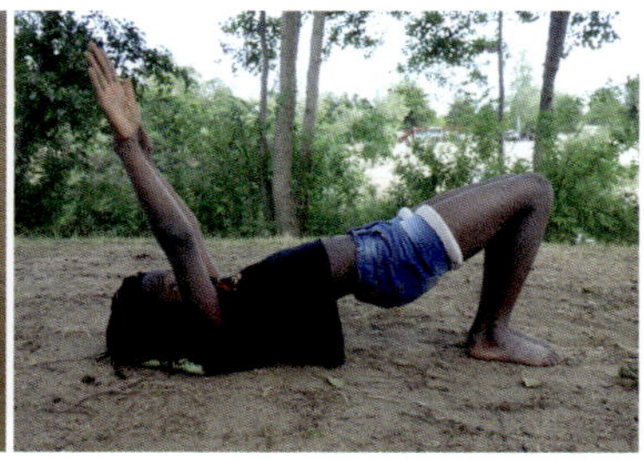

dvipādapīṭham

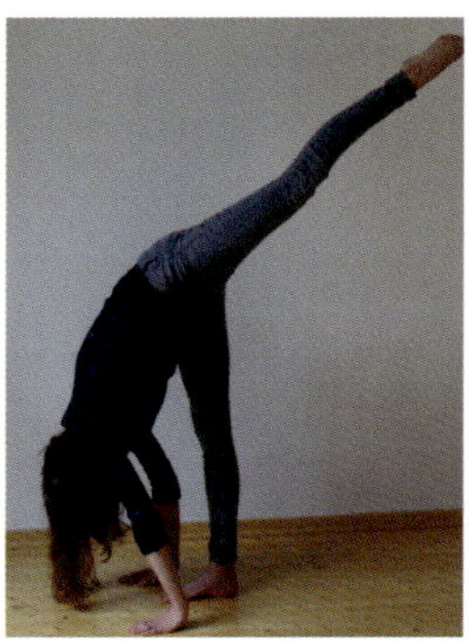

ekapāda uttānāsana

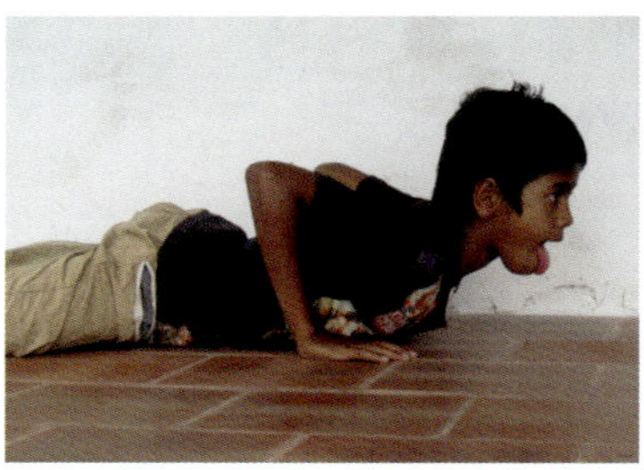

siṃhāsana

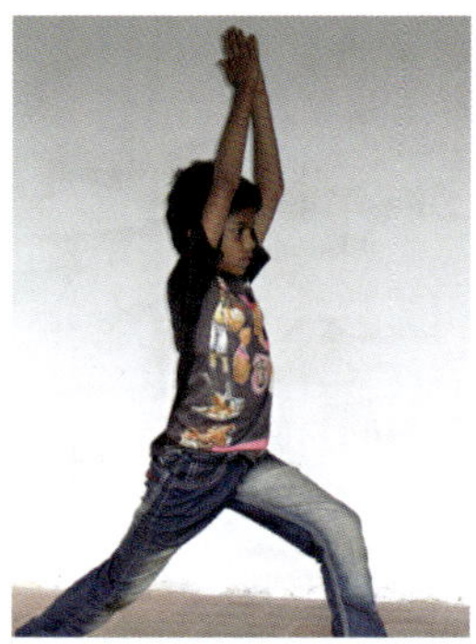

vīrabhadrāsana 1

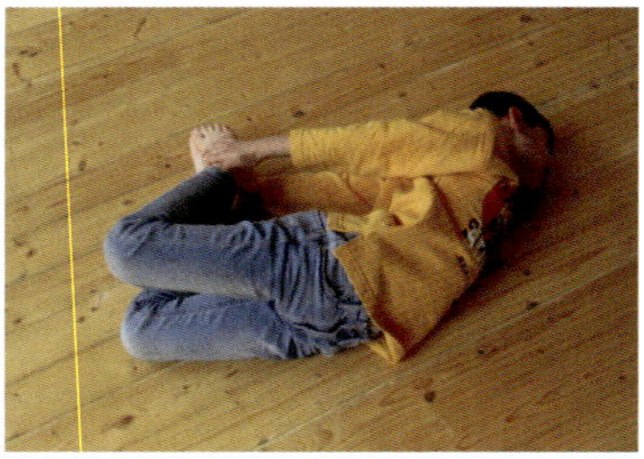

pārśva dhanurāsana

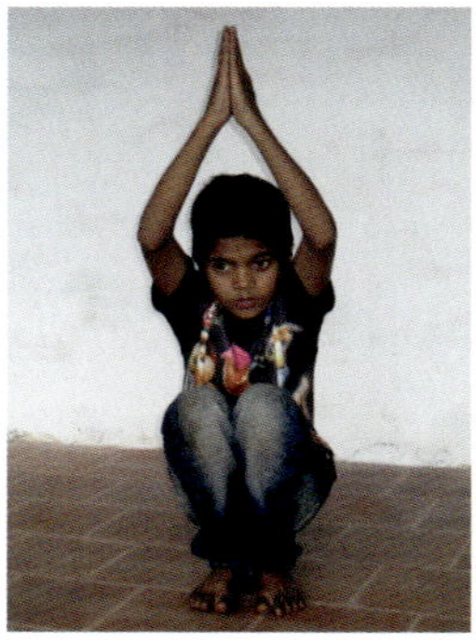

utkaṭāsana

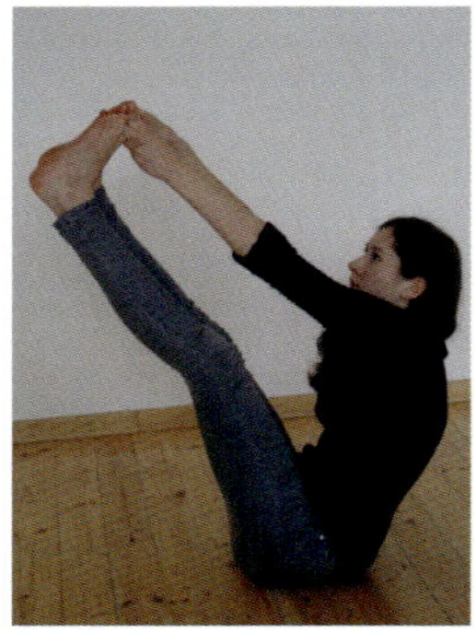

ubhaya pādāṅguṣṭhāsana

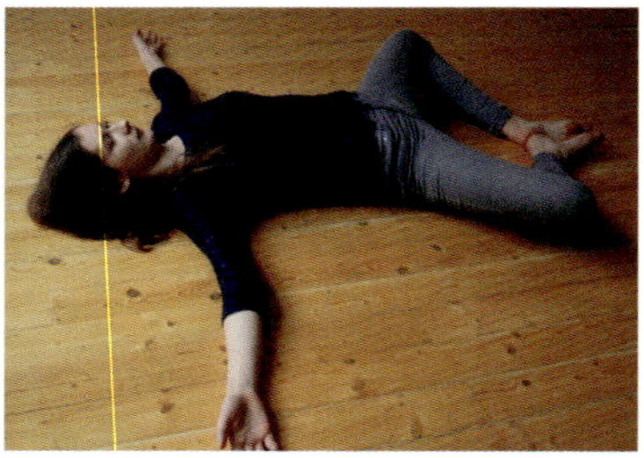

supta baddhakoṇāsana

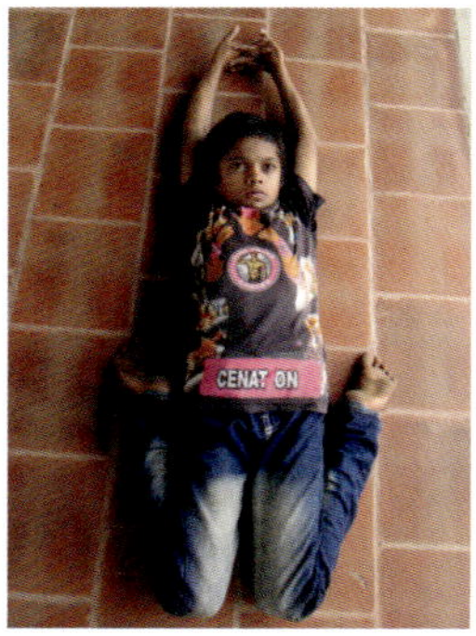

paryaṅkāsana

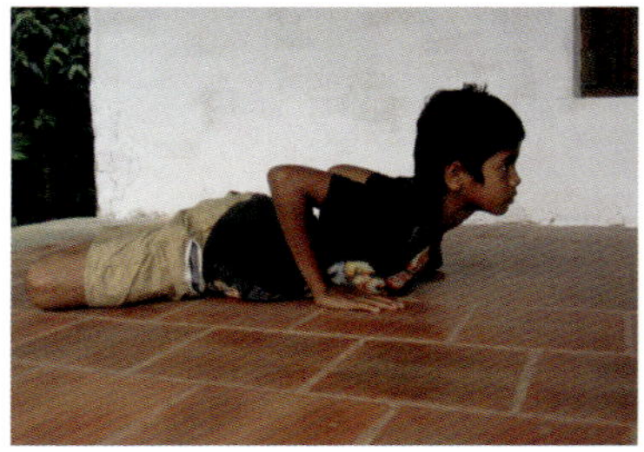

padma bhujaṅgāsana

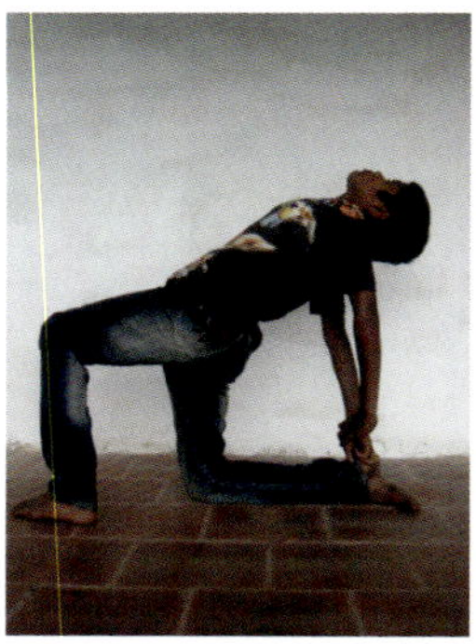

ekapāda uṣṭrāsana

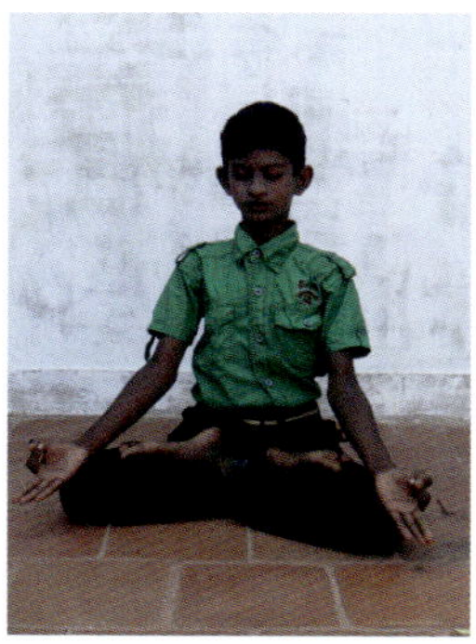

padmāsana

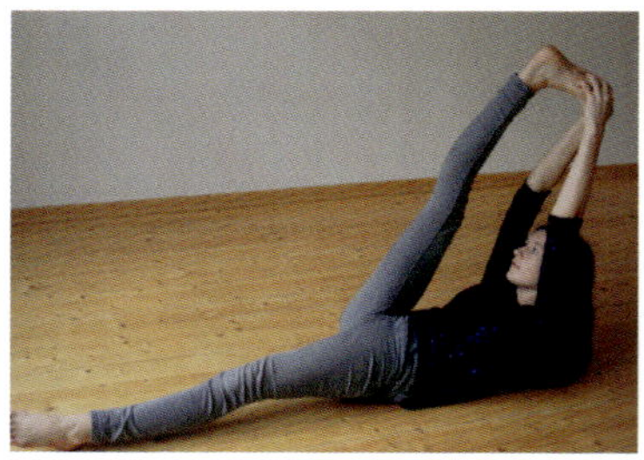

suptajānuśīrṣāsana

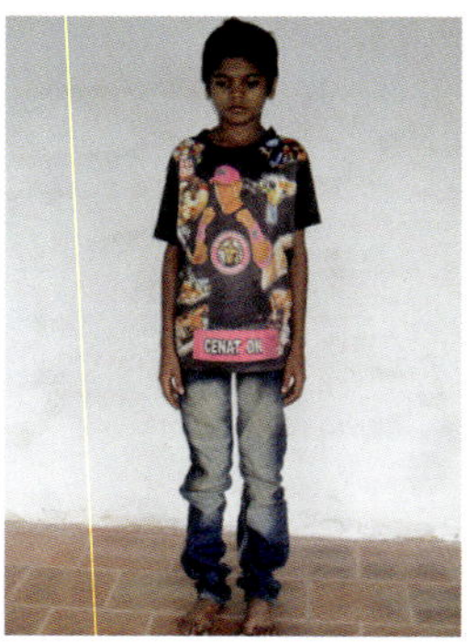

samasthiti

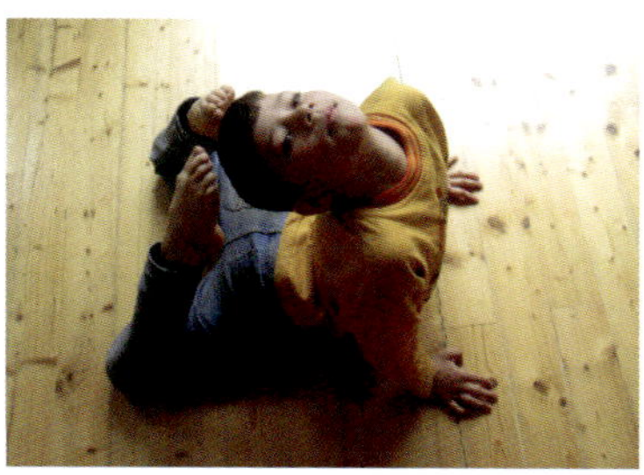

rājakapotāsana

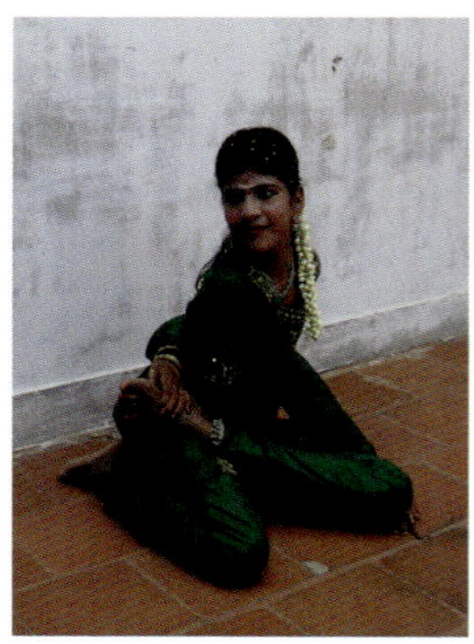

bharadvājāsana

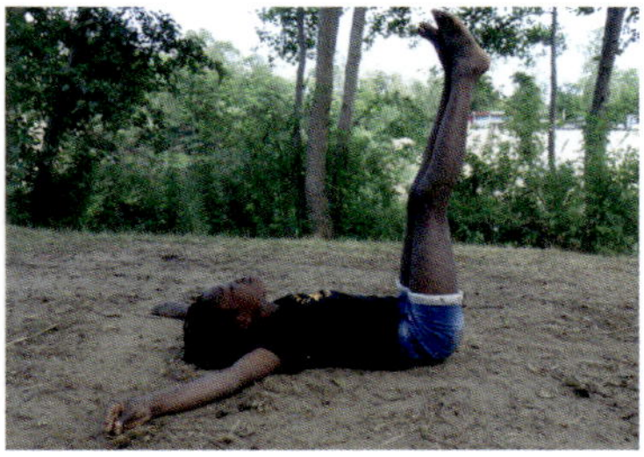

ūrdhva prasṛta pādāsana

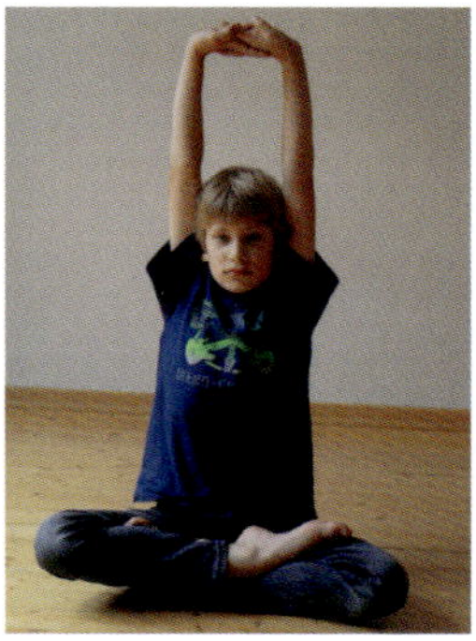

parvatāsana

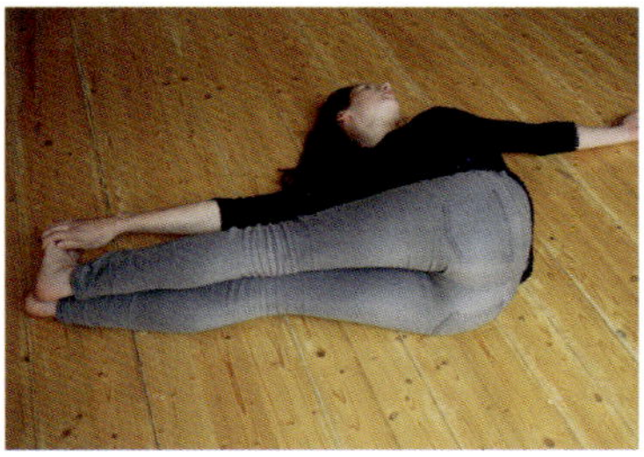

jaṭhāraparivṛtti

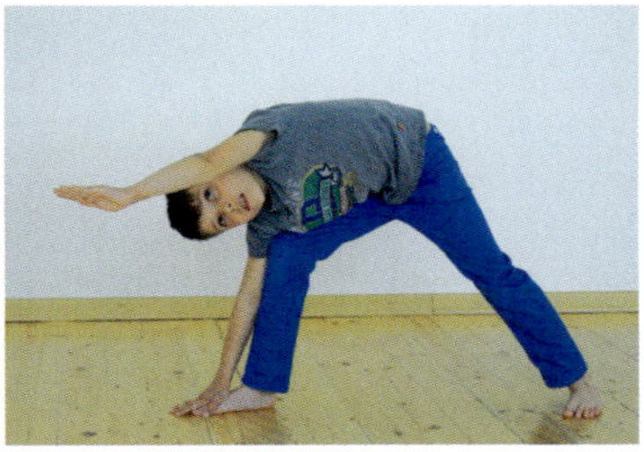

pārśva koṇāsana

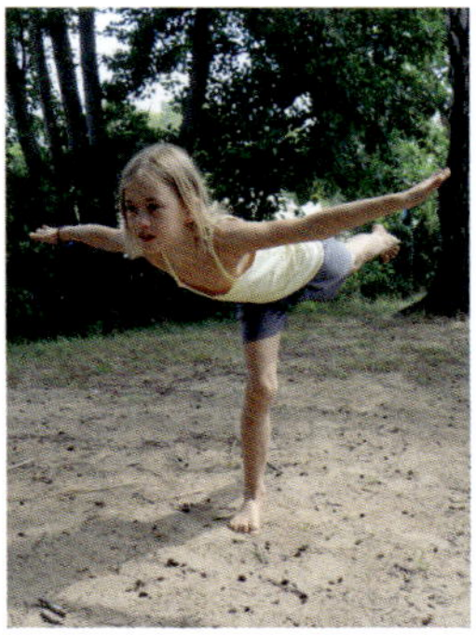

vīrabhadrāsana 2

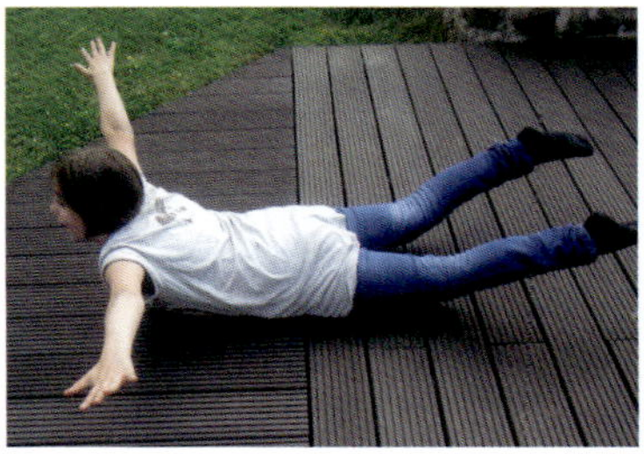

vimānāsana

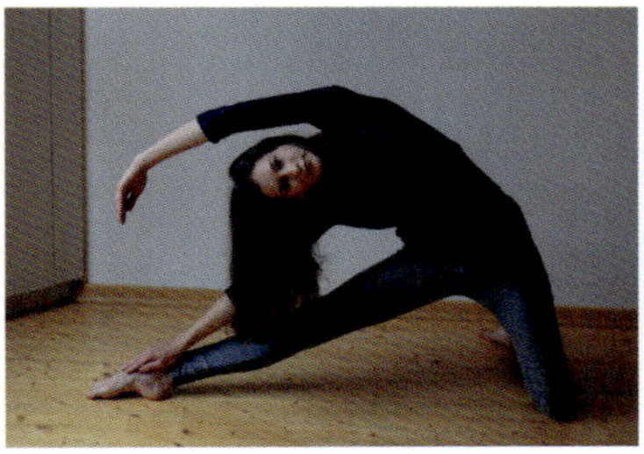

parighāsana

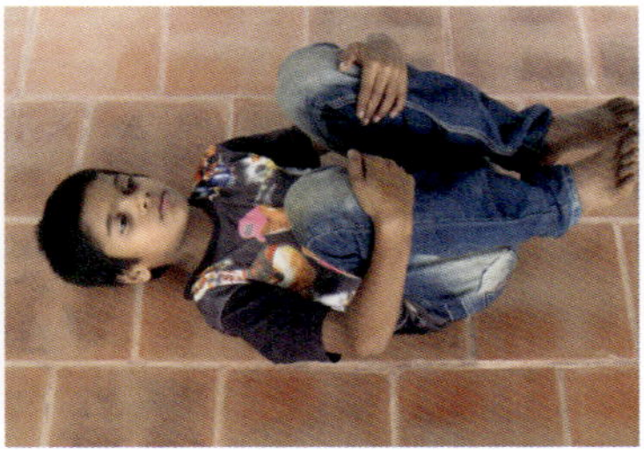

apānāsana

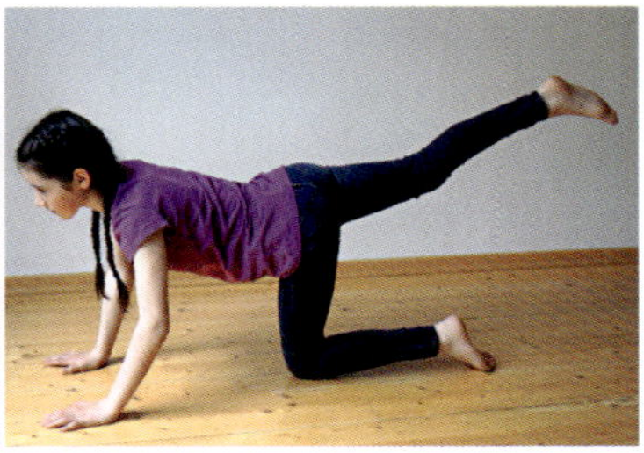

cakravākāsana

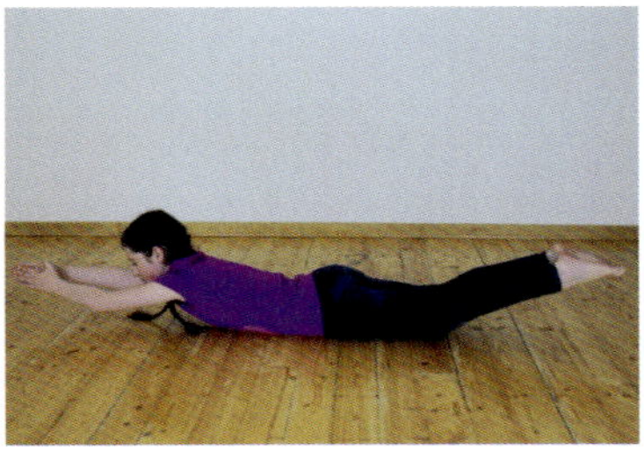

śalabhāsana

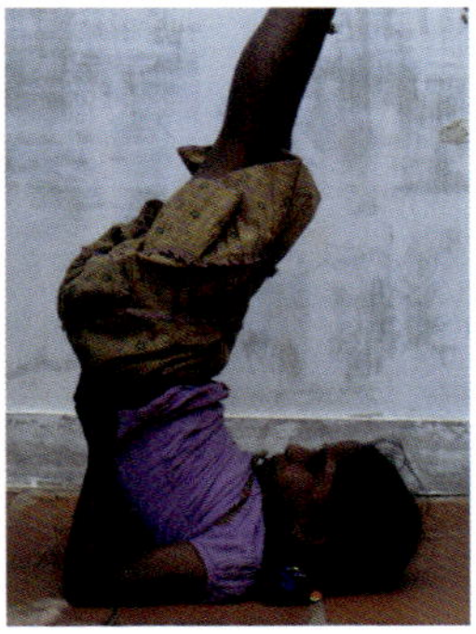

viparītakaraṇī

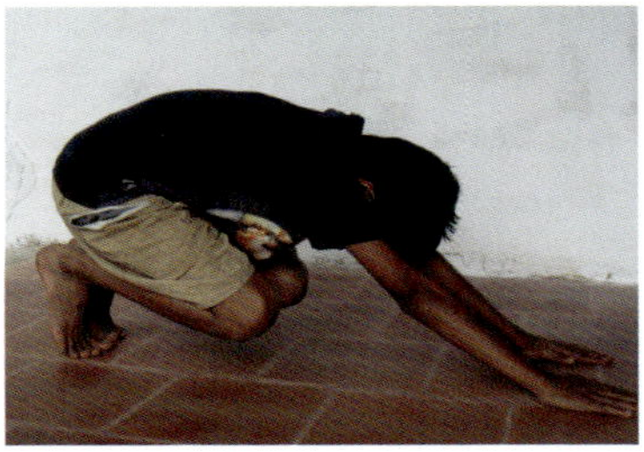

hasti niṣādanam

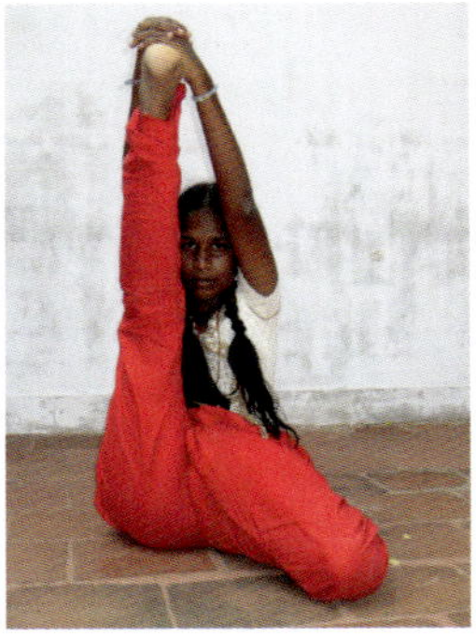

krauñcāsana

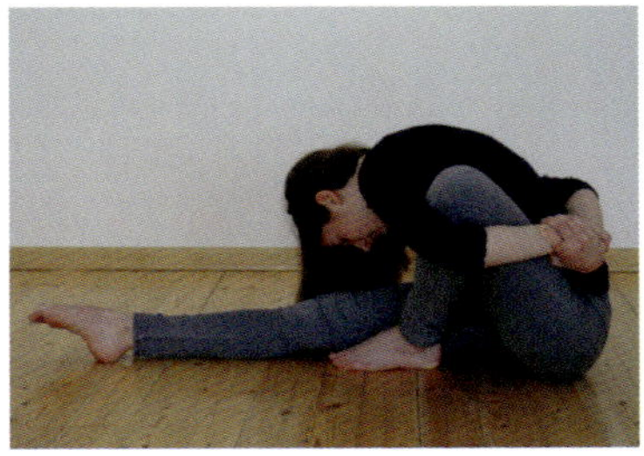

marīcyāsana

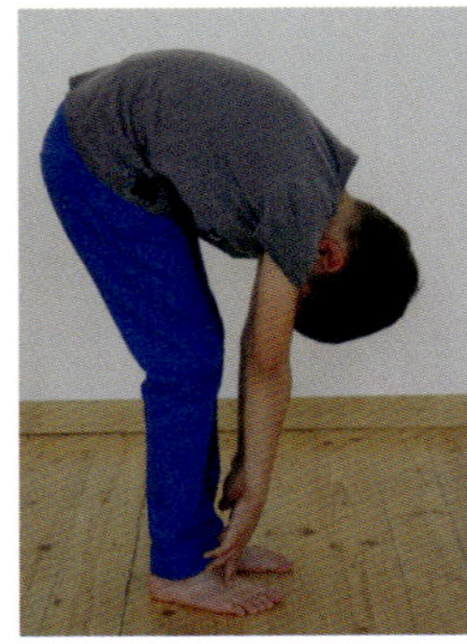

uttānāsana

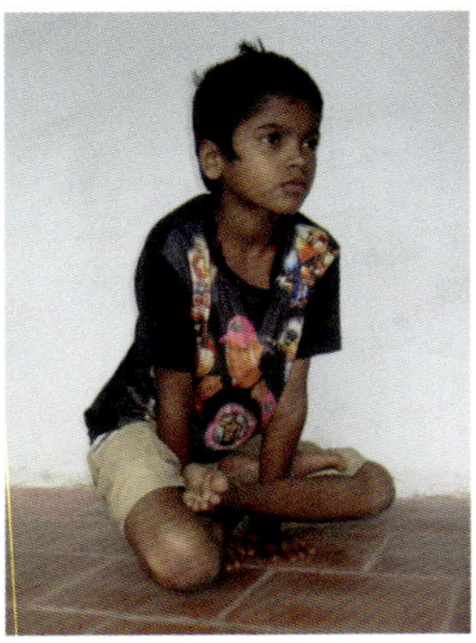

kukkuṭāsana

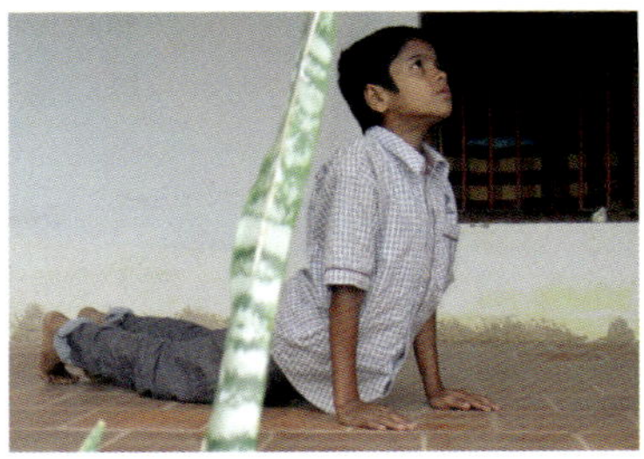

ūrdhvamukhaśvānāsana

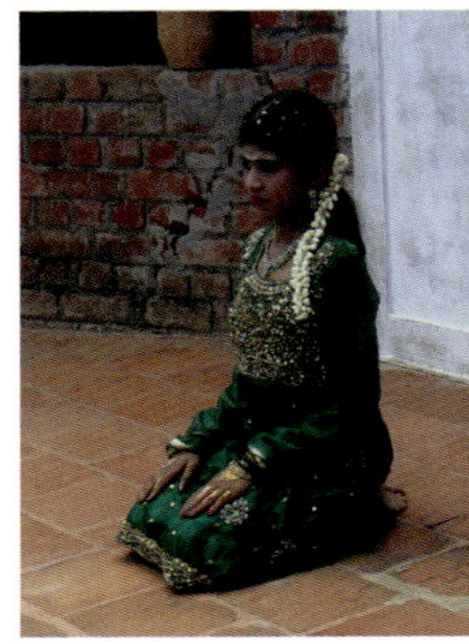

vajrāsana

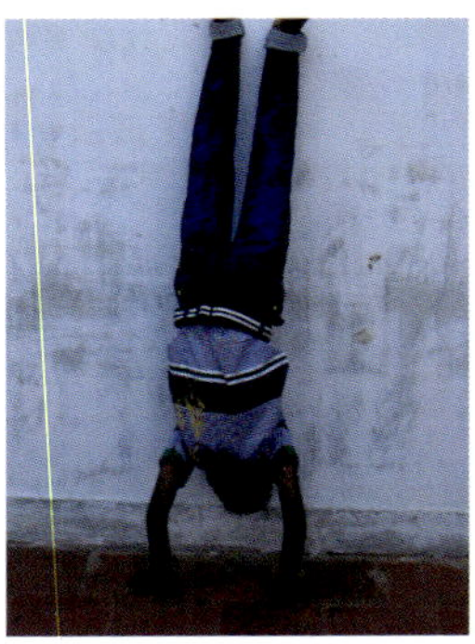

vṛkṣāsana

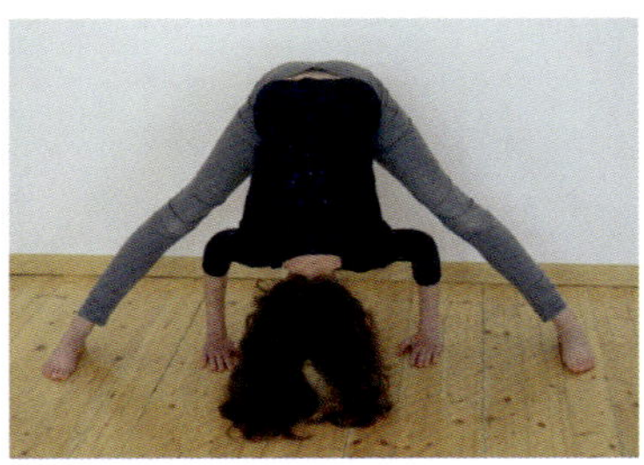

prasārita pāda uttānāsana

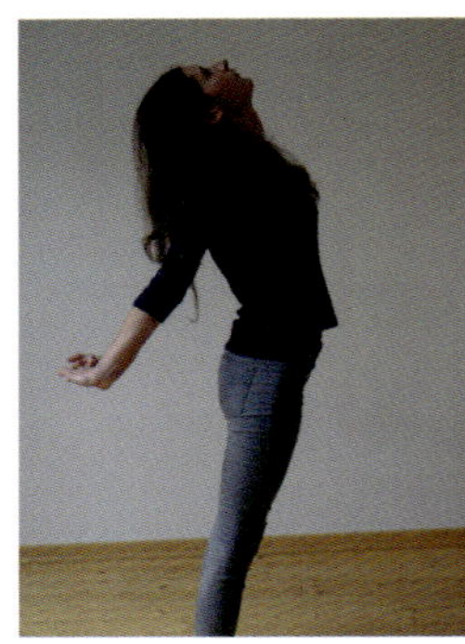

ūrdhvamukhāsana

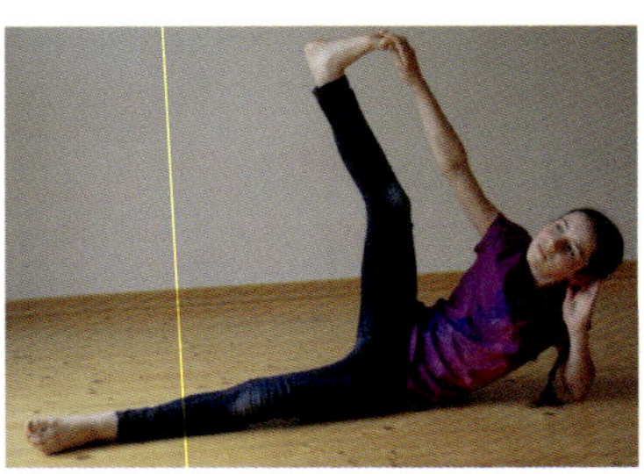

samasaṃsthānam

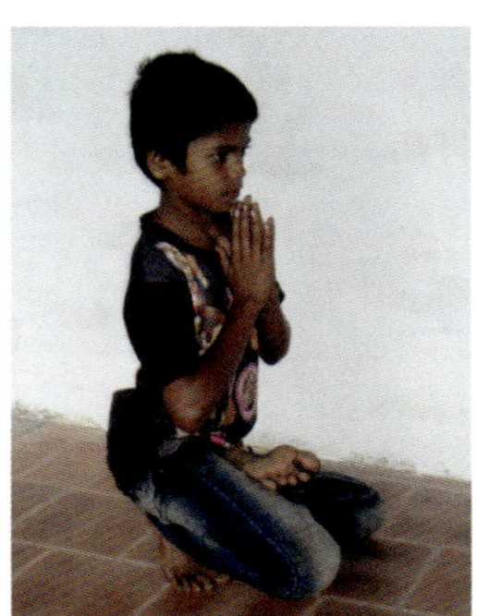

vātāyanāsana

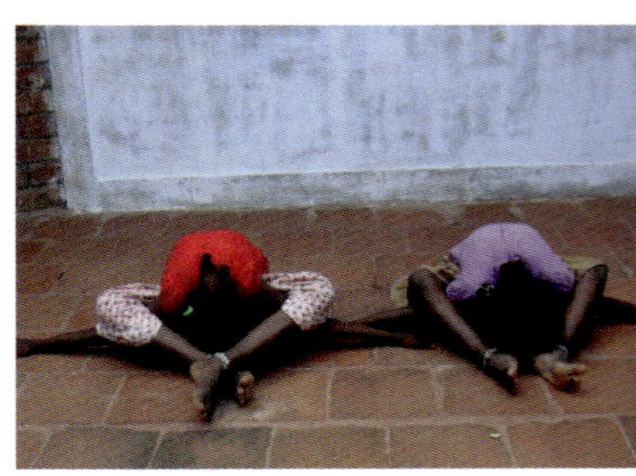

kūrmāsana

Anhang 2 – Ein paar Geschichten als Anregung

Vier Geschichten zum Thema: Ahimsa – Gewaltlosigkeit

„Um denjenigen, der in aller Konsequenz Aggressivität vermeidet, bildet sich eine Insel der Friedfertigkeit.“ Yoga Sutra 2.35

Wie entstehen Kriege?

„Vati", fragte Klaus, „wie entstehen eigentlich Kriege?" „Ja, mein Junge, die Sache ist so: Nehmen wir zum Beispiel an, England streitet sich mit Amerika über irgendetwas..."
Die Mutter unterbricht: „Rede doch keinen Unsinn, England und Amerika werden sich nicht miteinander streiten." „Das behaupte ich ja gar nicht! Ich will doch nur ein Beispiel anführen." „Mit solchem Unsinn verwirrst du dem Jungen nur den Kopf."
„Was, ich verwirre seinen Kopf? Wenn es nach dir ginge, würde überhaupt nichts in seinen Kopf hineinkommen!" „Was sagst du da? Ich verbiete dir, dass du..." Da ruft Klaus: „Danke, Vater, jetzt weiß ich, wie Kriege entstehen." (45)

Zwei Wölfe

Ein alter Indianer saß mit seinem Enkelsohn am Lagerfeuer. Es war schon dunkel geworden und das Holz knackte, während die Flammen in den Himmel züngelten. Der Alte sagte nach einer Weile des Schweigens: „Weißt du, wie ich mich manchmal fühle? Es ist, als ob da zwei Wölfe in meinem Herzen miteinander kämpfen würden. Einer der beiden ist rachsüchtig, aggressiv und wütend. Der andere hingegen ist liebevoll, sanft und mitfühlend.“ „Welcher der beiden wird den Kampf um dein Herz gewinnen?“, fragte der Junge. „Der Wolf, den ich füttere“, antwortete der Alte (46).

Seesterne retten

Es kam ein furchtbarer Sturm auf, der Orkan tobte und wühlte das ganze Meer auf.
Meterhohe Wellen brachen ohrenbetäubend auf den Strand. Nachdem dieses Unwetter langsam nachließ, klarte der Himmel wieder auf. Am Strand lagen aber unzählige Seesterne, die von der Strömung an den Strand geworfen wurden. Ein kleiner Junge lief am Strand entlang, nahm behutsam Seestern für Seestern in die Hand und warf sie zurück ins Meer.
Ein Mann, der die Szene beobachtet hatte, ging zu dem Jungen und sagte: „Du dummer Junge! Was du da machst, ist vollkommen sinnlos. Siehst du nicht, dass der ganze Strand voll von Seesternen ist? Die kannst du nie alle zurück ins Meer werfen! Was du da tust, ändert nicht das Geringste!“. Der Junge schaute den Mann einen Moment lang an. Dann ging er zu dem nächsten Seestern, hob ihn behutsam vom Boden auf und warf ihn ins Meer. Zu dem Mann sagte er: „Für ihn wird sich etwas ändern“. (47)

Die Schlange und die Dorfbewohner

In der Nähe eines kleinen indischen Dorfes lebte eine riesige Schlange, die die Bewohner in Angst und Schrecken versetzte, da sie jeden, der sich ihr näherte, mit einem giftigen Biss tötete. Die verängstigten Dorfbewohner schickten eine Gesandtschaft zu einem Weisen, um sich über die Bösartigkeit der Schlange zu beklagen. Daraufhin suchte der Weise die Schlange auf. Er sprach lange mit ihr und rügte sie für ihr schlechtes Verhalten. Er fragte sie, was ihr denn die Dorfbewohner getan hätten? Warum sie so gewalttätig sei? Er wählte so überzeugende Worte, dass die Schlange bis in ihr Innerstes erschüttert war. Sie schwor, sich zu bessern. Und sie hielt Wort. Von diesem Tag an war sie nicht mehr dieselbe. Das einst so gefürchtete Reptil wurde zu einem mageren und schlaffen Wurm. Sie wurde so harmlos, dass nicht einmal eine Schnecke sich vor ihr fürchtete. Die Dorfbewohner aber hatten ihre Angst von früher schnell vergessen. Sie spotteten nun über die Schwäche der Schlange und lachten über ihre Giftzähne, die sie nicht mehr benutzte! Jedes Mal, wenn die Kinder ihr begegneten, bewarfen sie sie mit Steinen oder traten sie. So ging es einige Monate, bis die Schlange schließlich genug hatte. Sie schleppte sich zum Haus des Weisen und berichtete ihm von ihrer Not. „Ich habe alles getan, was du von mir verlangt hast, aber ich erkenne mich selbst nicht mehr. Die Leute fürchten mich nicht mehr, sie haben keinen Respekt mehr vor mir. Sie verachten mich, sie schlagen mich, und darunter leide ich sehr. Was soll ich nur tun?“

„Was ich dir sagen kann, ist recht einfach“, entgegnete ihr der Weise. „Ich habe dir verboten, die Dorfbewohner grundlos zu töten. Aber habe ich dir denn verboten zu zischen?“ (48).

Fünf Geschichten zum Thema Satya – Wahrhaftigkeit

„Wer stets ehrlich in seinen Äußerungen ist, wird auch die richtigen Entscheidungen für sein eigenes Handeln finden.“ Yoga Sutra 2.36

Die drei Siebe

Zu Sokrates kam ein Mann und sagte: „Höre, ich muss dir etwas Wichtiges über deinen Freund erzählen!“ „Warte ein wenig“, unterbrach ihn der Weise, „hast du schon das, was du mir erzählen willst, durch die drei Siebe hindurchgelassen?“ „So höre: Das erste Sieb ist das der Wahrheit. Hast du dich der Wahrheit der Sache vergewissert?“ „Nein, ich habe es von anderen gehört“ erwiderte der Mann. „Nun denn, das zweite Sieb ist das der Güte. Ist die Ursache dafür, dass du diese Nachricht weitergibst, einem gütigen Motiv deines Herzen entsprungen?“ Der Mann musste schweigen. „Das dritte Sieb schließlich ist das der Nützlichkeit. Glaubst du, dass diese Nachricht meinem Freund oder mir von Nutzen sein wird?“ Der Mann drehte sich wortlos um und ging wieder seiner Wege. (49)

Wahrheit und Märchen

Die Wahrheit ging durch die Straßen, ganz nackt, wie am Tag ihrer Geburt. Kein Mensch wollte sie in sein Haus einlassen. Jeder, der sie traf, flüchtete voller Angst vor ihr. Eines Tages ging die Wahrheit wieder in Gedanken versunken durch die Straße. Sie war sehr betrübt und verbittert. Da begegnete sie dem Märchen. Das Märchen war geschmückt mit herrlichen, prächtigen und vielfarbigen Kleidern, die jedes Auge und jedes Herz entzückten. Da fragte das Märchen die Wahrheit: „Sage mir, geehrte Freundin, warum bist du so bedrückt und drehst dich auf den Straßen so betrübt herum?“ Da antwortete ihm die Wahrheit: „Es geht mir schlecht, ich bin alt und betagt, und kein Mensch will mich kennen.“ Hierauf erwiderte das Märchen: „Nicht weil du alt bist, lieben dich die Menschen nicht. Auch ich bin sehr alt, und je älter ich werde, desto mehr lieben mich die Menschen. Siehe, ich will dir das Geheimnis der Menschen enthüllen: Sie lieben es, dass jeder geschmückt ist und sich ein wenig bekleidet. Ich werde dir solche Kleider borgen, mit denen ich angezogen bin, und du wirst sehen, dass die Leute auch dich lieben werden.“

Die Wahrheit befolgte diesen Rat und schmückte sich mit den Kleidern des Märchens. Seit damals gehen Wahrheit und Märchen zusammen, und beide sind bei den Menschen beliebt (50).

Der Fuchs und der Holzhacker

Ein vor Jägern fliehender Fuchs fand, nachdem er lange in der Wildnis herumgelaufen war, endlich einen Holzhacker und bat denselben inständig, ihn doch bei sich zu verbergen. Dieser zeigte ihm seine Hütte, worauf der Fuchs hineinging und sich in einem Winkel versteckte. Als die Jäger kamen und sich bei dem Manne erkundigten, so versicherte dieser zwar durch Worte, er wisse nichts, deutete aber mit der Hand nach dem Orte hin, wo der Fuchs versteckt war. Allein die Jäger hatten nicht darauf geachtet und entfernten sich sogleich wieder. Wie nun der Fuchs sie fortgehen sah, ging er wieder heraus, ohne etwas zu sagen; und als der Holzhacker ihm Vorwürfe machte, dass er ihm, durch den er doch gerettet worden sei, keinen Dank bezeuge, drehte sich der Fuchs nochmals um und sprach: „Ich wüsste dir gerne Dank, wenn die Werke deiner Hand und deine Gesinnung mit deinen Reden im Einklange ständen." (51).

Der Hirtenjunge und der Wolf

Es war einmal ein Hirtenjunge, der jeden Tag die Schafe hütete. Jeden Morgen holte er die Tiere von ihren Besitzern ab und trieb sie in die Berge, wo die Schafe grasen sollten. Am Abend brachte er sie gewissenhaft zurück ins Dorf. Doch manchmal langweilte sich der Hirtenjunge, schließlich sah er den ganzen Tag nur Schafe. So wollte er sich einmal einen Spaß erlauben und rief: „Der Wolf! Der Wolf! Der Wolf will sich ein Schaf holen!“ Da kamen alle Leute mit ihren Mistgabeln und Dreschflegeln aus dem Dorf gelaufen, um den Wolf zu verjagen. Doch da war kein Wolf! Der Hirtenjunge lachte Tränen über die verdutzten Gesichter der Bauern. Dem Jungen gefiel der Spaß so gut, dass er ihn nach einigen Tagen wiederholte. Und wieder rief er: „Der Wolf! Der Wolf will sich ein Schaf holen!“ Und wieder kamen alle Bewohner des Dorfes angerannt, um den Wolf zu verscheuchen, doch es war kein Wolf zu sehen. Eines Herbstabends, als sich der Hirtenjunge mit den Schafen auf den Heimweg machen wollte, kam wirklich ein Wolf. Der Bursche schrie voller Angst: „Der Wolf! Der Wolf will eines der Schafe holen!" Doch diesmal kam nicht ein einziger Bauer. Und so trieb der Wolf die Schafe in die Berge und fraß sie alle auf (52).

Die drei Söhne

Drei Frauen wollten am Brunnen Wasser holen. Nicht weit davon saß ein alter Mann auf einer Bank und hörte zu, wie die Frauen ihre Söhne lobten. „Mein Sohn", sagte die erste, „ist so geschickt, dass er alle hinter sich lässt." „Mein Sohn", sagte die zweite, „singt so schön wie die Nachtigall! Es gibt keinen, der eine so schöne Stimme hat, wie er..." „Und warum lobst du deinen Sohn nicht?", fragten sie die dritte, als diese schwieg. „Er hat nichts, das ich loben könnte", entgegnete sie. „Mein Sohn ist nur ein gewöhnlicher Knabe, er hat nichts Besonderes an sich und in sich..." Die Frauen füllten ihre Eimer und gingen heim. Der alte Mann ging langsam hinter ihnen her. Die Eimer waren schwer und die abgearbeiteten Hände schwach. Deshalb machten die Frauen eine Ruhepause, denn ihr Rücken tat ihnen weh. Da kamen ihnen ihre drei Jungen entgegen. Der erste stellte sich auf die Hände und schlug Rad um Rad. Die Frauen riefen: „Welch ein geschickter Junge!" Der zweite sang so herrlich wie die Nachtigall, und die Frauen lauschten andachtsvoll und mit Tränen in den Augen. Der dritte Junge lief zu seiner Mutter, hob die Eimer auf und trug sie heim. Da fragten die Frauen den alten Mann: „Was sagst du zu unseren Söhnen?" „Wo sind eure Söhne?", fragte der alte Mann verwundert, „ich sehe nur einen einzigen Sohn!" (53).

Drei Geschichten zum Thema Asteya – Nichtstehlen

„Wer die Rechte anderer Menschen nie verletzt, wird reichlich belohnt." Yoga Sutra 2.37

Der Hund und das Stück Fleisch

Ein großer Hund hatte einem kleinen, schwächlichen Hündchen ein dickes Stück Fleisch abgejagt. Er brauste mit seiner Beute davon. Als er über eine schmale Brücke lief, fiel zufällig sein Blick ins Wasser. Wie vom Blitz getroffen blieb er stehen, denn er sah unter sich einen Hund, der gierig seine Beute festhielt. „Der kommt mir zur rechten Zeit", sagte der Hund auf der Brücke, „heute habe ich wirklich Glück. Sein Stück Fleisch scheint noch größer zu sein als meins." Gefräßig stürzte sich der Hund kopfüber in den Bach und biss nach dem Hund, den er von der Brücke aus gesehen hatte. Das Wasser spritzte auf. Er ruderte wild im Bach umher und spähte hitzig nach allen Seiten. Aber er konnte den Hund mit dem Stück Fleisch nicht mehr entdecken, er war verschwunden. Da fiel dem Hund sein soeben erbeutetes, eigenes Stück ein. Wo war es geblieben? Verwirrt tauchte er unter und suchte danach. Doch vergeblich, in seiner dummen Gier war ihm auch noch das Stück Fleisch verlorengegangen, das er schon sicher zwischen seinen Zähnen gehabt hatte (54).

Der Fuchs und der Storch

Eines Tages hatte der Fuchs den Storch zum Mittagessen eingeladen. Es gab nur eine Suppe, die der Fuchs seinem Gast auf einem Teller vorsetzte. Von dem flachen Teller aber konnte der Storch mit seinem langen Schnabel nichts aufnehmen. Der listige Fuchs aber schnappte alles in einem Augenblick weg. Der Storch sann auf Rache. Nach einiger Zeit lud er seinerseits den Fuchs zum Essen ein. Der immer hungrige Fuchs sagte freudig zu. Gierig stellte er sich zur abgemachten Stunde ein. Lieblich stieg ihm der Duft des Bratens in die Nase. Der Storch hatte das Fleisch aber in kleine Stücke geschnitten und brachte es auf den Tisch in einem Gefäß mit langem Halse und enger Öffnung. Er selbst konnte mit seinem Schnabel leicht hineinlangen. Aber die Schnauze des Fuchses passte nicht hinein. Er musste hungrig wieder abziehen. Beschämt, mit eingezogenem Schwanz und hängenden Ohren schlich er nach Hause (55).

Der Edelstein

Ein weiser Mann hatte den Rand seines Dorfes erreicht und ließ sich unter einem Baum nieder, um dort die Nacht zu verbringen, als ein Dorfbewohner angerannt kam und sagte: „Der Stein! Der Stein! Gib mir den kostbaren Stein!“ „Welchen Stein?“, fragte der weise Mann. „Letzte Nacht erschien mir ein Engel im Traum“, erzählte der Dörfler, „er sagte mir, ich würde bei Einbruch der Dunkelheit am Dorfrand einen weisen Mann finden, der mir einen kostbaren Stein geben würde, so dass ich für immer reich wäre.“ Der Weise durchwühlte seinen Sack und zog einen Stein heraus. „Wahrscheinlich meinte er diesen hier“, sagte er, als er dem Dörfler den Stein überreichte. „Ich fand ihn vor einigen Tagen auf einem Waldweg. Du kannst ihn natürlich haben.“ Staunend betrachtete der Mann den Stein. Es war ein Diamant. Ein riesengroßer Edelstein von unermesslichem Wert. Er nahm den Diamanten und ging weg. Die ganze Nacht wälzte er sich im Bett und konnte nicht schlafen. Am nächsten Tag noch vor Tagesanbruch eilte er zum Weisen, weckte ihn auf und flehte ihn an: „Gib mir von dem Reichtum, der es dir ermöglicht, diesen Diamanten so leichten Herzens wegzugeben.“ (56).

Drei Geschichten zum Thema Brahmacarya – im rechten Maß leben

„Wird die eigene emotionale Empfindlichkeit betrachtet, ohne den Bezug zum gewählten Übungsweg zu verlieren, weckt das große Kräfte.“ Yoga Sutra 2.38

Zwei Mönche

Zwei Mönche waren auf der Wanderschaft. Eines Tages kamen sie an einen Fluss. Dort stand eine junge Frau mit wunderschönen Kleidern. Offenbar wollte sie über den Fluss, doch da das Wasser sehr tief war, konnte sie den Fluss nicht überqueren, ohne ihre Kleider zu beschädigen. Ohne zu zögern, ging einer der Mönche auf die Frau zu, hob sie auf seine Schultern und watete mit ihr durch das Wasser. Auf der anderen Flussseite setzte er sie trocken ab. Nachdem der andere Mönch auch durch den Fluss gewatet war, setzten die beiden ihre Wanderung fort. Nach etwa einer Stunde fing der eine Mönch an, den anderen zu kritisieren: „Du weißt schon, dass das, was du getan hast, nicht richtig war, nicht wahr? Du weißt, wir dürfen keinen nahen Kontakt mit Frauen haben. Wie konntest du nur gegen diese Regel verstoßen?“ Der Mönch, der die Frau durch den Fluss getragen hatte, hörte sich die Vorwürfe des anderen ruhig an. Dann antwortete er: „Ich habe die Frau vor einer Stunde am Fluss abgesetzt - warum trägst du sie immer noch mit dir herum?“ (57).

Erwachsensein

Zu einem Schüler, der ständig am Beten war, sagte der Meister: »Wann wirst du aufhören, dich auf Gott zu stützen, und lernen, auf eigenen Füßen zu stehen?“ Der Schüler war erstaunt: „Aber gerade Ihr habt uns gelehrt, Gott als unseren Vater anzusehen!“ „Wann wirst du lernen, dass ein Vater nicht jemand ist, auf den man sich stützen kann, sondern jemand, der dich von deinem Anlehnungsbedürfnis befreit?“ (58).

Der alte Großvater und der Enkel

Es war einmal ein steinalter Mann, dem waren die Augen trüb geworden, die Ohren taub, und die Knie zitterten ihm. Wenn er nun bei Tische saß und den Löffel kaum halten konnte, schüttete er Suppe auf das Tischtuch, und es floss ihm auch etwas wieder aus dem Mund. Sein Sohn und dessen Frau ekelten sich davor, und deswegen musste sich der alte Großvater endlich hinter den Ofen in die Ecke setzen, und sie gaben ihm sein Essen in ein irdenes Schüsselchen und noch dazu nicht einmal satt; da sah er betrübt nach dem Tisch und die Augen wurden ihm nass. Einmal auch konnten seine zittrigen Hände das Schüsselchen nicht festhalten, es fiel zur Erde und zerbrach. Die junge Frau schalt, er sagte nichts und seufzte nur. Da kaufte sie ihm ein hölzernes Schüsselchen für ein paar Heller, daraus musste er nun essen. Wie sie da so sitzen, so trägt der kleine Enkel von vier Jahren auf der Erde kleine Brettlein zusammen. „Was machst du da?", fragte der Vater. „Ich mache ein Tröglein“, antwortete das Kind, „daraus sollen Vater und Mutter essen, wenn ich groß bin." Da sahen sich Mann und Frau eine Weile an, fingen endlich an zu weinen, holten sofort den alten Großvater an den Tisch und ließen ihn von nun an immer mitessen, sagten auch nichts, wenn er ein wenig verschüttete (59).

Drei Geschichten zum Thema Aparigraha – nicht Besitz ergreifen, nicht anhaften

„Wer sich konsequent der Anhäufung von Besitz jeglicher Art widersetzt, bleibt sich selbst treu."
Yoga Sutra 2.39

Die goldenen Eier

Es war einmal ein armer Bauer, der eines Tages im Nest seiner Lieblingsgans ein goldenes Ei entdeckte. Er dachte zunächst, es müsse sich um eine Täuschung handeln, aber dann beschloss er doch das Ei schätzen zu lassen. Das Ei war wirklich aus reinem Gold. Der Bauer konnte sein Glück kaum fassen. Am nächsten Tag wiederholte sich dieses Ereignis und er staunte noch mehr. Er lief jetzt Tag für Tag nach dem Erwachen zum Nest und fand jedes Mal ein goldenes Ei. Er konnte es gar nicht erwarten der Gans das Ei zu entreißen. Und so kam mit dem Reichtum auch die Gier und die Ungeduld. Er wollte nicht mehr von einem Tag zum anderen warten, bis die Gans wieder ein goldenes Ei legte. So beschloss er eines Tages, der Gans das Leben zu nehmen und sie zu schlachten, damit alle Eier auf einmal in seinen Besitz kommen. Doch als er den Bauch der Gans aufschnitt, war dieser leer. Nun hatte er nichts weiter als eine tote Gans, die keine Eier mehr legen konnte (60).

Vom wahren Reichtum

Eines Tages nahm ein Vater seinen Sohn mit aufs Land, um ihm zu zeigen, wie arme Leute leben. Vater und Sohn verbrachten einen Tag und eine Nacht auf einer Farm einer sehr armen Familie. Als sie wieder zurückkehrten, fragte der Vater seinen Sohn: „Wie war dieser Ausflug?" „Sehr interessant!", antwortete der Sohn. „Und hast du gesehen, wie arm Menschen sein können?" „Oh ja Vater, das habe ich gesehen." „Was hast du also gelernt?", fragte der Vater. Der Sohn antwortete: „Ich habe gesehen, dass wir einen Hund haben und die Leute auf der Farm haben vier. Wir haben einen Swimmingpool, der bis zur Mitte unseres Gartens reicht, und sie haben einen großen See, der gar nicht mehr aufhört. Wir haben prächtige Lampen in unserem Garten und die haben wunderschöne Sterne. Unsere Terrasse reicht bis zum Vorgarten und sie haben den ganzen Horizont."

Der Vater war sprachlos, und der Sohn fügte noch hinzu: „Danke Vater, dass du mir gezeigt hast, wie arm wir sind." (61).

Die Elfenbeinstäbchen

Im alten China beschloss ein junger Prinz, sich ein paar Essstäbchen aus wertvollem Elfenbein fertigen zu lassen. Als sein Vater, ein weiser König, davon erfuhr, suchte er seinen Sohn auf und warnte ihn: "Überdenke deinen Wunsch! Diese beiden kostbaren Elfenbeinstäbchen können dich ins Verderben stürzen!" Der junge Prinz verstand die Welt nicht mehr. Er wusste nicht, ob sein Vater es ernst meinte oder sich einen Scherz mit ihm erlaubte. Doch der König erklärte es ihm:"Sobald du diese Elfenbeinstäbchen hast, wirst du feststellen, dass sie nicht zu unserem Geschirr passen. Du wirst nach Tassen und Schälchen aus Jade verlangen. Aber Schalen aus Jade und Elfenbeinstäbchen dulden keine gewöhnlichen Speisen, du wirst Elefantenschwänze und Leopardenleber essen wollen. Doch ein Mann, der Elefantenschwänze und Leopardenleber gekostet hat, wird sich nicht mit Hanfkleidern und einer einfachen Behausung abgeben. Also wirst du seidene Anzüge und prächtige Paläste verlangen. Und dafür wirst du alle Kassen des Königsreiches plündern müssen. Deine Wünsche werden ins Unermessliche gehen. Bald wirst du dich an ein luxuriöses Leben gewöhnen, und deine Ausgaben werden keine Grenzen mehr kennen. Das Königreich wird verfallen und im Elend versinken. Denn deine Elfenbeinstäbchen sind wie der kleine, feine Riss in der Mauer, der irgendwann das gesamte Mauerwerk einstürzen lässt." Der Prinz vergaß seinen launischen Einfall und wurde später selbst ein Monarch, den alle für seine große Weisheit rühmten. (62).

Anhang 3 – Glossar zu den Sanskritbegriffen

Ahiṃsā (S. 87, 146, 153, 207)	Gewaltlosigkeit
Antarāya (S. 151, 154, 155)	Hindernis
Antah-Krama	der Weg der Selbstfindung
Aparigraha (S. 87, 88, 153, 213)	das Nichtanhäufen
Aṣṭāṅga Yoga	der achtgliedrige Yoga
Ayurveda (S. 15, 107)	die traditionelle indische Medizin
Āsanā	Körperhaltung
Asteya (S. 87, 88, 93, 153, 210)	das Nichtstehlen
Bhagavadgītā (S. 12, 54)	„Der Gesang Gottes“, ein altes Sanskritwerk für den Hinduismus und den Yoga
Bhāvanā (S. 84, 85, 87, 89, 127, 133, 152, 154, 180)	Einstellung
Brahmacarya (S. 87, 153, 212)	im Gottesbewusstsein weilen
Brahman (S. 15)	das Ewige
Bhrāmarī (S. 179)	die Bienenatmung
Dharma (S. 123, 124, 125)	die Eigenverantwortung
Dhāraṇā (S. 13, 109, 110, 142 190)	Konzentration
Dhyāna (S. 13, 142, 144, 190)	Meditation
Dīrgha sūkṣma (S. 141)	lang und fein
Ekāgratā (S. 141)	auf ein Ziel ausgerichtet
Haṭha-Yoga (S. 12, 13, 18, 109, 140)	eine Yogaform mit Übungen für den Körper, die Körperorgane und den Geist
Haṭha-Yoga-Pradīpikā (S. 12, 13, 18)	das Sanskritwerk, das Hatha-Yoga beschreibt
Isvarapraṇidhāna (S. 153)	Hingabe an das Allerhöchste
Karuṇā (S. 89, 152)	Mitempfinden
Kleśa (S. 153, 154)	tiefsitzende, störende Neigungen
Kriyā Yoga (S. 153)	das Yoga der Reinigung

Maitrī (S. 152)	Freundlichkeit
Muditā (S. 152)	das Mitfreuen
Niyama (S. 13, 89, 109, 153, 154, 162, 164)	eine interne Disziplin
Pañcatantra (S. 155)	„Fünf Wege" - ein altes Sanskritwerk mit Tiergeschichten für Kinder
Pariṇāma (S. 188)	der Wandel
Pratipakṣabhāvana (S. 154)	sich in andere hineinversetzen
Saṃtoṣa (S. 153)	Genügsamkeit
Satya (S. 87, 88, 91, 153, 208)	Wahrhaftigkeit
Sauca (S. 153)	Sauberkeit
Sṛṣṭi-krama (S. 18, 19, 141)	der Weg des Aufbaus
Sthira sukha (S. 141)	stabil und bequem
Sthiti-Krama (S. 18, 19)	der Weg der Stabilität
Svādhyāya (S. 89, 95, 109, 123, 142, 152, 153, 190)	Selbststudium
Tapas (S. 153)	sich überwinden
Trāṭaka (107, 109, 159)	Konzentrationsübung, bestehend aus dem Starren
Ujjāyī (S. 79, 95, 115, 117, 150)	eine Atemtechnik mit einer Verengung im Halsgebiet
Upekṣā (S. 152)	aus der Distanz schauen
Vairāgya (S. 155)	Abstand
Vinyāsa (S. 16, 37, 175, 179)	Ablauf in Schritten
Vinyāsa Krama (S. 16)	der Weg des schrittweise Vorgehens
Yama (S. 13, 87, 142, 153, 154, 162, 164, 190)	Disziplin
Yogarahasya (S. 18, 148, 151, 220)	„Das Geheimnis des Yoga", ein Sanskritwerk
Yoga Sutra (S. 5, 12, 13, 18, 54, 106, 137, 144, 151, 152, 155, 158, 164, 173, 185, 207, 208, 210)	„Der Leitfaden des Yoga", das alte zentrale Buch des Yoga
Yogaśikhā Upanishat	ein altes Sanskritwerk über Yoga und Yogatechniken

Yoga Sutra 1.1

Einheit lässt sich nicht erdenken oder erfühlen, sondern übend erfahren. (S. 12)

Yoga Sutra 1.30

Sich krank fühlen, träge werden, sich nicht entscheiden können, hastig sein, Vorhaben aufschieben, zerstreut sein, Dinge überbewerten, sich nicht genügend zutrauen und unbeständig sein - das sind die Hindernisse, die das Fühlen und Denken nachteilig beeinflussen. (S. 33, 106, 151)

Yoga Sutra 1. 31

Wenn Hindernisse gedeihen, entsteht ein innerer Druck, der allmählich das Fühlen und Denken trübt, den Körper verspannt und den Atem aus dem Fluss bringt. (S. 33, 152)

Yoga Sutra 1.32

Beharrliche Ausrichtung der Gefühle und Gedanken auf ein Thema löst die individuellen Hindernisse auf. (S.106, 185)

Yoga Sutra 1.33

Sich freuen, wenn andere Glück haben; ihnen zur Seite stehen, wenn sie leiden; Begeisterung für ihre guten Seiten und das Betrachten ihrer schlechten, ohne sie zu verurteilen: dadurch werden Fühlen und Denken klar. (S. 85, 106, 125, 152)

Yoga Sutra 1.34

Wird der Atemraum durch tiefes, langes Ausatmen leer und frei, werden das Fühlen und Denken klar. (S. 106)

Yoga Sutra 1.35

Beginnt man zu verstehen, wie die persönliche Sichtweise die Wahrnehmung beeinflusst, kommen die mentalen Regungen ins Gleichgewicht. (S. 89,106)

Yoga Sutra 1.36

Sich den Bereich im eigenen Inneren, der jedes Leid anschauen kann und dennoch von keinem Leid berührt ist, als Licht vorzustellen, löst mentalen Druck. (S. 56, 106)

Yoga Sutra 1.37

Zu erfahren, was Menschen fühlen und denken, die große Krisen überwunden und Gleichmut entwickelt haben, hilft, das eigene Fühlen und Denken positiv zu lenken. (S. 56, 106)

Yoga Sutra 1.38
Den Zustand des Tiefschlafs zu betrachten zeigt die innewohnende Fähigkeit zur Ruhe. Den Zustand des Traumes oder auch einzelner Träume zu betrachten schenkt Wissen über Fühlen und Denken. (S. 106)

Yoga Sutra 1.39
Das stille Meditieren über ein Thema, das anspricht, stabilisiert Fühlen und Denken. (S. 106)

Yoga Sutra 2.1
Einheit äußert sich, wenn mit unbeschränktem Einsatz gehandelt wird, unter Berücksichtigung individueller Fähigkeiten und Grenzen, ohne dabei den Eigenwillen überzubewerten. (S. 153)

Yoga Sutra 2.2
Das achtsame Vorgehen bringt langfristig tiefe Erkenntnisse und löst störende Neigungen auf. (S. 153)

Yoga Sutra 2.15
Der Weise nimmt das Leiden an, denn Leiden wird leicht ausgelöst: durch die Vergänglichkeit von allem - auch von wertvollen dauerhaften Dingen -, dadurch, dass nicht alles zu bekommen ist, was gewünscht wird, und weil der Mensch von gegensätzlichen Kräften bewegt und anzogen wird. (S. 54, 185)

Yoga Sutra 2.16
Die Weise begegnet dem Leiden, indem er sich bemüht, ihm vorzubeugen. (S. 54)

Yoga Sutra 2.23
Erst durch die Berührung mit der Welt der Objekte kann Klarheit über das eigene Wesen gewonnen werden. (S. 106, 173)

Yoga Sutra 2.29
Die acht Teile des Yogaübungsweges werden aus dem Verhalten gegenüber anderen Menschen, sich selbst, dem eigenen Körper, dem Atem und den Sinnen sowie dem Üben der Konzentration in drei Schritten gebildet. (S. 153)

Yoga Sutra 2.30
Sich nicht aggressiv verhalten, ehrlich sein, das Recht anderer nicht verletzen, den Leitfaden des eigenen Übungsweges nicht aus den Augen verlieren und materiell nicht anspruchsvoll sein - das sind fünf wichtige Verhaltensregeln für Yogaübende gegenüber anderen. (S. 153)

Yoga Sutra 2.32
Nicht unrein werden, sich stets zufrieden zeigen, diszipliniert sein, an der eigenen geistigen Entwick-

lung interessiert bleiben und hingabefähig sein - das sind fünf wichtige Verhaltensregeln gegenüber sich selbst. (S. 153)

Yoga Sutra 2.35
Um denjenigen, der in aller Konsequenz Aggressivität vermeidet, bildet sich eine Insel der Friedfertigkeit. (S. 207)

Yoga Sutra 2.36
Wer stets ehrlich in seinen Äußerungen ist, wird auch die richtigen Entscheidungen für sein eigenes Handeln finden. (S.88, 208)

Yoga Sutra 2.37
Wer die Rechte anderer Menschen nie verletzt, wird reichlich belohnt. (S.88, 210)

Yoga Sutra 2.38
Wird die eigene emotionale Empfindlichkeit betrachtet, ohne den Bezug zum gewählten Übungsweg zu verlieren, weckt das große Kräfte. (S. 212)

Yoga Sutra 2.39
Wer sich konsequent der Anhäufung von Besitz jeglicher Art widersetzt, bleibt sich selbst treu. (S. 88, 213)

Yoga Sutra 2. 44
Wer sich fortwährend bemüht, das Leben zu verstehen, wird auch die eigene Aufgabe im Leben verstehen. (S. 83, 109)

Yoga Sutra 2.46
Das Wohlbefinden ist bei kraftvoller, jedoch entspannter Körperhaltung am größten. (S. 31, 144, 145)

Yoga Sutra 2.47
Gute Haltung entsteht aus kraftvollem, aber unverkrampftem Üben mit dem Körper, während der Geist in meditativer Konzentration weilt. (S. 144)

Yoga Sutra 2.48
Gute Körperhaltung schenkt Widerstandsfähigkeit. (S. 34, 54, 147)

Yoga Sutra 2.49
Der Atem ist ausgewogen, wenn er gemächlich, jedoch ohne zu stocken, fließt. (S. 146, 148)

Yoga Sutra 2.50
Ein langer, sanfter Atemfluss entsteht durch gefühlvolles Verlängern der Ausatmung, der Einatmung und der Atempausen im Verlauf mehrerer Atemzüge, während die Aufmerksamkeit auf einen Punkt gerichtet ist. (S. 149-150)

Yoga Sutra 3.1
Tiefe Konzentration entsteht, wenn Fühlen und Denken auf ein Thema ausgerichtet zur Einheit verschmelzen. (S. 103, 104, 110)

Yoga Sutra 3.2
Eine fortwährende tiefe Konzentration führt zum Zustand der Meditation. (S. 103, 104)

Yoga Sutra 3.3
Wandelt sich der fortwährende Zustand der Meditation in eine innige Verbundenheit mit dem Thema, entsteht der tiefste Zustand der Erkenntnis. (S. 104)

Yoga Sutra 3.4
Konzentration, Meditation und innige Verbundenheit sind aufeinander folgende Stufen und bilden zusammen die Meditationsübung, Samyama. (S. 103, 104)

Yoga Sutra 4.15
Das Erscheinungsbild eines jeden Objektes und jeder Begebenheit hängt von den individuellen Gefühlen und Gedanken ab. (S.185)

Weitere Quellen

Bhagavadgītā 2.48
Handle im Geist des Yoga, indem du vom Ergebnis unabhängig bleibst. Das Gleichgewicht zu behalten, egal, ob du Erfolg oder Misserfolg hast, ist Yoga! (S. 54)

Yogarahasya I.35
Wir leben so lange, wie der Atem bei uns ist. Deshalb ist es notwendig, den Atem hüten zu lernen. (S. 148)

Yogarahasya II.10
Die Übung ist wichtig, welche die geistigen und die Sinnesfähigkeiten stärkt. (S. 151)

Anhang 5 – Quellennachweise

1. BEE für KiTa in Rheinland-Pfalz 2014
2. Yoga Siksha Upanishat 1.133
3. vgl.Sriram, 2004
4. Schäfer 2000, S.16
5. Jacoby H.(2004)
6. nach Wygotski 1985, S.294
7. G.Hüther, Neurobiologe und Beirat des Thüringer Projekts „Hirngerechte Bildung in Kindergarten und Schule“ Hamburger Abendblatt vom 3.7.2006
8. Frick J. In: kindergarten heute, Ausgabe 9/2003
9. Schäfer 2003, S.31 und 34
10. Tschöpe-Scheffler, 2007
11. Meyer, Uni Siegen – unveröffentlichtes Handout, 2003
12. vgl.Peuckert, 2002,S.153
13. Postmann 2003,S.93
14. Spitzer 2007, S.314
15. Spitzer 2012,
16. Sriram 2003
17. Sriram 2003
18. Sriram 2003
19. Desikachar 1997, S.85
20. Desikachar1997, S.85
21. Sriram 2006
22. in: Münchhausen/Trageser 2004
23. in http:www.paradisi.de/Health_und_Ernaehrung/Sexualität/Narzissmus/ Arti-kel/17951.php3.April 2015
24. Spitzer 2003
25. Vgl.Wöstmann et al. 2015
26. Spitzer 2007, S.186
27. Sriram 2006
28. Sriram 2006
29. Schäfer 2011, S.18
30. vgl.Irmer&Seiffge-Krenke 2008
31. Desikachar 2006
32. Schäfer 2011, S.54
33. vgl. Studie 2014 „Mehr Raum für Kinderspiel“
34. Sriram 2001, S.110)
35. Sriram 2006, S.61
36. aus den „Grundsätzen zur Bildungsförderung für Kinder bis 10 Jahre in Kindertageseinrichtungen und Schulen im Primarbereich in NRW 2011“
37. s.o.“Grundsätze (...)“
38. vgl. Gisbert 2004
39. Largo 2009, S.170
40. Desikachar 2005, S.233
41. Schäfer 2011, S.78

42a Stück 1996

42b Arnold 2007, S.39

43. Illich 2013 S.52ff.
44. Largo 2009, S.167
45. in: Hofsümmer 2008
46. in: Becker-Oberender/Oberender 2009
47. gekürzt wiedergegeben aus Porter 1997
48. in: Piquemal/Lagautriere 2004
49. in: Baumanns K.u.P. 1989
50. http://www.maerchen-muenster.de/main31.html 3.April 2015 - Jüdisches Märchen
51. in http//www.hekaya.de 3.April 2015 – von Aesop
52. ebenda
53. in Poostchi Kambiz (Hrsg.) 2007
54. in: http://www.hekaya.de 3.April 2015 – von Aesop
55. ebenda
56. in Poostchi Kambiz (Hrsg.) 2007
57. ebenda
58. in: de Mello, Antony 2003
59. in: Uther 2008
60. in: Münchhausen/Trageser 2004
61. in: Widmann 2008
62. in: Piquemal/Lagautriere 2004

Anhang 6 – Literaturliste

Augenstein, Susanne (2003): Yoga und Konzentration. Theoretische Überlegungen und empirische Untersuchungsergebnisse. Schriftenreihe Bewegungslehre und Bewegungsforschung, Band 16. Immenhausen/Kassel: Prolog-Verlag

Baacke, D. (1974): Die 13- bis 18-jährigen: Eine Einführung in die Probleme des Jugendalters. Weinheim und Basel: Beltz

Bauer, Joachim (2007): Lob der Schule. Sieben Perspektiven für Schüler, Lehrer und Eltern, Hamburg: Hoffmann und Campe

Baumanns, K.u.P. (1989): Lehrer-Journal. Sonderschulmagazin 115 München: Ehrenwirth

Bast, C. (1991): Weibliche Autonomie und Identität. Weinheim und München: Juventa.

BDY – Berufsverband der Yogalehrenden in Deutschland (Hrsg.). (2007): Der Weg des Yoga. Handbuch für Übende und Lehrende. (7. Aufl.). Petersberg: Via Nova

Becker-Oberender, K. (2006): Grundlage für die Ausbildung. Kinder und Jugendliche im Yoga (unveröffentlichtes Ausbildungsmanual)

Becker-Oberender, K. (2008): Klopfakupressur mit Kindern, Jugendlichen und Familien. Das Handbuch für die Praxis: systemisch, energetisch, ressourcenorientiert Kirchzarten: VAK Verlags GmbH

Becker-Oberender, K., Erwin Oberender (2009): Spirit of Energy. Schatzsuche statt Fehlerfahndung, Potenziale entfalten mit 62 Karten und Begleitbuch zur Klopfakupressur. Köln: Edition-Empirica

Becker-Oberender, K., Erwin Oberender (2013): Sabotage-Fallen. Die unbewussten Tricks der menschlichen Psyche . Köln: Edition-Empirica

Beisiegel, S.& Renkl, A. (2003): Lernen in Gruppen: Ein Minihandbuch. Landau: Empirische Pädagogik

Blinkert, B., Höfflin, P., Schmider, A., Spiegel, J.: „Raum für Kinderspiel!", FIFAS-Schriftenreihe, Bd. 12. (Studie 2014)

Brooks, R. & Goldstein, S. (2007): Das Resilienz-Buch. Wie Eltern ihre Kinder fürs Leben stärken – Das Geheimnis der inneren Widerstandskraft. Stuttgart: Klett-Cotta.

Csikszentmihalyi, M. (2010): Flow: Das Geheimnis des Glücks. (15. Aufl.) Stuttgart: Klett-Cotta

Desikachar, T. K. V. (1997): Yoga – Tradition und Erfahrung. Die Praxis des Yoga nach dem Yoga Sutra des Patanjali. Petersberg: Via Nova Verlag.

Desikachar, T.K.V. (1997): Über Freiheit und Meditation – Das Yoga Sutra des Patanjali, Petersberg: Via Nova

Desikachar, T.K.V. (1998): Nathamuni's Yoga Rahasya, Chennai. Indien: Krishnamacharya Yoga Mandiram.

Erikson, Erik H. (1973): Identität und Lebenszyklus. Drei Aufsätze. Frankfurt am Main: Suhrkamp

Erikson, Erik H. (1970): Jugend und Krise – Die Psychodynamik im sozialen Wandel, Stuttgart: Ernst Klett

Feuerstein, G. (2008): Die Yoga Tradition: Geschichte, Literatur, Philosophie und Praxis, Wiggensbach: Yoga Verlags GmbH (2. Aufl.)

Friedlmeier, W. & Holodynski, M. (Hrsg.). (1999). Emotionale Entwicklung. Heidelberg: Spektrum

Gardner, H. (1991): Abschied vom IQ. Die Rahmentheorie der vielfachen Intelligenzen, Stuttgart: Klett-Cotta

Gebauer, K. & Hüther, G. (2003): Kinder brauchen Spielräume: Plädoyer für eine kreative Erziehung. Ostfildern: Patmos

Goleman, D. (2000): Emotionale Intelligenz. (5. Aufl.). München: Hanser

Gopnik A., Kuhl, P. & Meltzoff, A. (2005): Forschergeist in Windeln: Wie Ihr Kind die Welt begreift (Nachdruck). München: Piper

Heidenreich, T. & Michalak, J. (Hrsg.) (2009). Achtsamkeit und Akzeptanz in der Psychotherapie – Ein Handbuch – (3. Aufl.). Tübingen: dgvt

Hofsümmer,W.(2008): Kurzgeschichten, Band 1. 24. Aufl. Ostfildern: Matthias-Grünewald-Verlag

Hüther, G. (2010): Bedienungsanleitung für ein menschliches Gehirn. (10. Aufl.). Göttingen: Vandenhoeck & Ruprecht

Huber, Anne A. (Hrsg.). (2004): Kooperatives Lernen – kein Problem. Effektive Methoden der Partner- und Gruppenarbeit für Schule und Erwachsenenbildung. Leipzig: Klett/SVK.

Huber, Günter L. (2006): Lernen in Gruppen / Kooperatives Lernen. In: H. Mandl & F. Helmut Friedrich (Hrsg.).: Handbuch Lernstrategien. (S.261- 272). Göttingen: Hogrefe.

Illich, Ivan (2013): Entschulung der Gesellschaft. Eine Streitschrift (6. Aufl.) München: C.H.Beck

Irmer, J. & Seiffge-Krenke,I. (2008): Der Einfluss des Familienklimas und der Bindungsrepräsentation auf den Auszug aus dem Elternhaus. Zeitschrift für Entwicklungspsychologie und Pädagogische Psychologie, 40, 69-78.

Jacoby H. (2004): Jenseits von „Begabt" und „Unbegabt". Zweckmäßige Fragestellung und zweckmäßiges Verhalten. Schlüssel für die Entfaltung des Menschen. Kursdokumente (6.Aufl.) Ham-burg: Christians Verlag

Klingberg, T. (2008): Multitasking. Wie man die Informationsflut bewältigt, ohne den Verstand zu verlieren; aus dem Schwedischen von Björn Wirtjes, München: C.H. Beck

Largo Remo H. (2010): Lernen geht anders. Bildung und Erziehung vom Kind her denken. Hamburg: Edition Körber-Stiftung.

Mello, Anthony de (2003): Eine Minute Weisheit. 6. Aufl. Freiburg: Herder

Montessori, M. (1978): Das kreative Kind. Der absorbierende Geist.(4. Aufl.). Freiburg: Herder

Montessori, M. (1980): Die Entdeckung des Kindes. Freiburg: Herder

Montessori, M. (1985): Kinder sind anders. Stuttgart: Klett-Cotta

Nave-Herz, R. (2002): Familie heute. Wandel der Familienstrukturen und Folgen für die Erziehung. (2. Aufl.) Darmstadt: Primus

Oerter, Rolf; Dreher, Eva (2008): Jugendalter, In: Oerter, Rolf und Leo Montada (Hg.): Entwicklungspsychologie, (S. 271-283) Weinheim: Beltz PVU

Petermann, F. & Wiedebusch, S. (2003): Emotionale Kompetenz bei Kindern. Göttingen: Hogrefe

Peuckert, R. (2002): Familienformen im sozialen Wandel. (4. Aufl.) Opladen: VS Verlag für Sozialwissenschaften

Piquemal M./Lagautriere P. (2004): Philo fabelhaft. 63 Fabeln aus aller Welt und ihre philosophische Bedeutung. Kempen: Moses

Poostchi, K. (Hrsg.) (2007): Goldene Äpfel. Spiegelbilder des Lebens: Lehrreiche und humorvolle Geschichten, Weisheiten und Aphorismen aus aller Welt. 5. Aufl. Petersberg: Via Nova

Porter, P. (1997): Entdecke dein Gehirn. Paderborn: Junfermann

Postman, N. (2003): Das Verschwinden der Kindheit. (14. Aufl.). Frankfurt am Main: Fischer

Rathgeb, Thomas (Hg.) (2013): KIM-Studie 2012 Kinder + Medien Computer + Internet. Basisuntersuchung zum Medienumgang 6 – 13-Jähriger in Deutschland, Stuttgart: mpfs

Rogers, C. R. (1974): Lernen in Freiheit. München: Kösel

Rogge, Jan-Uwe (1998): Pubertät. Loslassen und Haltgeben, Reinbek bei Hamburg: Rowohlt

Santrock, J. W. (2007): Child development, eleventh edition. New York, NY: McGraw-Hill Companies Inc.

Schäfer, Gerd E. (2003): Was ist frühkindliche Bildung? In: Gerd. E. Schäfer (Hrsg.): Bildung beginnt mit der Geburt. Förderung von Bildungsprozessen in den ersten sechs Lebensjahren (S. 10-42). Weinheim: Belz

Schäfer, Gerd E. (2010): Was ist Erfahrungslernen? In: Gerd. E. Schäfer (Hrsg.): Die Welt erkunden.TPS 2/10. S.13.

Schäfer, Gerd E. (2011): Beziehung und Bildung von Anfang an. Erfahrungsbildung in einer Kultur des Lernens: Langform des gleichnamigen Artikels in Müller-Using (Hrsg.) Bildung braucht Beziehung (nifbe) https://bildungswissenschaft.univie.ac.at/ 1.04.2015

Schäfer Gerd E. (2011): Was ist frühkindliche Bildung? Kindlicher Anfängergeist in einer Kultur des Lernens. Weinheim: Juventa

Sechtig, J. & Viernickel, S.: (2003): Identität – das Bewusstsein der eigenen Persönlichkeit. Krippenkinder aufnehmen - Teil 3 in:Kindergarten heute, 4/2003,S.24-31

Singer, W. (2003): Was kann ein Mensch wann lernen? In: W. Fthenakis (Hrsg.): Elementarpädagogik nach PISA. S. 67 ff.. Freiburg: Herder

Smith, M.J.N.(2001): An Illustrated Guide to Asanas and Pranayama Chennai: Krishnamacharya Yoga Mandiram India

Spitzer, M. (2003): Lernen. Gehirnforschung und die Schule des Lebens. (korr. Nachdruck) Heidelberg, Berlin: Spektrum Akademischer Verlag.

Spitzer, M. (2007): Lernen - Die Hirnforschung und die Schule des Lebens. Heidelberg: Spektrum

Spitzer, M. (2012): Digitale Demenz. Wie wir uns und unsere Kinder um den Verstand bringen. München: Droemer

Sriram, R. (2001): Yoga. Neun Schritte in die Freiheit: Ein Weg zu Gesundheit und Selbstbewusstsein. Berlin: Theseus

Sriram, R. & Sriram, A. (2004): Yoga und Gefühle: Mit allen Sinnen leben. Berlin: Theseus

Sriram R. (2006): Patanjali Yoga Sutra. Einführung, Übersetzung und Erläuterung, Berlin: Theseus

Sriram, R. (2011): Wünsche dir alles – Erwarte nichts – Und werde reich beschenkt. München: GU.

Strauch, B. & Vogel, S. (2004): Warum sie so seltsam sind: Gehirnentwicklung bei Teenagern. Berlin: Berlin Verlag

Stück, Marcus (1998): Entspannungstraining mit Yogaelementen in der Schule - Wie man Belastungen abbauen kann. Donauwörth: Auer GmbH

Tschöpe-Scheffler, S. (1990): Liebe und ihre Bedeutung für die Erziehung in der Pädagogik Johann Heinrich Pestalozzis und Janusz Korczaks. Frankfurt am Main: Haag und Herchen.

Tschöpe-Scheffler, S. (2007): Fünf Säulen der Erziehung – Wege zu einem entwicklungsfördernden Miteinander von Erwachsenen und Kindern. Ostfildern: Grünewald.

Trageser W.(2004): Die Metapher-Kartei. Paderborn: Junfermann

Ulich, D., Kienbaum, J. & Volland, C. (2002): Wie entwickelt sich Mitgefühl? In: M. von Salisch (Hrsg.): Emotionale Kompetenz entwickeln. Grundlagen in Kindheit und Jugend (S. 111-133). Stuttgart: Kohlhammer

Uther, H.-J. (2008): Handbuch zu den Kinder- und Hausmärchen der Brüder Grimm. Berlin: de Gruyter

Werner, Emmy E. (1999): Entwicklung zwischen Risiko und Resilienz, In: Opp, Günther, Michael Fingerle, Andreas Freytag (Hg.): Was Kinder stärkt. Erziehung zwischen Risiko und Resilienz, München, Ernst Reinhardt

Widmann,S. (2008): Moderne Parabeln: Eine Fundgrube für Trainer, Coachs und Manager. Erlangen: Publicis Corporate Publishing

Wilson, Margaret, (2006): „Covert Imitation. How the Body Schema Acts as a Prediction Device“, in: Knoblich, Günther, Thornton, Ian M., Grosjean, Marc, Shiffrar Maggie (eds.), The human body perception from the inside out, (S.211-212). Oxford: Oxford University Press

Wöstmann, M., Herrmann, B., Wilsch, A. & Obleser, J. (2015): Neural alpha dynamics in younger and older listeners reflect acoustic challenges and predictive benefits [Abstract]. The Journal of Neuroscience, 35, 1458-1467.

Wygotski, L. (1985): Das Bewusstsein als Problem der Psychologie des Verhaltens. In: J. Lompscher (Hrsg.). Ausgewählte Schriften Band I. S. 279-308.Berlin: Lehmanns

Zimmer; R. & Tieste, K. (2013): Bewegungserziehung: Grundlagen für Ausbildung und pädagogische Praxis (12. Aufl.) Freiburg: Verlag Herder

Rechtlicher Hinweis

Die in diesem Buch angeführten Anregungen wurden mit größter Sorgfalt und nach bestem Wissen von den Autoren erarbeitet und geprüft. Sie sind nicht als Ersatz für eine professionelle medizinische oder therapeutische Behandlung gedacht.

Jede Anwendung der in diesem Buch angeführten Ratschläge geschieht nach alleinigem Gutdünken des Lesers.

Autoren, Verlag, Berater, Vertreiber, Händler und alle anderen Personen, die mit diesem Buch in Zusammenhang stehen, können weder Haftung noch Verantwortung für eventuelle Folgen übernehmen, die direkt oder indirekt aus den in diesem Buch gegebenen Informationen resultieren oder resultieren sollen.